통증 해방

THE PAIN SOLUTION

살 로 니 샤 르 마 지음 | 윤 혜 영 옮 김

통증해방

상상스퀘어

일러두기

1. 외국 인명, 지명 등은 국립국어원 외래어표기법을 따르되 일부 관용적 표기를 절충했습니다.
2. 단행본은 《》, 잡지는 〈〉로 표기했습니다.
3. 독자의 이해를 돕기 위한 옮긴이 주는 '―옮긴이'로 표기했습니다.

· · ·

안도감, 편안함, 기쁨, 행복을 추구하는 모든 사람에게
내가 지금까지 치료해온 모든 환자에게
혼란스러운 의료 시스템에 중대한 영향력을 끼친 내 동료에게
그리고 MW, LW, MW, 아버지, 어머니, MS, PS 등
사랑과 믿음으로 변함없이 나를 지지해준 사람들에게

"정말 훌륭한 책이다! 지속적인 통증에 시달리는 모든 사람은 이 책을 반드시 읽어야 한다. 이 책은 통증 문제를 해결하고 싶은 사람들에게 필수적이면서도 현실적인 지침 사항을 제공한다."

_로빈 라주Robin Raju,
정골 의학 박사, 예일 의과대학 정형외과 및 재활의학과 조교수

"만성 통증에 시달리고 있는 사람들이 주목해야 할 책이다. 이 책은 통증 때문에 고통을 겪고 있는 사람들에 전적으로 공감하고, 통증 해결 능력을 갖추게 해준다. 살로니 샤르마 박사가 개발한 다섯 가지 통증 완화 프로그램은 통증에 시달리는 사람들이 각 단계마다 실행 가능한 목표를 설정해 그 목표를 확실하게 달성할 수 있도록 유익한 정보를 제공하며 지지한다. 이 프로그램을 자신에게 맞게 잘 적용하면 통증을 완화하고 신체적 건강을 향상시킬 수 있다."

_에릭 엔스루드Erik Ensrud,
의학 박사, 캔자스 대학교 물리치료 및 재활의학, 신경 과학 교수

"이 책은 매우 유익한 정보를 제공함으로써 환자가 통증을 완화할 수 있도록 용기를 주고, 비약물적 치료 방법을 명확하게 설명하되, 의료진의 치료 방법을 긍정적으로 되살린다."

_론넨 아브라모브,
정골 의학 박사, 프린스턴 대학교 의료센터 통증의학과 전문의

"만성 통증에 시달리고 있는 사람들이 이 책을 읽으면 결정적으로 고통스러운 통증에서 벗어날 수 있다. 이 책은 만성 통증에 시달리는 사람들이 다섯 가지 통증 완화 프로그램을 자신에게 부합하는 방식으로 적용해, 진통제에 덜 의존하고, 일상생활 속에서 신체 활동을 더 함으로써, 신체 건강을 전반적으로 향상시켜 정상적인 생활로 되돌아갈 수 있는 구체적이고 현실적인 방법을 전략적으로 제공한다."

_빈 굽타, 의학 박사, 준의사, 교수이자 보건정책 전문가,
아마존의 수석 보건 책임자, NBC 뉴스 의학 분석가

"살로니 샤르마 박사는 이 책을 통해 만성 요통을 경험하고 관리하는 수백만 명의 환자들에게 공감하고 매우 유익한 임상 조언을 제공한다. 살로니 샤르마 박사의 다섯 가지 통증 완화 프로그램은 만성 요통에 시달리는 환자들이 작은 목표를 설정하여 지속적으로 신체 건강에 유익한 생활 습관과 식습관을 구축할 수 있게 도와준다. 이 목표 설정 방법은 '만성 요통 환자들이 편안하게 실행할 수 있는 쉬운 단계'들로 구성되어 있으며, 내 환자들에게도 유익할 거라고 생각한다."

_데보라 A. 베네시,
의학 박사, 클리블랜드 클리닉 척추 건강센터 수석 연구원

"이 책은 제목 그대로 통증을 치료하는 방법을 제공한다. 통증에 시달리는 사람들이 이 책을 꼼꼼하게 읽는다면 과거부터 시달려온 통증에서 벗어나 행복한 인생을 살아가는 방법을 스스로 발견할 수 있을 것이다. 이 책을 읽고 살로니 샤르마 박사가 제시한 통증 치료 방법을 공부하며 지침 사항을 제대로 따르면 더 편안한 삶을 살 수 있다. 자, 지금부터 저자가 제시한 통증 치료 방법을 시작해보자."

_버니 S. 시겔   , 의학 박사,
〈뉴욕타임스〉 베스트셀러 《사랑과 의학, 기적   》과 《비긴 어게인》의 작가

"만성 통증은 대부분 우리의 영혼을 파괴하고, 삶의 기쁨과 즐거움을 강탈해 고통 속으로 몰아넣는다. 현대 사회에서 각종 질병으로 매일 통증에 시달리는 사람이 증가하고 있다. 살로니 샤르마 박사가 집필한 이 책은 획기적이면서도 과학적으로 신뢰할 만한 정보를 제공해 우리를 희생자에서 치유자로 변화시킨다. 또 특정한 상황 속에서 자신이 적절한 행동을 실행하며 문제를 해결할 수 있다고 믿는 자기 효능감과 희망, 제어 능력 등 통증을 완화하거나 제거하는 데 필요한 강력한 요소들을 모두 갖출 수 있도록 도와준다."

_폴 G. 스톨츠   , 이학 박사, 《위기 대처 능력 AQ》 저자이자
세계적인 연구 컨설팅 회사 피크 러닝   의 설립자

"살로니 샤르마 박사는 신체 건강을 최적의 상태로 향상시키고자 간단하면서도 체계적이고 합리적인 방법을 전략적으로 제공한다. 나는 이 책을 가족과 친구, 환자들에게 진심으로 추천할 것이다."

_존 바스데반   , 의학 박사, 스포츠 의학 인증 전문의,
펜실베이니아 대학교 부교수, 록앤롤 필라델피아 하프 마라톤 의료 책임자

"만성 통증 환자들을 위해 보존적이고 효과적인 치료 방법을 개발한 살로니 샤르마 박사는 통증 치료 과정을 명확하게 보여준다. 저자가 개발한 5R 통증 완화 프로그램은 만성 통증을 경험한 모든 사람에게 적용되며, 환자들이 스스로 통증을 완화하거나 갑자기 발생하는 통증을 미리 예방하기 위해 가정에서 선택적으로 적용할 수 있는 통증 치료법이라는 점에서 더욱 주목할 만하다."

_아미트 나그팔, 의학 박사, 의학 교육학 석사,
사우스캐롤라이나 의과대학 물리의학 및 재활의학과 학과장

"통증의학 전문의 살로니 샤르마 박사는 통증에 시달려 심신이 약해진 모든 사람이 스스로 통증을 관리해 행복한 삶을 되찾고, 꿈을 추구할 수 있는 방법을 학습하도록 이 책을 집필했다. 책에는 우리가 통증에 시달리는 이유와 관리 방법에 관해 포괄적이면서도 이해하기 쉬운 정보가 들어 있다. 또한 성장과 개선의 기회를 파악할 수 있게 해주는 자가 체크리스트로 시작하여 이를 달성하는 방법을 알려준다. 현재 고통에 시달리고 있는 사람들에게 우리가 어떻게 지금 상태에 이르게 되었는지, 그리고 거기서 어떻게 벗어날 수 있는지 이해할 수 있도록 도와준다."

_아이 무카이, 의학 박사, 텍사스 오스틴 델 의과대학 교수,
텍사스 오스틴 정형외과 협회의 텍사스 스포츠 정형외과와 재활의학과 통증 관리 전문의

통증을 관리하는 최고의 방법

우리는 중대한 문제를 안고 살아간다. 대부분의 현대인들은 어느 때보다 더 고통스러운 통증에 시달리며 결국 매우 파괴적이고 충격적인 결과를 맞게 되었다.

미국인들은 다섯 명 중 한 명 꼴로 지속적인 통증, 특히 요통과 관절통, 근육통 등에 시달리고 있다고 호소한다. 수십 년 동안 제약산업은 통증을 치료하는 주요 수단으로 항염증제나 근육이완제, 중독 위험이 높은 마약성 진통제인 오피오이드와 같은 약제 개발을 추진해왔다. 이런 약제들은 통증의 근본 원인을 치료하는 해결 방안이 될 수 없으며, 그저 증상을 일시적으로 완화해줄 뿐이다. 더 심각한 상황을 언급하자면, 이런 약제들은 흔히 장기 손상이나 출혈성 궤양, 브레인 포그 Brain Fog (머리가 혼란스럽고 안개처럼 뿌예서 명확하게 판단하거나 표현하지 못하는 증상-옮긴이), 변비, 호흡 이상, 중독, 심지어 사망 등과 같이 부작용이나 의도하지 않은 부정적인 결과를 일으키는 경우가 많다는 것이다.

통증은 이런 약제들을 무분별하게 복용하기보다 오히려 식습관과 신체 활동 수준, 수면 습관, 스트레스 수치 등을 개선하면 더 긍정적으로 치료된다. 그래서 통증을 제대로 해결하려면 근본 원인을 정확히 파악하고, 신체의 모든 부분을 다뤄야 한다. 그런 면에서 이 책은 진정한 통증 해결책을 제공한다. 이 책을 꼼꼼하게 읽는다면, 여러분은 지속적인 통증 해결 방안이 처방 약제가 아니라 생활 습관과 통증 회복력, 통증 예방책 등을 구축하는 데에 있다는 사실을 알게 될 것이다. 이제는 이 책을 통해 지금껏 시달려온 집요한 통증을 스스로 완화하거나 제거해야 할 때이다.

미국은 과학적 성취의 등불과 같으며, 의료 혁신 면에서 다른 나라와 비교했을 때 월등하다. 이는 역설적이게도 통증을 느끼는 사람의 비율이 가장 높기 때문이다. 장애 발생 원인 질환 1위가 요통일 정도로 통증으로 고통받는 사람이 많다. 이런 상황이다보니 미국의 의료 방식은 제약 회사 중심으로 돌아가고, 선도적인 의료 시스템은 다른 나라에도 영향을 미치고 있다. 그 결과 미국을 비롯한 전 세계에서 오피오이드 남용과 맞서 싸우게 되었다. 하지만 불행하게도 의사들은 일반적으로 통증을 다루는 다른 방법을 배우지 못한다. 또 환자들은 통증을 치료할 수 있는 효과성이 입증된 다양한 비약물적 치료법이 있다는 사실을 인식하지 못하는 것이 현실이다.

미국 애리조나 대학교 앤드루 와일 통합의학센터 Andrew Weil University of

책임자로서 나는 수천 명의 의료진과 보건 전문인, 학생들을 대상으로 통증을 치료하는 다양한 방법을 가르쳤다. 일례로 식이요법을 들 수 있으며, '도움이 될 수 있는 식습관으로 바꾸세요.'라고 우선적으로 제안한다. 실제로 소염제 성분이 있는 식품을 섭취하면 통증을 완화시킬 수 있다.

이를 뒷받침하는 다양한 증거가 있으며, 샤르마 박사는 방대한 데이터를 제공하면서 이를 능숙하게 설명한다. 또 다른 통증 완화법은 마음을 이용한 심신의학으로, 명상, 호흡 운동, 이미지 시각화 등이 있다. 실제로 환자들은 이런 방법들을 통해 통증 완화를 경험한다. 이 책은 다양한 통증 완화 방법에 대한 증거와 방법을 공유한다. 무엇보다 포괄적인 고통에 대한 새로운 접근법을 제시한다는 점에서 가히 혁명적이다.

샤르마 박사는 더블보드 전문의로 국가적인 통증 관리의 리더이자 정형외과 통합 건강센터 의료 책임자, 침술사, 애리조나 대학교 통합의학 연구원이다. 이 책은 샤르마 박사가 수년 동안 보편적인 치료 방법과 통합적인 치료 방법을 모두 활용해 통증을 관리한 경험을 집대성한 최고의 결과물이다. 통증의 근본 원인과 이를 제대로 관리하는 방법을 찾고 있는 사람들에게 매우 필요한 책이기도 하다. 더 나은 통증 치료 방법을 이해하고 실행하는 것이 결국 통증 의학의 미래이다.

《통증 해방》은 단지 증상만이 아니라 신체와 마음 모두를 치료하는 법을 제시한다. 제시된 통합적인 접근 방식을 이해한다면 스스로 치료에 적극적인 역할을 할 수 있으며, 그 결과 건강하고, 회복탄력성을 향상시키는 더 행복한 삶을 향유할 수 있을 것이다.

– 앤드루 와일, 의학 박사

통증 없이 더 행복하게 지내기 위한
일상 혁명

나는 열한 살 때 다소 굽은 척추를 치료하기 위해 금속 지지대를 차고 있었다. 금속 막대 세 개가 배와 가슴을 어지럽게 교차했다. 지지대 뒤를 고정시킨 작은 나사들은 자주 내 머리카락을 삼켰다. 이렇게 나는 통증의학과 전문의가 되기 훨씬 전부터 통증을 안고 살아가는 의미가 무엇인지 몸소 체험했다. 통증에 시달린 경험이 바탕이 되어 아픈 사람을 돕고 싶은 사명감이 생겼다.

미국인 가운데 대략 80퍼센트 정도는 인생에서 어느 시점에 도달하면 요통을 경험한다. 이런 통계는 근육 염좌, 관절염, 관절통, 경부통(목 통증) 등을 비롯한 다른 통증을 제외한 수치이다. 통증이 대부분 사람에게 당연히 발생할 필연적인 증상으로 보일 수 있으나, 우리는 일상생활을 힘들게 하는 통증을 완화할 수 있다. 또한 통증의 강도와 지속 기간 등을 줄이고, 미래에 발생할 통증을 스스로 예방하고, 생활 방식을 조금씩 개선하여 결국 완화하거나 제거할 수 있다. 각 단계는 우리가 통증을 줄여 편안하고 행복한 삶을 살아가도록 도와준다. 나는 이런 단계를 목표 설정이라고 부른다.

통증의학과 전문의로서 10년 넘게 수련한 경험을 바탕으로 5R 통증 완화 프로그램, 즉 통증을 완화하는 데 유익한 목표 설정 프로그램을 만들었다. 이 프로그램은 에너지원 공급, 신체 기능 활성화, 에너지 재충전, 기분 전환, 사회적 관계 맺기 이 다섯 가지 요소에서 이름을 따왔다. 이 책 3장부터 7장까지는 5R 통증 완화 프로그램에 속한 다섯 가지 요소를 통해 통증을 효과적으로 완화하고 예방할 수 있도록 실제로 입증된 목표 설정을 다양하게 설명한다. 목표 설정 1단계는 생활 방식을 조금씩 바꾸면서 곧바로 실행할 수 있으며, 목표 설정 2단계는 1단계보다 조금 더 많은 시간과 노력, 헌신이 필요할 수 있다. 목표 설정을 완벽하게 달성할 수 있게 각 장에서 현실적인 조언을 아끼지 않았다. 5R 통증 완화 프로그램은 통증에 시달리는 이들이 건강을 회복해 더 나은 삶을 살 수 있도록 돕는다.

통증 때문에 일상생활이 힘든가? 통증을 예방하고 싶은가? 다음에 나오는 질문지로 일반적인 만성 통증을 일으키는 주요 요인을 파악해보자. 다행스럽게도 우리는 만성 통증을 일으키는 주요한 위험 요인 대부분을 제거할 수 있다. 비록 가족력까지는 바꿀 수 없지만, 우리 스스로 통증에 매몰되지 않도록 부정적인 관점을 긍정적으로 바꿀 수는 있다.

우선 5R 통증 완화 프로그램을 실행하기 전이나 4주 동안 실행한 후 아니면 다시 수행하기 전에 아래 자가 체크리스트를 꼼꼼하게 작성해보자. 이 방법이 5R 통증 완화 프로그램을 완벽하게 실행하는 데 도움이 될 것이다. 체크리스트를 작성해 5R 통증 완화 프로그램이 효과가 있는지 알아보는 것도 나쁘지 않다. 여러분은 통증 말고는 잃을 것이 없다.

아래 질문에 0부터 5까지 범위 내에서 답한다.(0은 '아니다 혹은 절대 아니다', 5는 '그렇다 혹은 항상 그렇다'를 의미한다)

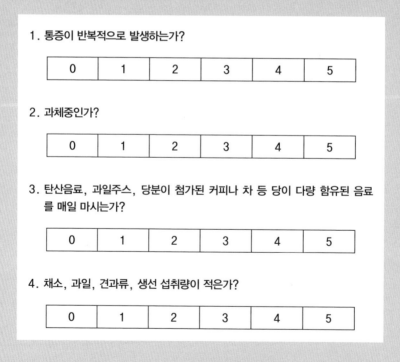

1. 통증이 반복적으로 발생하는가?

0	1	2	3	4	5

2. 과체중인가?

0	1	2	3	4	5

3. 탄산음료, 과일주스, 당분이 첨가된 커피나 차 등 당이 다량 함유된 음료를 매일 마시는가?

0	1	2	3	4	5

4. 채소, 과일, 견과류, 생선 섭취량이 적은가?

0	1	2	3	4	5

5. 하루에 가공식품과 당이 다량 함유된 식품을 두 번 이상 먹는가? (식품 구성 성분표를 보았을 때, 구성 성분이 다섯 가지 이상이면 가공식품, 당 함유량이 10그램 이상이면 다량 함유되었다고 말한다.)

0	1	2	3	4	5

6. 하루에 물을 4잔 이하로 마시는가?

0	1	2	3	4	5

7. 하루에 대부분의 시간을 앉아서 생활하는가?

0	1	2	3	4	5

8. 하루에 걷기 운동을 20분 이하로 실행하는가?

0	1	2	3	4	5

9. 이부프로펜이나 나프록센 같은 항염증제를 매일 혹은 자주 복용하는가?

0	1	2	3	4	5

10. 흡연하는가?

0	1	2	3	4	5

11. 매일 술을 마시는가?

0	1	2	3	4	5

12. 매일 야외에서 일정 시간을 보내지 못하는가?

0	1	2	3	4	5

13. 하루에 7시간 이하로 수면을 취하는가?

0	1	2	3	4	5

14. 수면 장애를 겪고 있는가?

0	1	2	3	4	5

15. 당뇨병이나 당뇨병 전증, 심장 질환, 고혈압 같은 염증성 질환이 있는가?

0	1	2	3	4	5

16. 만성 통증에 시달리는 가족이 있는가?

0	1	2	3	4	5

17. 어린 시절에 학대받거나 무시 또는 방치당한 기억 같은 트라우마나 부정적인 경험이 있는가?

0	1	2	3	4	5

18. 변화에 대처하기 힘든가?

0	1	2	3	4	5

19. 스트레스를 받고 있는가?

0	1	2	3	4	5

20. 스트레스를 다루기 어렵고 힘들다고 생각하는가?

0	1	2	3	4	5

21. 더는 스스로 새로운 것을 학습하거나 도전하지 않는가?

0	1	2	3	4	5

22. 외로움을 느끼는가?

0	1	2	3	4	5

23. 주변에 자존감을 떨어뜨리는 부정적인 사람이 있는가?

0	1	2	3	4	5

24. 부정적인 생각을 많이 하는가?

0	1	2	3	4	5

25. 전혀 즐거움을 느끼지 못한 하루가 있는가?

0	1	2	3	4	5

스물다섯 가지 질문에 답한 숫자를 모두 더한다. 숫자를 모두 더한 점수가 30점 이상이면, 만성 통증이 발생할 위험성이 높다. 하지만 너무 걱정할 필요는 없다. 일상생활을 조금씩 긍정적으로 바꾼다면 통증을 일으키는 주된 위험 요인 대부분을 제거할 수 있다. 이 책에서는 5R 통증 완화 프로그램으로 만성 통증을 완화하고 예방할 수 있는 과정을 제시한다. 1장부터 5R 통증 완화 프로그램을 실행하는 방법을 자세히 설명할 것이다. 신체 건강과 정신적·감정적 건강 등을 모두 긍정적으로 바꾸려면 5R 통증 완화 프로그램이 제시하는 대로 잘 따르길 바란다. 단, 이 프로그램을 실행하기 전에 일상에서 바꾸는 부분을 주치의와 반드시 상의해야 한다.

지금이라도 삶의 질을 높이기 위한 여정을 시작한 여러분의 용기에 박수를 보낸다.

새 한 마리가 유리창에 쾅 하고 부딪친다.
새 한 마리가 유리창에 쾅 하고 부딪친다.
새 한 마리가 유리창에 쾅 하고 부딪친다.
몇 번이고 머리로
유리창에 비친 자신을 물리치기로 결심한 듯이.
유리창을 머리로 들이받으며 허세를 부린다.
나는 그 광경을 몇 번이고 보았다.
창 너머로 번진 수십 개의 기름진 줄무늬를.
몇 분 후 그 새는 아픈지 산만하게 날아갔다.
유리창에 비친 자신과 맞서 싸운 것이
고통스럽지 않다면 코믹할 것이다.

새처럼 우리는 반복적으로 자신을 공격한다.
미처 깨닫지 못한 자해 행위를 하면서.
밥을 잘 못 먹고, 잠을 적게 자며,
덜 움직이고, 인간관계를 덜 즐기고,
더 많은 책임을 지고, 스트레스를 쌓으며,
더 많은 고통을 겪는다.

이제 유리창에 스스로 부딪는 행위를 멈춰야 할 때이다.

잠시 멈추고 마음을 다잡는 시간이 필요하다.

우리가 누구인지 확인하기 위해서.

우리가 어떤 사람이 될 것인지 결정하기 위해,

우리 몸이 어떻게 되어가는지,

그리고 삶이 어떻게 되어가고 있는지 깨닫기 위해.

유리창에 스스로 부딪는 행위를 그만두자.

더는 통증에 시달리지 말자.

이제는 건강을 회복하고, 삶의 질을 향상하자.

― 살로니 샤르마

contents

chapter 1

—

통증
문제의 현주소

THE PAIN PROBLEM

현대 의학은 차에 문제가 생겼을 때 보닛을 열고 부품을 살피기보다

엔진 소리를 듣고 고장과 증상을 판단하는 방식과 비슷하다.

우리는 이제 질병과 증상만 들여다보지 말고 아픈 사람을 치료해야 한다.

— 마크 하이먼Mark Hyman, 의학 박사

통증을 느낄 때 반창고를 붙이는 것보다 통증의 근본 원인을 치료해야 한다고 생각한다면 이 책이 도움될 것이다. 우리는 약물 치료 없이 통증을 줄이고, 회복력을 높이고, 통증에서 벗어날 수 있다. 또 통증을 유발하는 근본 원인을 정확하게 파악하고 치료해야 통증을 진정으로 완화할 수 있다. 육체적으로 건강하고 정신적으로 평온한 상태에서 통증 없이 인생을 즐겁고 행복하게 살았던 지난날을 떠올려 보자. 우리는 그때 느꼈던 평온함을 다시 느낄 수 있다. 우리는 육체적으로, 정신적으로 더 건강하고 평온한 상태에서 인생을 더 즐겁고 행복하게 설계할 수 있다.

몇몇 사람은 극심한 통증을 예방하고 싶을 수 있다. 또 몇몇은 일반적인 치료로는 통증이 거의 줄어들지 않거나, 짧게는 며칠에서 길게는 수년까지 주체할 수 없을 정도로 극심한 통증을 경험했을 수도 있다. 하지만 지독한 통증은 우리 운명이 아니며, 실패한 치료법 또한 우리 잘못이 아니다. 이는 대부분 잘못된 정보와 비현실적인 조언, 종종 불순한 의도로 퍼진 치료법 때문이다. 그럼에도 불구하고 계속되는 통증과 정보 과부하, 통증 유발성 뇌 등은 우리를 행복한 인생에서 멀어지게 한다.

나는 십수 년 동안 극심한 허리와 목, 근육, 관절 통증으로 고통받는 사람들을 도왔다. 가장 좋은 결과는 통증의 증상보다 원인을 치료할 때 나온다. 몇 년 전 45세 여성 신디가 만성 요통과 싸우다가 나를 찾아왔다. 예측할 수 없고, 심신을 점점 쇠약하게 만드는 통증이 20년 넘게 지속되어 결국 나를 찾아온 것이었다. 어떤 날에는 통증이 너무 심해서 혼자 옷을 입는 것조차 어려웠던 그는 항염증제를 비롯해 근육이완제와 진통제를 복용해야 했다. 약을 복용한 후에는 일시적으로 통증이 완화되었다. 하지만 속쓰림과 변비, 낮에도 쏟아지는 졸음 등의 부작용으로 괴로웠다.

신디는 항상 허리 통증이 악화되는 것을 두려워하며 살았다. 그러나 그는 계속 일을 했고, 사랑하는 사람들을 돌보았다. 안타깝게도 정작 자기 자신은 돌보지 않았다. 그 결과 통증 발작을 피하기 위해 친구들과의 하이킹 등 즐겁게 했던 활동을 비롯한 모든 운동을 중단해야 했다. 그 이후 통증은 그의 모든 일상에 스며들었다. 신디는 언제 또 통증이 발생할지 몰라 사회적 활동을 모두 중단한 채 세상에서 고립되어 불행하게 살아갔다. 그러면서 체중이 서서히 늘었고, 결국 과체중으로 통증은 물론 당뇨병과 고혈압, 우울증까지 앓게 되었다. 그는 지루하고 지속적인 통증, 예측할 수 없을 정도로 심한 발작으로 1년에 몇 번씩 무릎을 꿇었다. 신디는 기분 좋고, 더 행복한 삶을 살고 싶었다.

신디의 통증 및 염증을 완화하기 위해 우리는 5R 통증 완화 프로그램을 기반으로 계획을 세웠다. 프로그램을 시작한 지 14일이 되었을 때 신디는 더 활력 있고, 덜 스트레스를 받는 상태가 되었다. 건강한 식품을 섭취하고, 친구들과 짧은 하이킹을 즐겼으며, 수면의 질도 좋아지기 시작했다. 그 후 3개월 동안 신디는 단 한 번도 극심한 통증을 겪지 않았다. 신디를 매일 괴롭히던 통증은 경미해졌으며, 6개월 후에는 친구의 이사를 돕고 허리가 아팠지만 금세 회복되었다. 심한 통증 발작도 사라졌다. 신디는 이제 심신을 쇠약하게 하는 통증과 두려움, 고통에서 벗어나 자유롭게 살고 있다.

이 책에는 통증 및 염증의 근본 원인과 악화시키는 요인을 다루고, 신디처럼 약을 적게 먹으면서 통증에서 해방되어 자유로운 삶을 살아갈 계획을 세울 수 있는 방법들이 수록되어 있다.

통증 때문에 좋아하는 일을 하지 못하는 경우, 부작용을 일으킬 수 있는 위험한 약물을 복용하지 않고도 통증 발작에 대한 두려움 없이 편안하게 사는 모습을 상상해보자. 그리고 책에서 소개하는 5R 통증 완화 프로그램에 따라 생활 방식을 바꿔보자. 더 이상 통증에 끌려다니지 않을 수 있다. 더 나아가 균형 잡히고 행복한 삶을 살 수 있게 될 것이다.

1년 동안 진행된 연구에 따르면, 미국인의 54퍼센트 이상은 관절염과 요통, 경부통을 비롯한 근골격계 통증에 시달리고 있다. 통증 완화에 매달리다가 결국 다른 종류의 전염병에 노출되기도 한다. 통증 조절을 위해 흔히 처방되는 마약성 진통제 오피오이드는 중독을 초래했고, 수많은 가정을 해체했으며, 연간 4만 5000명 이상이 생명을 잃게 만들었다. 비스테로이드성 항염증제Nonsteroidal Anti-Inflammatory Medications, NSAIDs 같은 진통제는 신체 내부 장기(내장)를 손상하고, 연간 1만 명 이상의 생명을 빼앗아간다. 우리가 이러한 약물에 의존하는 이유는 통증 완화나 예방을 위한 다른 방법이 없기 때문이다. 결국 약물 오남용으로 발생하는 위기는 통증에 그 뿌리를 두고 있다. 통증은 삶을 훼손하고, 가정을 파괴하고, 심지어 지역 사회를 무력화시킨다.

요통은 미국을 비롯한 전 세계에서 가장 많은 장애를 일으키는 질환이다. 3위와 4위는 근골격계 질환과 목 통증이며, 관절염은 상위 10위 안에 있다. 상위에 포진된 네 가지 질환 중 세 가지가 척추 및 근골격계 문제이다. 그리고 2위인 우울증은 지속적인 통증과 관련 있다. 통증은 자신을 돌보지 못할 정도로 무력감을 주며, 더 나아가 사랑하는 사람을 돌보고 삶을 영위하는 데 방해가 된다. 현재 미국에는 만성 통증으로 고통받고 있는 사람들의 수가 계속 증가하고 있다.

통증을 치료하거나 염증을 완화하는 비약물성 요법을 들어봤을 것이다. 하지만 비약물성 요법은 슈퍼볼 광고나 잡지 전면 광고처럼 대대적으로 홍보되지 않는다. 우리가 식사, 수면, 신체 운동, 스트레스 수준을 개선하는 것은 알약이나 건강보조제를 판매하는 데 도움이 되지 않기 때문이다. 다국적 제약 회사는 홍보에 매년 수십억 달러를 지출하여 책임지지 못할 정보로 소비자에게 자사 약물에 대한 의존성을 높인다. 또한 가공식품 산업은 영양소가 불균형한 가공식품에 무심코 손이 가게 만든다. 이 가공식품에는 염증을 유발하는 당, 나트륨, 탄수화물, 지방이 다량 함유되어 있다. 보통은 되도록 가공식품을 피하려고 하지만 이미 중독 수준이 되면 더 자주 가공식품을 섭취하게 된다. 이와 마찬가지로, 대형 제약 회사는 중독성이 강하고, 값비싼, 잠재적으로 치명적이지만 효과가 있는 약을 복용해야 하루빨리 건강이 회복된다고 믿게 유도한다. 이는 잘못된 일이다.

약물 치료를 대체할 방안을 제공받지 못한 많은 사람들이 만성적인 통증으로 인한 고통 속에 갇혀 있다. 이는 단순히 개인의 실수나, 건강에 대한 무관심, 나태함 또는 의지력 부족으로 발생한 결과가 아니다. 건강에 좋은 음식을 먹거나, 운동을 더 하면 통증은 완화될 수 있다. 5R 통증 완화 프로그램은 개인 맞춤형으로 식단, 운동, 스트레스 수준, 사고방식 및 환경을 변화시켜 더 행복한 삶을 영위할 수 있게 해준다. 그 결과 통증과 염증은 감소되고, 장애 발생 가능성은 현격히 감소되었다.

어떤 사람은 건강해지기 위해서 꽤 많은 시간과 비용을 들여야 한다고 생각한다. 하지만 5R 통증 완화 프로그램은 그렇지 않다. 이 프로그램은 쉬운 방식으로 건강을 증진하여 삶의 질을 높일 수 있게 해준다. 가공하지 않은 천연 식품을 먹으면 더 힘이 나는가? 어떤 유형이든 신체 활동을 할 때 기분이 나아지는가? 잠을 푹 자면 하루가 더 편안한가? 스트레스를 받은 후 10분 만에 마음을 가라앉힐 정도로 스트레스를 능숙하게 잘 다루는가? 사랑하는 사람들과 시간을 보낼 때 더 행복한가? 이런 질문에 대답은 보통 '그렇다.' 혹은 '정말 그렇다!'가 적합하다. 이렇게 통증을 덜 느끼며 살기 위한 열쇠는 무엇이 통증을 완화하는지, 왜 효과가 있는지, 어떻게 하면 완화할 수 있는지 이해하는 것이다.

통증으로 고생하는 사람은 종종 자기만 통증에 시달리고 있고, 앞으로도 쭉 고통스러운 인생을 살아갈 운명이라고 체념한다. 책에서 그러한 통증에 대한 오해를 다뤄볼 생각이다. 자료를 바탕으로 다양한 각도에서 살펴본 뒤, 오해가 틀렸다는 사실을 밝히고 건설적이고 정직하게 바로잡을 것이다. 예를 들면 다음과 같다.

오해: 오직 나만 통증에 시달리고 있으며, 통증은 멈추지 않을 것이다.
사실: 미국의 성인 다섯 명 중 한 명은 매일 통증을 호소한다.
5R 통증 완화 프로그램: 통증은 흔히 발생하는 증상이며, 본 프로그램으로 통증을 완화하고 예방할 수 있다.

통증 해방

미국의 의료 시스템은 위급한 상황을 처리하도록 설계되었다. 생명을 위협하는 심근경색과 급성 골절을 철저히 관리하며 많은 사람들을 구한다. 하지만 당장에 위협적이지는 않아도 천천히 생명을 갉아먹는 만성질환을 위한 시스템은 거의 없다. 척추나 관절염 등 통증을 수반하는 만성질환은 사람들의 일상생활에 끊임없이 영향을 미친다. 결혼식에 가거나 아이의 축구 경기를 곁에서 지켜본다거나, 심지어 우편물을 가져오는 일조차 힘겹게 만든다. 하지만 우리의 의료 시스템은 만성 통증을 치료하는 지속적인 해결책을 제시하지 못한다.

기존 의료 서비스는 즉각적이고 위험한 문제를 파악하고 해결하는 데 중점을 두며, 만성 통증의 경우 상태를 진단하고 완화하는 데 중점을 둔다. 그러다 보니 통증이 예상보다 길게 진행되거나 특별한 이유 없이 발생했을 때 현재 의료 시스템은 이에 대응하지 못하는 문제가 있다. 모든 사람을 고려하지 못하기 때문에 통증과 신체적 불편함을 일으키는 악순환을 제대로 처리하지 못한다.

보험 회사, 병원, 보건 의료인 등은 환자의 통증을 획일적으로 접근해 치료한다. 물론 이런 통증 치료에는 몇 가지 이점이 존재한다. 예를 들어, 표준화된 검진과 지침은 어떤 증상도 놓치지 않게 하고, 통증 치료법의 효과를 평가하는 데에도 도움이 된다. 또한 표준화된 검진은 통증 치료 비용을 효과적으로 줄여준다. 하지만 환자의 병력과 생활 습관 요인, 환경 등을 거의 고려하지 않은 통증 치료법은 결국 질 낮은 통증 관리를 초래한다. 의사는 통증을 없애거나 최소화하고, 환자의 신체 기능을 더 활성화할 수 있게 도와야 한다. 그러려면 진찰과 진단하는 과정에서 환자의 병력, 일상적인 생활 습관과 신체 활동, 환경 등을 검토해야 한다. 또한 개인이 처한 상황을 전체적으로 세밀하게 파악해야 한다. 개인적인 요소가 통증과 질환, 불편감, 건강 등에 미치는 영향이 크기 때문이다.

현재 의료 시스템에서 의료진은 시간과 재정적인 제약 때문에 진료실을 찾는 환자에게 10~15분의 시간을 할애한다. 그리고 진료실에서 환자가 호소하는 한 가지 문제에 집중해서 진료하고, 추가적인 사항은 다른 전문의를 찾으라고 조언한다. 결국 통증에 시달리는 사람이 우울증을 치료하려면 정신과 의사에게, 수면 장애를 진단하려면 폐 질환 전문의에게, 고혈압을 치료하려면 심장 전문의를 찾아야 하는 것이다. 물론 전문의들은 각자 중요한 역할을 하지만 치료해야 하는 질환이 서로 연관되어 있다는 사실을 기억해야 한다. 이를테면 의료진은 환자를 진료할 때 분리된 체내 장기 시스템을 종합적으로 살펴봐야 한다. 만약 통증을 느끼는 국소 부위에 대해 단일 시스템으로 진단해서 치료법(주로 약물)을 결정한다면 질환의 근본 원인을 제대로 치료하지 못할 확률이 높다. 따라서 환자가 우려하는 문제를 명확히 치료하려면 전체적인 그림을 그려야 한다.

많은 처방 약 광고에서 '식이요법과 운동에 실패했을 때 이 약을 먹으면 됩니다.'라고 말한다. 아이러니하게도 이것은 제약 업계가 식이요법과 운동의 효과를 인정한 것과 같다. 생활 습관(식이요법과 운동 등) 변화로 인해 기분이 좋아지는 것이 질병 완화의 첫 단계라는 사실을 제약 업계가 인정한 것이다. 또 이런 변화로 인해 통증으로 고통받는 사람들이 약을 복용하지 않게 될 수도 있다. 하지만 미국인의 68퍼센트 이상, 65세 이상인 경우 90퍼센트 이상이 매년 적어도 한 가지 이상의 약을 처방받아 복용하고 있다. 심지어 약 40퍼센트는 다섯 가지 이상의 약을 복용하고 있다.

일부 약은 생명을 구하는 데 꼭 필요하다. 하지만 어떤 약은 의도하지 않게 여러 장기 시스템과 장내 미생물 군집에 영향을 미치는 부작용을 일으킬 수 있다(3장 참조). 이미 알려진 부작용을 비롯해 약물 상호작용으로 인한 질환으로 발생된 의료비도 놀랄 정도로 높다. 그도 그럴 것이 실험실에서 합성된 화학물질 중 상당수는 전신 염증, 스트레스, 호르몬 불균형, 장기 손상, 인지 기능 장애 등을 일으키기 때문이다. 또 이런 약들은 다양하고 미세한 부작용을 일으킬 수도 있다. 하지만 여전히 약물 치료는 통증과 염증을 치료하기 위해 많이 사용되고 있다. 염증 수치가 높아지면 통증도 심해지기 때문이다. 하지만 약물 치료는 정답이 아니다. 약으로는 지속적으로 염증과 통증을 완화시킬 수 없다.

우리가 몸을 제대로 돌본다면 필요에 따라 먹는 처방 약의 수와 양을 줄일 수 있다. 연구에 따르면, 식습관과 생활 습관 변화로 당뇨병, 뇌졸중, 조기 심장병 같은 염증성 질환의 80퍼센트 정도를 예방할 수 있다. 결국 통증을 줄이기 위해서는 염증부터 줄여야 한다는 결론에 도달한다.

수십 년간, 나와 내 동료들은 극심한 척추 관절염(척추관 협착증)으로 핵자기 공명 장치Magnetic Resonance Imaging, MRI 소견이 동일한 사람들을 살펴봤다. 이 중에는 살을 에는 듯한 급성 통증에 시달리거나 심지어 화장실에 걸어가는 것조차 힘든 사람도 있다. 또 어떤 사람은 그저 가벼운 통증으로 나를 찾아왔다가 심각한 척추 관절염을 앓고 있다는 사실을 알게 되어 깜짝 놀라기도 한다. 왜 같은 진단을 받았는데 이처럼 증상이 다르게 발생하는 걸까? 그 이유는 간단하다. 환자마다 고유한 유전자, 병력, 식습관 등의 조합이 다르기 때문이다. 우리가 섭취하고 마시는 에너지원과 더불어 신체 활동, 수면, 스트레스 요인, 사회적 관계 등은 건강과 행복에 영향을 미치는 행동적 요인이다. 이런 요인이 복합적으로 상호작용해 환자마다 염증 수치가 달라지는 것이다. 그나마 희소식은 건강과 행복에 영향을 미치는 이런 행동적 요인 중 일부를 특정한 범위 내에서 어느 정도 통제할 수 있다는 점이다(그림 1-1).

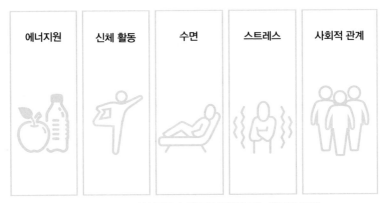

| 그림 1-1 | **만성 통증과 염증의 원인이 되는 행동적 요인**

무엇을 먹고, 무엇을 하느냐에 따라 우리 몸은 변한다. 그래서 염증을 악화시키는 환경 속에서 몸에 해로운 식습관과 생활 습관으로 계속 살면 우리 몸은 결국 통증 집합체가 되고 만다. 반대로 염증을 악화하는 식습관과 환경을 개선하면 심각한 염증도 진정시킬 수 있다. 결국 지금 당신이 한 선택으로 염증과 고통으로 일관된 삶을 살 것인지 아니면 자유로워질 것인지 미래를 통제할 수 있다(그림 1-2). 예를 들어, 제2형 당뇨병 같은 염증성 질환에 대한 가족력이 있더라도 통증 없는 미래를 맞이할 수 있다.

의학의 발달로 인간의 수명은 길어졌다. 의료인들은 거기에 만족하지 말고 양호한 건강 상태로 대다수의 사람들이 행복한 삶을 영위하도록 도와야 한다. 즉 건강 수명을 연장시키는 것이다. 80세는 긴 수명에 속한다. 하지만 남은 40년 동안 고통스러운 질환에 시달리고, 쇠약하고 신체 기능이 떨어져 삶이 행복하지 않다면 이는 건강 수명이 짧은 셈이다. 요통과 경부통, 근골격계 질환, 관절염 등은 건강 수

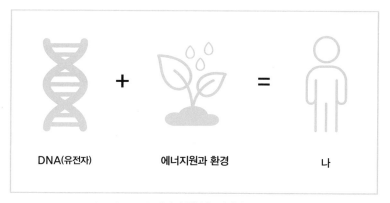

DNA(유전자)   에너지원과 환경   나

| 그림 1-2 | **건강과 행복을 결정하는 주요 요인**

명을 단축시키는 또 다른 요인이다.

앞서 언급했듯이 식습관과 생활 습관 요인은 건강 수명에 영향을 미친다. 2020년 〈미국의사협회저널〉에서 조사한 결과에 따르면, 건강한 체중을 유지하고 활동적이며 금연과 절주하는 생활 습관을 가진 사람들의 건강 수명은 길었다. 결과적으로 영양분이 풍부한 식품 섭취는 신체 활동과 수면, 회복력을 높이고, 건강에 유익한 사회적 관계 등을 개선하여 결과적으로 건강 수명을 연장하는 데 도움을 주었다.

나는 의학 교육을 받을 때 통증을 치료하는 다섯 가지 방법에 대해 배웠다. 생활 습관 교정, 물리치료, 약물 치료, 주사와 수술이다. 생활 습관 교정은 식단, 운동, 수면, 스트레스 수준을 낮추는 것을 의미한다. 이는 1차 치료법이지만 의료진이나 환자가 극심한 염증과 통증을 빠르게 개선하기 위한 방식을 선호하다보니 간과하는 경향이 있다. 소극적 치료인 약물이나 주사, 일부 수술은 급성 통증이나 신경 손상을 완화할 수 있지만 반복적으로 발생하는 통증을 지속적으로 완화할 수는 없다. 오히려 소극적인 치료법인 경우에도 생활 습관 개선과 함께 이루어지면 효과적일 수 있다. 만성 통증을 줄이려면 일단 당신이 섭취하고 있는 음식부터 살펴봐야 한다. 몸에 좋은 음식은 염증을 줄이고, 통증을 완화하며, 몸의 균형을 회복하게 해준다.

생활 습관 의학 전문의들은 종종 "식습관과 운동은 우리를 실패하게 만드는 경우가 극히 드물지만 우리는 좋은 식습관과 꾸준한 운동을 유지하지 못해 실패한다."라고 말한다. 이론상으로는 이런 주장이 사실이지만 현실은 그렇게 간단하지 않다. 현대 사회에서 건강한 생활 방식으로 살아가기에는 다양한 개인적·사회적 압박이 존재하기 때문이다. 이런 장애물들은 우리를 고통스럽고 빠져나오기 힘든 탈출구도 없는 상황 속으로 몰아간다.

자유는 작은 발걸음을 내딛는 것에서 시작된다. 혼란스러운 시대에 작은 변화를 일으켜 완전하고 건강한 생활 방식을 갖는다면, 우리는 통증에서 벗어날 수 있다. 하지만 무엇보다 중요한 사실은 무엇이 우리에게 도움이 될지, 바쁜 일상 속에서 신체 건강을 추구하고 이런 선택 사항들을 어떻게 조합할지를 터득해야 한다는 것이다. 통증에 덜 시달리고 행복한 인생을 살아가는 데 그 이유와 방법을 이해하는 것은 매우 중요하다.

'좀 더 여유로운 삶은 어떤 것일까?', '왜 당신은 고통스러운 염증을 예방하고 싶은 걸까?', '통증이 없다면 과연 어떤 활동을 계속 하고 싶은가?' 통증으로 인해 좋아하는 활동에 온전히 참여할 수 없을지라도 긍정적으로 자신의 모습을 상상하고, 그것을 목표로 정해보자. 자신에게 의미 있는 목표를 정하고(다음에 제시된 예시와 비슷하거나 자신만의 고유한 목표일 수도 있음.) 골라 적어보자. 그리고 이 책을 실험으로 삼아 지금의 생활 방식을 개선해보자.

◉ **활동 목표**(예시)

• **애완견과 산책하기**

• **극심한 통증 없이 아이 데리러 가기**

- 야구 경기 관람하기

- 쇼핑하기

- 요가하기

- 더 편안하게 가족 행사에 참여하기

- 지역사회 행사에 참여하기

- 자원봉사 활동에 참여하기

- 극심한 통증 예방하기

  활동 목표를 정했다면 지금 당장 할 것과 앞으로 실행해야 할 것에 우선순위를 두어 각각 구분한다. 예를 들어, 여러분이 설정한 목표 중 하나가 하이킹하기일 수 있다. 만약 현재 걷기도 힘들다면 하이킹하고 싶은 장소에 가서 주변을 탐색해도 된다. 하이킹하는 모습과 무사히 마친 상황을 마음속에 그려볼 수도 있다. 한 발 내디딜 때마다 행복한 미래를 맛보고, 그러다 보면 자신이 설정한 목표에 한층 가까워지고, 끝내는 완벽하게 달성할 수 있을 것이다.

  이렇게 약물 없이도 5R 통증 완화 프로그램만 잘 따라 하면 누구든지 통증에서 벗어나서 개인적·직업적으로 자유롭고 광범위한 장기 목표를 세울 수 있다. 다음 2장에서는 5R 통증 완화 프로그램에 대해 설명할 예정이다. 3장~7장에서는 5R 통증 완화 프로그램에서 말하는 다섯 가지 주된 요소를 차례대로 논의하며, 생활 습관을 조금씩 바꾸는 방법을 명확하게 제시할 것이다. 여러분은 각 장을 읽은 후 자신의 삶에 맞는 작지만 변화를 일으킬 수 있는 선택을 해야 한

다. 그리고 이런 작은 목표 달성에 어떻게 가까워지고 있는지 정기적
으로 진행 상황을 검토해보자.

chapter 2

5R 통증 완화 프로그램이란

THE RELIEF-5R PLAN

아무리 열심히 노력해도 원하는 결과를 얻지 못할 때

꿈꾸는 미래가 멀어진다고 느껴질 때

우리는 다른 방법을 찾아봐야 한다.

지금 하는 선택이 미래를 달라지게 한다.

이제는 행동을 바꿔 다른 미래를 꿈꿀 때이다.

– 제임스 클리어James Clear

현대인의 삶은 크고 작은 스트레스 요인으로 넘쳐난다. 그 요인은 늦은 밤까지 시도 때도 없이 울리는 휴대전화 알림부터 실직, 심각한 부상에 이르기까지 다양하다. 이런 신체적, 정신적, 감정적 스트레스 요인은 통증 수치를 높인다. 또한 근육 긴장도를 높이고, 혈관을 수축시키며, 신경을 압박한다. 스트레스를 받으면 사소한 일에도 판단력이 흐려지고, 자기중심적이 되며, 행동에 제약을 받게 된다. 이때 긴장감과 염증, 통증 등이 한꺼번에 우리 몸에 영향을 미치면 똑바로 서 있거나 걷는 것조차 어렵게 되기도 한다.

이 책은 염증과 만성 스트레스를 줄이는 방법을 제시하여 신체 기능을 개선하고, 더 행복한 삶을 누리게 하는 데 목적이 있다. 그 목적을 달성하려면 오늘 우리가 어떤 것을 먹는지가 미래의 염증 수준을 결정한다는 것을 반드시 알아야 한다. 하지만 음식 한 입, 움직임 하나하나, 스트레스에 대한 반응, 수면 결정, 사회적 관계 등이 고통스러운 염증을 유발하거나 유발하지 않을 수 있다. 작고 간단한 변화만으로도 전반적인 염증과 그로 인해 발생하는 통증을 크게 줄이고 건강한 삶을 살 수 있다. 과연 어떻게 하면 고통 없이 건강하게 살 수 있을까? 그 메커니즘을 이해하기 위해 우선 통증의 근본 원인 몇 가지를 살펴보자. 통증의 근본 원인을 비롯해 우리 몸과 뇌가 통증 신호를 보내고 해석하는 방식을 살펴보자.

요통 및 관절염의 발생 원인

오늘날 6000만 명 이상의 미국인이 요통에 시달리고 있다. 요통을 일으키는 주요 원인은 근육 염좌muscle sprains와 경련, 퇴행성 디스크 질환degenerative disc disease, 추간판 탈출증disc herniations, 신경근 압박증nerve root pinching, 척추관 협착증spinal stenosis, 척추 후관절 증후군facet joint spondylosis, 뼈의 부정렬bony misalignments, 비정상적인 척추 만곡abnormal spinal curvatures, 골절fractures 등을 포함한다. 그 중 추간판 탈출증은 흔히 요통을 일으키는 주요 원인이다. 추간판(디스크)은 척추뼈와 척추뼈 사이에 존재하며 고무나 젤리 같은 충격 흡수제 역할을 한다. 추간판은 쉽게 말해 젤리로 만든 두꺼운 도넛과 같다. 추간판의 겉면은 도넛처럼 두껍고, 가운데에는 젤라틴 같은 물질이 들어 있다. 만약 추간판의 표면이 찢어지면 젤라틴 같은 물질 일부가 새어 나올 수 있으며, 이를 추간판 탈출증이라고 한다. 추간판이 신경 근처에서 찢어지면

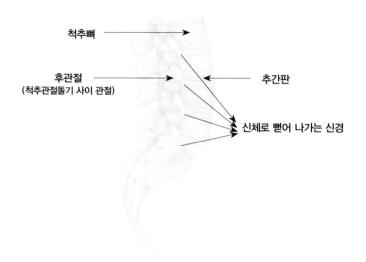

| 그림 2-1 | 요추 해부학 구조

흘러나온 젤리 같은 수핵이 신경을 자극해 다리 통증과 쇠약증, 무감각증 같은 증상을 일으킬 수 있다. 또한 관절 뼈에 생긴 혹Arthritic bone spurs이나 낭종도 신경을 압박해 이와 유사한 증상을 일으킬 수 있다(그림 2-1).

요통의 다른 일반적인 원인은 천장 관절통sacroiliac joint pain, 점액낭염bursitis, 고관절 통증hip pain, 이상근증후군piriformis syndrome, 염증성 관절염inflammatory arthritis, 섬유근육통fibromyalgia 같은 전신 통증 질환이 있다. 이 중 일부 질환은 복합적으로 발생한다. 앞서 언급한 질환보다 발생 빈도는 낮지만 전염병이나 암 같은 질환이 요통을 일으키기도 한다.(지속적으로 발생하는 통증의 경우 반드시 의사의 진찰을 받아야 하는 이유이다.)

나이가 들면서 추간판이 마모되는 것은 자연스러운 현상이다. 하지만 신체가 겪는 스트레스와 부상, 비만, 유전적 요인 등에 따라 상황이 악화되기도 한다. 또 다른 위험 요인으로 대사증후군(염증성 이상 증후군의 집합체)을 들 수 있다. 대사증후군은 복부 비만, 고혈당, 고콜레스테롤, 고혈압을 포함한 염증성 이상 질환을 말한다. 위험 요인이 많아지면 염증 수치도 증가한다. 그 결과 염증은 연골을 파괴하고, 관절과 척추 뼈가 과도하게 자라게 만든다. 하지만 일반적인 퇴행성 관절 변화가 극심한 통증으로 연결되지는 않는다. 과연 그 차이는 무엇일까? 답은 식습관과 유전적 요인의 조합에 있다.

물론 노화나 퇴행성 디스크 질환을 완전하게 제어할 수는 없다. 요추간판의 마모는 가장 흔하게 진단되는 요통 원인 중 하나이며, 치료 옵션이 제한적이고 효과가 없는 경우가 많기 때문이다. 더구나 노화나 부상, 면역력 저하, 지속적인 스트레스 등 다양한 요인으로 발생할 수 있기 때문에 정확한 진단조차 어렵다. 하지만 신체적 외상, 과체중, 흡연이나 감염, 염증, 대사 상태 및 유전적 요인 등의 특정 위험 요인으로 인해 디스크 퇴행이 가속화된다는 것은 이미 잘 알려진 사실이다. 현대인의 대부분은 성인이 되면서 디스크 퇴행을 경험하지만 발현되는 병증과 통증은 매우 다양하다. 특히 디스크 주변 조직의 염증 정도에 따라 통증 강도가 결정되는 경우가 많다는 점에 주목해야 한다.

고통스러운 만성 염증의 경우 뇌를 변화시켜 통증에 더욱 민감하게 만든다. 가벼운 접촉은 물론 상처 부위 이외의 부위에도 통증을 느낄 수 있게 된다. 염증을 관리하지 않고 방치하면 삽시간에 퍼지는 들불처럼 광범위하게 퍼지고, 통증은 심해질 수 있다.

다행히 정형외과적 통증과 활동 수준, 수면의 질, 정신적·정서적 스트레스 요인 같은 염증의 위험 요인 중 일부는 우리가 통제할 수 있다. 척추 건강을 개선하고 통증을 줄이려면 결국 건강한 식사를 하고, 더 많이 움직이고, 인체공학적으로 좋은 의자를 사용하고, 더 잘 자고, 스트레스를 줄이고, 긍정적인 관계에 집중해야 한다. 그렇다고 아주 적게 먹거나, 많은 시간을 들여 운동하거나, 비용이 많이 들어가는 개인 요가 강사를 구하는 등 드라마틱하게 생활 습관을 바꿔야하는 것은 아니다.

기존의 통증 치료는 신체적 스트레스에 초점을 맞춰 이루어졌다. 하지만 정신적·정서적 스트레스가 통증을 악화시킨다는 사실을 우리는 이미 잘 알고 있다. 심지어 심각한 부상 없이도 정신적·정서적 스트레스가 통증이나 경련으로 발현될 수 있다. 예를 들어, 부패한 정치인이나, 냉혹한 동료 또는 항상 비난을 일삼는 가족을 떠올려보자. 그들의 얼굴 주름, 목소리, 귓가에 울리는 부정적인 말들, 그리고 그들의 행동으로 인해 피폐해지는 자신을 상상해보자. 아마 이런 생각을 하는 것만으로도 턱이나 어깨 또는 등이 뻐근해지는 것을 느낄 것이다. 심지어 스트레스로 인해 심박수가 빨라질 수도 있다.

이제 숨을 크게 들이마시고, 길게 내쉬도록 한다. 이런 과정을 세 번 더 반복한다. 그런 다음 눈을 감고 마음속에서 10대 때 느꼈던 불안을 깊게 내쉬어보자. 그리고 친구, 멘토, 애완동물 등 여러분이 사랑하는 대상과 함께 있을 때 어떤 기분이 드는지 그들의 따뜻함을

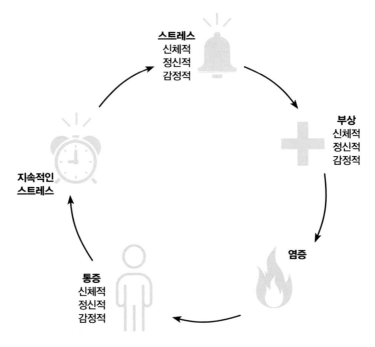

스트레스
신체적
정신적
감정적

부상
신체적
정신적
감정적

지속적인
스트레스

염증

통증
신체적
정신적
감정적

│그림 2-2│ **부상 여부에 따른 통증과 스트레스 주기**

떠올려보자. 이런 경험은 우리에게 신체와 마음이 완전히 분리되어 있지 않다는 사실을 알게 해준다. 이를테면 마음에서 일어난 일은 분명히 신체에도 영향을 미치며, 그 반대도 마찬가지이다. 간단히 말해서 모든 유형의 스트레스는 염증과 통증을 일으키는 원인이 된다(그림 2-2).

우리 몸은 생존을 위해 균형, 즉 항상성을 유지하려고 노력한다. 그 일환으로 끊임없이 변화하는 환경의 모든 자극에 과민하게 반응하지 않는다. 이런 균형을 유지하기 위해 우리 몸에는 여러 피드백 루프가 있는데 부상이나 감염, 위험한 상황 같은 위협이 발생하면 스트레스 호르몬을 분비하고 심박수와 혈압을 높이는 등 방어 시스템을 가동한다. 이런 시스템은 우리가 위협에서 벗어나거나 회복될 때까지 짧은 시간 동안 활성화된 후 다시 균형 상태로 돌아간다. 만약 지속적인 신체적, 정신적, 정서적 스트레스 요인에 노출되면 어떻게 될까? 방어 시스템이 계속 활성화되며 그 결과 염증과 통증 신호가 증가한다.

염증은 라틴어로 통증dolor, 열calor, 발적rubor, 부기tumor, 기능 상실 functio laesa을 의미한다. 결국 이런 징후와 증상이 나타났을 때 우리 몸은 염증 시스템을 작동시켜 손상된 세포를 제거하고 새로운 세포를 생성한다. 예를 들어, 급성 염증은 부상이나 불균형에 대응해 신체를 보호하고 방어하기 위해 발현되는 방어 시스템 중 하나이다. 뜨거운 팬에 손을 대 화상을 입었을 때 해당 부위가 붉게 변하고 부어오르며 열감이 느껴지는 것, 근육통이 있는 경우 근육이 긴장해 통증이나 경련, 부종이 나타나는 것도 모두 정상적인 반응인 것이다. 따라서 이런 증상이 나타나는 것은 우리 몸에 오히려 좋은 신호다. 하지만 부상당한 후 염증이 지속되는 경우나 치료 시간이 많이 필요한 경우

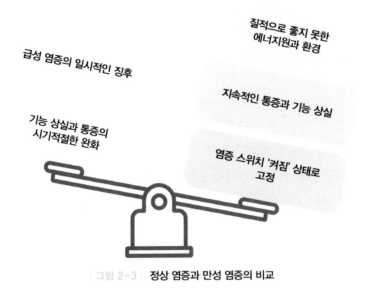

정상 염증   만성 염증

질적으로 좋지 못한
에너지원과 환경

급성 염증의 일시적인 징후

지속적인 통증과 기능 상실

기능 상실과 통증의
시기적절한 완화

염증 스위치 '켜짐' 상태로
고정

| 그림 2-3 | 정상 염증과 만성 염증의 비교

는 다르다. 이미 신체가 만성 염증 상태에 놓여 있기 때문일 수 있다.

부족한 영양분 섭취와 방어 시스템의 반복적인 활성화는 지속적이고 만성적인 염증을 일으킨다. 염증 스위치가 '켜짐' 상태로 유지되는 것이다(그림 2-3). 이런 만성 염증은 허리나 근육, 관절 통증의 원인이 된다. 또한 류머티즘성 관절염 같은 자가면역질환이나 심장병, 당뇨병 같은 일반적이지만 심각한 질환에도 영향을 미친다.

체지방 과다와 염증, 통증의 상관관계

과체지방은 신체의 항상성을 방해한다. 게다가 신체 스트레스를 높이고, 척추와 관절을 정상 위치에서 어긋나게 한다. 또한 인터루킨-6Interleukin-6, IL-6과 종양괴사인자-αTumor Necrosis Factor, TNF-α, C-반응성 단백질C-Reactive Protein, CRP 같은 염증성 물질을 더 많이 생성시킨다. 특히 위험한 유형의 지방은 뱃살(복부 지방)의 원인이 된다. 뱃살은 비활성 세포가 아니라 종양괴사인자-α나 인터루킨-6 같은 염증 분자를 생성하는 활성세포로 구성된다. 활성세포로 구성된 뱃살은 신체 전체가 염증 상태로 뒤덮일 정도로 신호를 쏟아낸다. 이런 현상은 초기 척추 관절염, 극심한 관절통, 근육통, 자가면역질환, 당뇨병, 심장병, 그 외에 다른 질병 등 신체 스트레스를 높이는 모든 질환으로 이어질 수 있다. 유감스럽게도 만성 스트레스는 신체에 과체지방을 계속 쌓이게 만들고 끝없는 염증 순환을 일으킨다. 따라서 염증을 완화하기 위해서는 신체적·정신적·감정적 스트레스를 함께 해소시켜야 한다.

우리 몸의 통증 신호 경로는 또 다른 형태의 방어 시스템이다. 예를 들어, 뜨거운 팬을 만지면 극심한 통증을 느끼고 즉시 손을 떼게 된다. 이때 뜨거운 팬이라는 외부 요인을 제거하고 상처를 치료하면 일반적으로 통증은 완화된다. 하지만 때때로 통증이 지속되어 환부가 따끔거리고 찌르는 듯한 고통을 느낄 때도 있다. 몇 주 후에도 이런 통증이 지속되는 것은 마치 방금 부상을 당한 것처럼 통증 신호가 증폭되어 신체가 감각 정보를 잘못 해석했기 때문이다. 그 결과

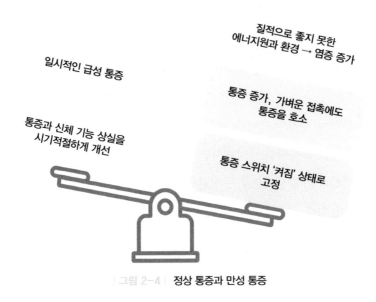

정상 통증

만성 통증

일시적인 급성 통증

질적으로 좋지 못한
에너지원과 환경 → 염증 증가

통증 증가, 가벼운 접촉에도
통증을 호소

통증과 신체 기능 상실을
시기적절하게 개선

통증 스위치 '켜짐' 상태로
고정

| 그림 2-4 | 정상 통증과 만성 통증

깃털만 닿아도 다치지 않은 부위에 찌르는 듯한 고통을 느낄 수 있
다. 그리고 통증 스위치는 '켜짐'으로 고정된다. 이는 만성 염증이 낳
은 또 다른 결과이다.

스트레스 시스템(교감신경계)

맹수, 화재, 강도 같은 외적 원인으로부터 생존 위협을 느끼면, 신체
는 교감신경계 반응으로 알려진 급성 스트레스(투쟁-도피) 반응 신
호를 보인다. 이 신호로 신체는 스스로 보호하기 위해 아드레날린

Adrenaline 이나 코르티솔Cortisol 등 여러 가지 호르몬을 분비해 준비 태세를 갖춘다. 아울러 심박수와 혈압도 상승한다. 이때 근육이 긴장해 싸우거나 달아날 준비를 하거나 신체가 아예 굳어버릴 수도 있다. 그래서 과잉 각성 상태가 되지만 오히려 집중력은 떨어진다. 흔히 동공이 확장되고, 혈액이 대근육으로 빠르게 이동하며, 혈당 수치가 올라가고, 소름이 돋고, 면역 체계가 혼란스러워진다. 그러면서 고차원적인 사고나 소화력, 방광 조절력 등을 담당하여 비응급 시스템에서 생존 시스템으로 전환된다. 그 결과 위급 상황이 발생했을 때 목숨을 지키기 위해 싸우거나 온 힘을 다해 도망칠 수 있게 된다.

일반적으로 급박한 위협이 사라지면 스트레스 반응은 멈춘다. 긴급한 상황에서만 짧게 활성화되도록 설계되어 있기 때문이다. 만약 스트레스 반응이 하루에도 여러 번 활성화되면 어떻게 될까? 교통 체증에 시달리거나, 직장에서 어려운 사람을 상대하거나, 갑작스러운 사고로 직장 동료가 죽거나, 빡빡한 일정에 마감일을 맞춰야 하거나, 가족과의 말다툼 등으로 스트레스 반응이 반복적으로 활성화되면 우리 몸은 끊임없이 멀티태스킹해야 한다. 그러다 보면 방어 시스템이 '켜짐' 상태로 고정된다(그림 2-5). 이렇게 몸이 만성 스트레스에 노출된 상태가 되면 과민하고, 짜증이 나고, 집중하기 어려워진다. 그 결과 다시 근육은 긴장하고, 혈당은 상승해 면역 체계가 작동한다. 이런 시스템 과잉 활동은 명확한 사고와 우리의 몸이 최적의 상태로 기능하는 것을 방해한다. 더 심각한 사실은 방어 시스템이 우리 몸을 손상시키고, 염증을 일으킨다는 것이다. 이는 우리가 스트레

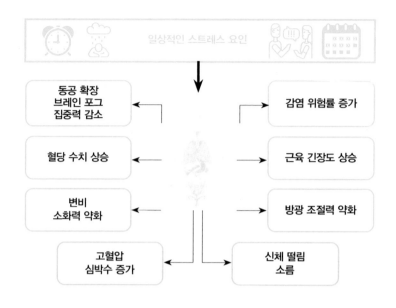

| 그림 2-5 | **만성 스트레스 반응**

스 반응을 재설정하고, 방어 시스템의 균형을 맞춰야 하는 이유이다.

스트레스를 일으키는 사건이나 부상은 신체의 모든 근육을 긴장시킨다. 교통사고로 목 부상을 당했다고 가정해보자. 교통사고가 발생하면 충격에 미리 대비하지 못한 채 순간적으로 목이 앞뒤로 흔들려 목덜미가 뻐근해진다. 아울러 목 주변 근육도 바위처럼 단단하게 경직된다. 즉, 척추 전체가 뻣뻣해진다. 몇 주간의 스트레칭이나 열 치료 등 적절한 물리치료나 단기간의 약물 치료를 받으면 목의 뻣뻣함과 통증은 대체로 가라앉는다. 하지만 지속적으로 스트레스를 받고 질 낮은 음식을 먹는다면 목 근육 긴장도가 계속 높아져 결국 경부

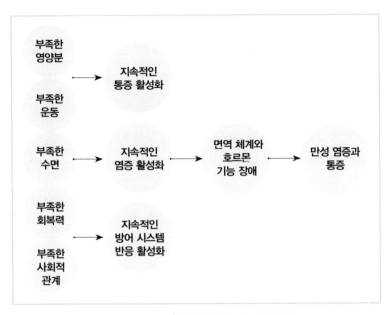

| 그림 2-6 | **만성 염증을 일으키는 위험 요인**

통에 시달릴 수 있다. 상시적으로 활성화된 스트레스 반응은 신체 전체를 스트레스와 통증, 염증이 가득 찬 상태로 만든다. 이에 따라 방어 시스템 스위치는 '켜짐' 상태로 완전히 고정된다(그림 2-6).

약물 복용의 문제점

과도한 통증과 염증이 허리나 근육, 관절 통증을 악화시킬 때 진통제를 복용해 차단하면 어떨까? 의료진은 일반적으로 비스테로이드성 항염증제, 마약성 진통제인 오피오이드와 스테로이드를 권장한다. 하지만 앞서 언급한 것처럼 통증은 신체에 부상을 입거나 염증이 생기면 '뭔가 잘못되었으니 고쳐주세요!'라는 뇌에서 보내는 메시지이다. 이 메시지는 약물을 사용해 '몇 시간 동안 재갈을 물려 통증을 못느끼게 해주세요.'가 아니다. 그럼에도 불구하고 제약 업계에서는 약을 먹으면 통증이 사라진다는 환상을 조장한다. 약은 일시적이고 피상적인 통증 완화 효과만 줄 뿐이며 종종 부작용이 발생하기도 한다. 그러니 통증이 발생했을 때는 약으로 관리하는 것이 최선의 방법인지 살펴봐야 한다.

비스테로이드성 항염증제

비스테로이드성 항염증제는 흔히 통증과 근육 경직, 부어오름 등을 동반한 기타 염증성 질환을 완화시키기 위해 처방된다. 이는 일시적으로 통증을 줄이는 데 도움이 된다. 하지만 안타깝게도 약물은 통증 신호가 전달되어 방어 시스템이 활성화된 후에나 염증 경로를 차단한다. 또 우리 몸은 조직이 손상되거나 감염이 발생하면 이를 치료하기 위해 사이토카인cytokine이라는 면역세포로부터 분비되는 단백질 면역 조절제를 방출한다. 그런데 비스테로이드성 항염증제 이부프로펜ibuprofen, 나프록센naproxen, 아스피린aspirin block 같은 약물은 인터루킨interleukins과 종양괴사인자-α를 포함한 사이토카인의 생성을 차단한다. 결국 이 접근법은 문제의 원인을 근원적으로 해결할 수 없는 임시방편인 셈이다. 비스테로이드성 항염증제로 만성 통증을 치료하게 되면 우리는 계속 약에 의존하게 되고, 고통스러운 염증의 악순환에 갇히게 된다.

비스테로이드성 항염증제는 우리 몸에 해로운 부작용을 일으키기도 한다. 특히 체내에서 생성되는 특정 유익 물질 생성을 완전히 차단한다. 예를 들어, 위를 보호하기 위해 생성되는 프로스타글란딘 prostaglandins 을 포함해, 신장이나 장내에 있는 미생물 군집을 교란해 더 많은 통증을 일으킬 수 있다.

⊙ **비스테로이드성 항염증제의 몇 가지 부작용**

- 위산 역류

- 위출혈과 위궤양

- 장출혈

- 신장 질환

- 메스꺼움, 구토, 설사

- 발진과 기타 알레르기 반응

- 힘줄, 인대 및 뼈 부상의 치유 속도 지연

- 신장 손상

- 간 손상

- 심장마비 및 뇌졸중 위험 증가

오피오이드

하이드로코돈 Hydrocodone 이나 옥시코돈 Oxycodone, 모르핀 Morphine 같은 마약성 진통제인 오피오이드는 일반적으로 중상을 당하거나 큰 수술 후 환자의 통증을 완화시키고자 처방된다. 하지만 이러한 진통제를 복용하면 통증이 사라진다는 제약 업계의 과장된 홍보와 기타 요인으로 환자들은 탈장이나 담낭 제거, 맹장 제거 같은 비교적 간단한 수술 후에도 오피오이드를 처방받기를 원하게 되었다. 2020년 연구에 따르면, 다른 나라에서는 환자들 가운데 단 5퍼센트 정도만이 오피오이드를 처방받는 데 비해 미국에서는 환자의 91퍼센트 정도가 가벼운 수술임에도 오피오이드를 처방받은 것으로 나타났다.

오피오이드를 사용하면 반동성 통증 현상으로 약효가 사라질 때부터 시간이 지나면 지날수록 통증 신호가 증가해 고통스러워진다. 그동안 약으로 억제된 통증 신호가 폭발하기 때문이다. 심지어 똑같은 자극에 오피오이드를 복용한 사람이 그렇지 않은 사람보다 더 민감하게 반응하게 되는 통각과민증을 얻기도 한다. 통각과민증을 쉽게 설명하면, 작은 바늘로 어깨를 찌를 경우 오피오이드를 복용한 사람은 마치 불에 달군 칼로 팔 전체를 찌르는 것 같은 통증을 느끼는 것을 말한다.

오피오이드는 뇌의 보상 중추를 활성화하고, 엔도르핀을 방출하게 한다. 엔도르핀endorphin은 신경전달물질로 몸과 마음을 기분 좋게 만든다. 그 결과 통증은 줄고, 쾌감은 높아진다. 문제는 약물 작용이 멈추면 몸과 마음이 기분 좋음을 유지하고자 다시 오피오이드를 갈망하게 된다는 것이다. 이는 중독의 위험으로 이어진다. 만약 중독되지 않더라도 오피오이드 복용의 부정적 측면은 많다. 시간이 지남에 따라 오피오이드에 대한 내성을 갖게 되기 때문에 같은 효과를 내려면 더 많은 양을 복용해야 한다. 최근 연구에 따르면, 오피오이드 장기 복용과 염증 증가 사이에 밀접한 관계가 있다는 사실이 밝혀졌다. 그 밖에도 오피오이드는 여러 신체 시스템에도 부정적인 영향을 미친다. 우울한 효과는 호흡을 느리게 하고, 소화나 심장 기능, 인지 기능에 장애를 일으킨다. 브레인 포그를 일으켜 낙상 및 기타 사고로 이어질 수도 있다. 실제로 여러 연구 결과 오피오이드를 복용하는 사람의 골절률이 일반인보다 더 높은 것으로 확인되었다.

오피오이드는 호르몬 균형을 방해해 성기능과 생식기능뿐 아니라 기분에도 영향을 미친다. 일부 연구에 따르면, 이러한 호르몬 변화는 전당뇨병을 일으킬 수 있다. 또 다른 중요한 우려 사항은 오피오이드가 면역 체계를 억제한다는 것이다. 여러 연구에 따르면, 오피오이드를 장기간 복용하는 사람의 건강 상태가 전반적으로 나빠진다는 결과가 나타났다. 결국 오피오이드는 중독이나 과다 복용, 사망 등 부작용을 열거하지 않더라도 신체는 물론 사회에도 다양하고 중대한 문제를 초래한다.

◉ **오피오이드의 몇 가지 부작용**

• **호흡 저하**

• **수면 무호흡증**

• **변비와 장폐색 위험**

• **성기능과 생식기능 저하**

• **낙상 및 골절 위험 상승**

- 브레인 포그

- 통증 및 통증 민감도 증가

- 중독증

- 우울증

- 면역 체계 손상

- 심부전 위험 증가

스테로이드

중증 류머티즘 관절염 치료에 사용하는 부신피질 호르몬제인 프레드니손Prednisone 같은 스테로이드는 비스테로이드성 항염증제보다 더 빠른 시점에 염증 경로를 차단한다. 스테로이드는 급성 부상을 당한 경우에 염증을 완화하거나 극심한 알레르기 반응 같은 위험한 면역반응을 둔화시키고자 처방되는 강력한 진통제이다. 하지만 스테로이드를 장기간 복용하면 여러 신체 시스템에 심각한 영향을 미칠 수 있다. 따라서 스테로이드를 통증 치료 목적으로 장기간 복용하면 안 된다.

- **스테로이드 장기 복용의 몇 가지 부작용**
- 골다공증

- 근육과 관절 손상

- 위궤양

- 다리 경련

- 체모 증가

- 고혈압, 심박수 증가

- 분노, 우울증, 급격한 감정 변화

- 불면증

- 체액 이상 정체 현상, 전해질 불균형과 신장 문제

- 당뇨병

- 부신 손상

- 감염 위험 증가

약물은 일시적으로 허리나 관절, 근육 통증을 완화시킬 수 있다. 하지만 근본적인 원인을 치료하지 못하며, 대부분 여러 신체 시스템을 교란해 더 많은 불균형을 초래하고 더 큰 문제를 일으킨다. 우리의 목표는 신체의 균형을 찾는 것이다. 그리고 약물 복용이 아닌 더 장기적이고 효과적인 방법이 있다. 이제 그 방법에 대해 알아보자.

진통제를 대체하는 5R 통증 완화 프로그램

이렇게 널리 처방되는 모든 약물이 신체적·정신적 건강을 해친다면 만성 통증을 완화하기 위해 어떤 대안을 마련해야 할까? 5R 통증 완화 프로그램은 약물에 지친 우리 몸을 구하는 데 도움이 된다. 통증성 염증을 완화하고, 전반적인 건강을 개선하며, 궁극적으로 삶의 질을 회복할 수 있게 해주기 때문이다. 5R 통증 완화 프로그램은 다음

5R 통증 완화 프로그램으로 통증과 염증을 완화하세요.

- **Refuel**: 가공하지 않은 천연 식품으로 건강한 에너지원 **공급**
- **Revitalize**: 규칙적인 신체 활동을 실행해 신체 기능 **활성화**
- **Recharge**: 숙면을 통한 에너지 **재충전**
- **Refresh**: 신체 회복력을 높여 빠르게 **기분 전환**
- **Relate**: 다른 사람과 **관계 맺기**

비용: 무료
수량 및 리필: 무제한
부작용 없음.
증거 기반

| 그림 2-7 | 허리, 근육, 관절 통증을 완화하기 위한 샤르마 박사의 처방

과 같은 통증을 완화하기 위한 처방전이다(그림 2-7).

목표 설정하기

다섯 가지 통증 완화 기능 프로그램은 그저 마음껏 자유롭게 실행하기만 하면 된다. 하지만 통증 없이 행복한 삶을 누린다는 목표를 설정하고, 실행하기 위해 열심히 노력해야 한다. 목표를 달성하는 비결은 일단 목표를 작은 단계로 세세하게 나눈 후, 가장 작은 단계를 실행하는 것이다. 또 설정한 목표를 끝까지 달성하기 위해서는 실천 사항을 기록하고, 각 단계마다 열심히 실행하려는 의지를 불태워야 한다. "나는 이제부터 식물성 식품을 더 많이 섭취할 것이다."와 같은 목표 설정은 실패할 확률이 높다. 광범위하고 모호한 목표 설정은 당신이 현재 원하는 것을 확실하게 얻을 수 있는 길을 알려주지 못하기 때문이다.

작은 단계로 세세하게 나눈 특정 목표를 성공적으로 달성하기 위해서는 당신이 신체 건강을 회복하고, 기분이 더욱 좋아지며, 유익한 생활 습관을 형성할 수 있도록 꾸준히, 조금씩, 제대로 일상생활을 바꿔야 한다. 작은 단계로 세세하게 나눈 특정 목표들이 당신이 편안하고 수월하게 최종 목표에 도달할 수 있도록 용기를 북돋워줄 것이다. 과거에 당신이 설정한 목표를 제대로 달성하지 못하고 실패한 이유는 생활 방식에 맞지 않아 꾸준히 실천하기 매우 어렵고 힘들었기 때문일 수 있다. 하지만 유감스럽게도 일상생활을 바꿔 신체 건강에 유익한 생활 습관을 형성하는 것은 의지력 하나만으로 가능하지 않다. 따라서 각자 자신의 라이프 스타일에 적합한 생활 습관을 형성하는 것이 중요하다.

목표를 향해 나아가는 효과적인 방법은 의도적으로 목표를 수행하는 방식을 적용하는 것이다. 이를테면, '누가, 무엇을, 언제, 어디서, 어떻게, 왜' 목표에 성공적으로 도달해야 하는지를 명확히 파악해 나눈 단계의 가장 작은 것부터 먼저 실행하는 계획을 설정하는 것이다. 예를 들어, '우리는 당신(누가)이, 고통스러운 염증(무엇을)을 해소해 더 나은 삶(왜)을 살기를 원한다는 것을 알고 있다.'라고 세울 수 있다. 이렇게 이 책에는 개개인에 따라 설정할 목표를 추천하고, 목표에 성공적으로 도달하는 방법이 자세히 소개되어 있다. 만약 지금 당신이 설정한 목표를 언제, 어디서 수행할지 결정한다면 그 자체만으로도 자신에게 적합한 통증 완화 프로그램을 현실적으로 완벽하게 설정한 것이다.

또 목표를 달성하기 위해 저녁 식사나 양치질, 출근길 운전하기 등 일상생활 속에서 수시로 볼 수 있는 시각적 단서를 추가하면 새로운 행동을 강화하는 데 도움이 된다. 지속성을 높이려면 적극적이고 구체적인 목표를 소리 내어 읽거나 글로 표현해보자. 매일 아침과 저녁에 하위 단계 목표와 최종 목표를 검토하는 것도 목표를 달성하는 데 도움이 된다.

인간의 뇌는 보상을 매우 좋아한다. 그래서 설정한 목표를 실행했다는 증거를 수시로 확인하면 목표에 성공적으로 도달할 수 있게 된다. 그러니 매일 진행 상황을 기록하고, 매주 결과를 검토하자. 예를 들어, 건강한 식습관 들이기를 목표로 한 후 매일 저녁 식사의 절반을 채소로 채웠거나 가공식품이나 칼로리 높은 디저트 대신 베리류를 먹거나, 감자칩 대신 견과류 한 줌을 먹었다면 병에 동전 넣기나 달력에 스티커 붙이기, 휴대전화 앱에 꼼꼼하게 기록하기 등 가시적으로 실천 사항을 확인하자. 그리고 일주일 동안 설정한 목표를 완벽하게 실행했다면 자신에게 특별한 여행을 선물하거나 하루쯤 치팅 데이를 설정해 좋아하는 음식을 마음껏 먹도록 보상해주자.

또 장애물이나 함정, 방해 요소 등을 제거하는 계획을 세우는 것도 목표를 달성하기 위한 방법이 될 수 있다. 예를 들어, 퇴근 후 운동하려고 계획했는데, 집에 오자마자 TV를 켠다면 실패할 것은 불

통증 해방

을 보듯 뻔하다. 그러니 집에 오자마자 리모컨을 눈에 띄지 않게 다른 방으로 옮기거나, 전날 밤에 운동복을 소파 위에 올려놓고 자는 계획을 세워보자. 또 옷에 운동 목표를 적은 메모지를 붙여놓거나, 운동할 때 듣는 플레이리스트의 재생 버튼을 누르라는 알람을 설정해놓는 것도 좋다.

최종석으로 목표를 설정해 생활 습관을 바꾸는 데 무엇이 건강에 해로운 행동을 하게 만드는지 아는 것도 중요하다. 예를 들어, 쿠키를 한 번 먹으면 멈출 수 없다고 가정해보자. 이때 다양한 사항을 선택하고 실천할 수 있다. 집에 있는 쿠키를 모조리 제거하거나, 하루에 하나만 먹기로 다짐하고 요일이 적힌 라벨을 붙인 용기에 쿠키를 하나씩만 넣어둔다. 혹은 눈에 보이지 않게 쿠키 앞뒤로 건강식품을 놓아 가릴 수도 있다. 슈퍼마켓을 운영한다고 생각하고, 집중하고 싶은 식품이나 물건을 눈높이에 맞춰 진열할 수도 있다.

이와 더불어 '나는 저녁 식사 후에 디저트로 딸기를 섭취할 것이다.'처럼 '나는'으로 시작하는 문장을 소리 내어 말하고 메모지에 기록하는 방법도 목표를 실행하는 데 강력한 동기를 부여한다. 이런 방식은 의지력을 높이고 계획한 목표를 생각에만 머무르지 않고 실제로 완벽하게 실행하도록 돕는다. 다음에 제시된 'RELIEF' 기억 부호를 적용해 당신이 매일 일상적으로 추가하는 목표들을 수월하게 실행하는 방법을 스스로 발견하길 바란다.

Remove	장애물 제거하기
Eye	집중하고 싶은 물건을 눈높이에 맞춰 진열하기
Link	특정한 사회 활동에 참여하기
I	'나는'으로 시작하는 목표를 외치면서 기록하기
Encourage	과정을 검토하며 목표 달성을 위한 동기부여하기
Feel	신체 회복력을 높이고 기분을 전환하기 위해 노력하기

다음 단계

1. 통증과 스트레스를 줄이고, 신체 기능을 강화할 수 있게 생활 습관을 개선하기로 결심한다.
2. 5R 통증 완화 프로그램을 적용해 자신이 설정한 목표를 달성하고 행복한 삶을 살아가기로 결심한다.
3. 결국 극심한 통증이 완화되도록 설정 목표에 맞춰 일상 생활을 제대로 바꾸기로 결심한다.
4. 신체 회복력을 높이고 기분이 좋아지도록 노력한다.

chapter 3
—
에너지원
공급

REFUEL

자연에서 먹을거리가 나왔다면, 먹어도 좋다.

하지만 공장에서 나왔다면, 먹지 말아야 한다.

— 마이클 폴란Michael Pollan

오해: 음식물 섭취와 통증은 관련이 없다.

사실: 음식물 섭취는 통증과 염증에 영향을 준다.

5R 통증 완화 프로그램: 신체에 유익한 식품을 섭취해 에너지원을 최적화하는 방식은 통증을 치료하는 올바른 해결책이다.

음식과 통증은 서로 관련이 없어 보일 수 있다. 사실 대부분 정형외과 전문의는 환자들에게 건강식품을 제안하기보다는 약이나 주사, 수술 등을 권한다. 이는 통증을 일으키는 주요 요인을 치료 대상에서 제외시키는 방식이다. 미국 표준 식단 Standard American Diet, SAD 은 당, 소금, 건강에 해로운 지방, 인공 합성 조미료 등을 과도하게 함유해 통증을 악화시키는 식품으로 가득하다. 따라서 미국 표준 식단에 따라 차린 음식을 먹으면 염증이 발생한다. 미국에서 염증을 일으키는 식단의 최상위를 차지하는 가공식품은 직장과 학교, 편의점, 패스트푸드점, 병원에 이르기까지 모든 곳에서 쉽게 볼 수 있다. 심지어 많은 사람들이 가공식품이 건강에 해롭다는 사실을 알면서도 벗어나지 못한다. 이런 현상은 자연스럽지 않다. 식품 산업은 오피오이드와 마찬가지로 뇌에서 보상 시스템을 작동시키는 고도로 가공된 식품을 설계한다. 당과 소금, 지방을 적절하게 혼합해 소비자가 최고의 만족감을 느끼게 하며 해당 음식을 계속 찾게 만든다. 그 결과 우리는 통증과 염증에 시달리게 된다. 이는 참으로 역겨운 일이다.

식품 산업은 미각 그 이상을 이용해 우리를 지배한다. 수상 경력이 있는 〈바삭바삭 소리가 나는 감자칩〉 연구에 따르면, 과자를 씹을 때 바삭거리는 소리가 클수록 우리의 뇌는 더 신선하고 바삭하며 맛있다고 인식하는 것으로 나타났다. 이 속임수는 가공된 칩을 먹을 때와 잘 익어 아삭한 사과를 먹었을 때 뇌가 느끼는 기분 좋음을 같은 것으로 착각하게 만든다. 이런 현상으로 우리는 가공된 감자칩을 계속 찾게 된다. 가공식품은 너무도 손쉽게 먹을 수 있고, 가격도 저렴하며, 기분까지 좋게 해준다. 식품 산업에서는 가공식품 생산 비용보다 훨씬 많은 금액, 연간 수조 달러 규모를 들여 지속적으로 광고한다. 그 결과 우리 스스로 가공식품의 유혹에서 벗어나는 것은 거의 불가능하다. 이처럼 우리가 가공식품의 덫에서 벗어나지 못하는 이유는 의지력이 부족해서가 아니라 생물학적 공격을 당하고 있기 때문이다.

5R 통증 완화 프로그램 중 가장 먼저 건강한 식품 섭취하기에 대

해 알아보려고 한다. 우리가 어떤 음식을 먹느냐에 따라 신체 기능도 달라진다는 사실을 알아보는 것이다. 식습관은 우리를 강하게 만들 수도, 무너뜨릴 수도 있다. 먹는 것은 몸의 염증과 통증 수준을 결정하기 때문이다. 균형 잡힌 식습관은 손상된 우리 몸을 치유하고, 미래의 퇴행을 예방하게 해준다. 영양이 풍부한 음식은 신체의 자연적인 통증 조절 시스템을 활성화하고, 노폐물과 유해 물질을 더 효율적으로 제거한다. 그 결과 척추 및 관절, 근육에 발생해 통증을 일으키는 고통스러운 염증 또한 줄어든다. 연구에 따르면, 가공되지 않은 자연식품을 섭취하면 염증 및 세포 손상이 감소해 통증이 완화된다고 한다. 결국 당신이 선택한 음식으로 통증성 염증 또는 염증으로부터 멀어지게 해 몸의 균형을 찾을 수 있게 되는 것이다. 우선 가공식품의 올가미에서 벗어나자. 그 결과 우리는 더 나은 식품을 먹을 수 있는 선택권을 갖게 되며, 통증도 예방할 수 있게 된다.

이제부터 일반적인 식단과 만성 통증과의 상관관계에 대해 알아볼 것이다. 또 식습관을 개선할 수 있는 쉬운 방법, 더 나아가 당신의 일상에 활력을 더할 수 있는 방법까지 알아보자.

내 식습관 경험

나에게 도움이 된다고 생각했던 모든 것이 오히려 자신을 괴롭힐 때가 있다. 바쁜 교대 근무를 할 때나 일어나기 힘든 아침, 나른한 기분이 들 때 다이어트 탄산음료를 마시면 혀 위에서 춤추는 기포가 활력을 되찾아주었다. 그것도 당 없이 말이다. 이는 매우 현명한 선택이라고 생각했다. 하지만 다이어트 탄산음료 섭취가 염증을 비롯해 당뇨병, 대사증후군, 신부전 발생 위험을 증가시켰다. 또 당류가 다량 함유된 탄산음료와 다이어트 탄산음료 모두 비만과 관련 있다는 사실을 인지하지 못했다.

그렇게 해서 내 건강 상태는 점점 나빠졌다. 하지만 여전히 나는 기운이 갑자기 떨어지면 오후 내내 가공된 쿠키나 사탕을 게걸스럽게 먹어 치웠다. 저녁이 되면 먹은 것 없이 배가 불러 당황스러웠다. 탄산음료나 가공식품, 단순 탄수화물 등 내가 주로 먹는 간식은 염증을 일으켰다. 나도 모르게 내 건강을 해치고 있었던 셈이다.

나는 임신하고 나서야 식습관과 건강 사이에 상관관계가 있다는 사실을 깨달았다. 그래서 임신성 당뇨라는 진단을 받았을 때 큰 충격을 받을 수밖에 없었다. 그동안 적절하게 체중을 유지한 상태였고, 운동도 정기적으로 해왔기 때문이다. 하지만 나는 임신성 당뇨를 진단받으면서 가족력을 생각하게 되었다. 그때부터 당뇨병과의 싸움이 시작되었다. 혈당을 관리하고, 염증을 완화하며, 배 속에서 태아가 건강하게 성장하도록 안전을 확보하기 위해 대대적으로 생활 습관을 바꾸기로 결심했다.

그 일환으로 가장 먼저 태어나서 처음으로 식품 영양 정보를 꼼꼼히 챙기기 시작했다. 그러다가 섬유질이 많이 함유된 식품, 단백질이 적절하게 함유된 식품, 가공하지 않은 리얼 푸드Real Food, 지방이 함유되지 않은 식품 등 건강에 좋은 음식을 먹으면 혈당이 정상적으

통증 해방

로 조절된다는 사실을 발견했다. 그 후부터 하루 네 번 정도 손가락 끝을 뾰족한 바늘로 찔러 혈당을 측정하며 내 식습관과 활동 수준이 혈당 수치에 어떠한 영향을 미치는지를 파악했다. 그렇게 관리하다 보니 어느 순간 오후에 걷기 운동을 하면 작은 캔디바를 즐길 수 있을 정도로 혈당 수치가 낮아졌다. 그리고 새해를 맞은 어느 늦은 아침, 가느다란 베이컨 두 조각을 얹은 도넛을 먹어도 혈당 수치가 상승하지 않는다는 사실을 발견했다. (나는 이런 식습관을 권장하지 않지만 이와 관련된 내용은 나중에 좀 더 자세히 다루려고 한다.) 어떻게 의사인 내가 이런 사실들을 잘 모를 수 있었을까? 그리고 이런 일이 나에게만 일어나는 일이 아닐 수 있다는 사실을 깨닫게 되었다.

미국 표준 식단

미국심장협회American Heart Association의 보고에 따르면, 미국인의 단 1.5퍼센트만이 이상적인 식단으로 음식물을 섭취한다. 애석하게도 미국 표준 식단은 통증과 염증, 질환 등을 일으킨다. 또한 당과 나트륨, 포화 지방이 많이 함유되고 영양분이 부족한 가공식품으로 구성되며, 채소와 과일, 콩류 등은 부족하다. 이처럼 영양분이 부족한 가공식품으로 구성된 미국 표준 식단이 통증과 염증을 증가시키는 것은 어쩌면 당연하다.

- ◉ **미국 표준 식단이 몸에 미치는 부정적인 영향**
- 염증 증가
- 통증 증가
- 부상 회복 기간 증가
- 극심한 통증 증가
- 체지방량 증가
- 제지방량(마른 체질량) 감소

영양 부족은 건강 악화를 초래한다. 심장 질환을 비롯해 당뇨병, 비만 및 특정 암을 유발하기도 한다. 또 염증의 불길을 부채질해 척추나 관절, 근육에도 통증을 일으킨다. 다행히 이 통증은 영양 섭취를 균형 있게 함으로써 진정시킬 수 있다.

수년간 우리 사회의 식문화는 지역에서 재배된 유기농 식품을 가정에서 직접 요리해 먹는 것에서, 가공되고 영양분이 부족하고 칼로리는 높고 방부제가 가득한 식품과 음료로 바뀌었다. 어떻게 우리 사회의 식습관이 이렇게 바뀌게 되었을까? 이런 변화는 수십 년 전 식품 산업이 중독성 강한 인공 합성 조미료의 맛을 완성하고, 제2차 세계대전이 식품 유용성과 가족 형태를 변화시켰으며, 텔레비전 보급으로 꽁꽁 얼어붙은 냉랭한 저녁 식사 분위기가 조성되었고, 그 결과 나트륨 섭취량이 증가했으며, 로비스트들은 자신들의 식품을 계속 홍보했다. 게다가 국가에서 옥수수를 재배하는 농가에 보조금을 지급하면서 모든 종류의 가공식품에 저렴한 옥수수 시럽을 추가하면서 시작되었다.

리얼 푸드: 가공되지 않은 자연 그대로의 식품

가공되지 않은 단일 성분의 식품을 의미하는 리얼 푸드는 많이 사용하는 용어이다. 이런 리얼 푸드는 식재료를 직접 구입하고, 요리해야 먹을 수 있다. 그에 반해 가공식품은 리얼 푸드 같은 맛과 모양, 냄새, 소리, 느낌을 내기 위해 인위적인 화학물질을 잔뜩 넣은 식품을 말한다. 과자 한 봉지나 한 상자에 들어 있는 첨가물은 인공색소, 설탕, 소금, 인공감미료, 방부제 등 신체에 스트레스 반응을 활성화해 통증, 염증, 질병을 악화시킬 수 있다. 일반적으로 우리 몸은 염증이 발생하면 억제하기 위한 물질을 생성시킨다. 이때 가공식품은 활활 타오르는 염증이라는 불에 등유를 뿌리는 것과 같다.

리얼 푸드는 몸을 염증 완화 모드로 전환한다. 리얼 푸드처럼 보이고, 냄새가 나고, 그런 맛이 나고, 들리게 하는 가공식품은 결코 이런 작용을 하지 않는다. 리얼 푸드가 체내에 들어가면 항산화제를 제공해 장내 유익균에 영양을 공급하고, 질병 위험을 낮추며, 고통스러운 염증을 줄여준다. 어떤 사람들은 리얼 푸드가 화학물질이 함유된 식품보다 가격이 비싸 많은 사람이 신선 식품에 쉽게 접근할 수 없을 수도 있다고 말한다. 하지만 리얼 푸드를 섭취할 수 있는 방법은 많다. 냉동 리얼 푸드나 '못난이 농산물(약간 기형이 있는 농산물로 종종 저렴한 가격에 판매되는 농산물), 계절 식품을 구입하면 얼마든지 섭취할 수 있다. 또 병아리콩이나 강낭콩, 검은콩 같은 콩류는 대부분의 가공식품보다 가격이 싸다. 장기적으로는 리얼 푸드를 섭취했을 때 고통스러운 염증으로부터 몸을 보호할 수 있게 되어 의료비가 줄어들고, 결과적으로 비용을 절약할 수 있다.

식품 피라미드

시간에 따른 국가 식단 권장량의 변화는 미국 표준 식단으로 변화하는 과정을 시각적으로 잘 보여준다. 1940년대 미국 농무부USDA의 권장 식품표는 1992년에 나온 악명 높은 식품 피라미드보다 더 나은 지침을 제공했다(그림 3-1). 1940년대 권장 식품표에서는 매일 일곱 가지 식품군을 골고루 섭취하도록 영양가 있는 식단을 짤 것을 제시했다. 이때 식물성 영양소가 풍부한 식물성 식품을 섭취할 것을 강조했다. 권장 식품표에서 식품군 1부터 3까지는 잎이 많은 녹색 채소를 포함한 감귤류, 토마토, 생양배추 등 영양이 풍부한 식품으로 구성된다. 과일보다 채소를 우선순위에 두고 있으며, 날것으로 먹을 수 있는 채소의 중요성에 주목한다. 식품군 4는 유제품과 육류, 생선, 콩류이다. 마지막 두 식품군은 빵과 밀가루, 시리얼, 마가린이다. 콩류(콩, 완두콩 등)를 포함한 채소와 과일은 식품표의 약 50퍼센트를 차지한다. 하지만 그 후에는 안타깝게도 미국 표준 식단으로 식문화가 급격히 변화된다.

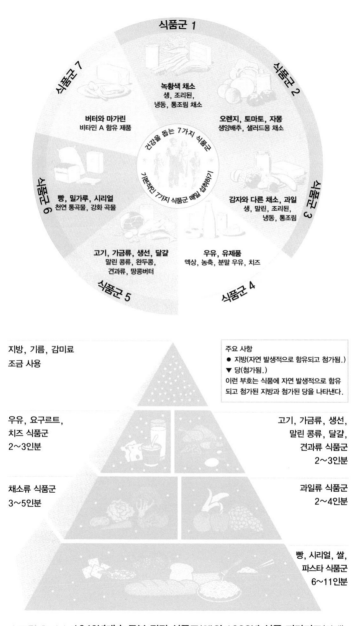

식품군 1

녹황색 채소
생, 조리된,
냉동, 통조림 채소

식품군 2

오렌지, 토마토, 자몽
생양배추, 샐러드용 채소

식품군 7

버터와 마가린
비타민 A 함유 제품

건강을 돕는 7가지 식품군

기본적인 7가지 식품군 매일 섭취하기

식품군 3

감자와 다른 채소, 과일
생, 말린, 조리된,
냉동, 통조림

식품군 6

빵, 밀가루, 시리얼
천연 통곡물, 강화 곡물

식품군 4

우유, 유제품
액상, 농축, 분말 우유, 치즈

식품군 5

고기, 가금류, 생선, 달걀
말린 콩류, 완두콩,
견과류, 땅콩버터

지방, 기름, 감미료
조금 사용

주요 사항
● 지방(자연 발생적으로 함유되고 첨가됨.)
▼ 당(첨가됨.)
이런 부호는 식품에 자연 발생적으로 함유
되고 첨가된 지방과 첨가된 당을 나타낸다.

우유, 요구르트,
치즈 식품군
2~3인분

고기, 가금류, 생선,
말린 콩류, 달걀,
견과류 식품군
2~3인분

채소류 식품군
3~5인분

과일류 식품군
2~4인분

빵, 시리얼, 쌀,
파스타 식품군
6~11인분

│그림 3-1│ **1940년대 농무부 권장 식품표(위)와 1992년 식품 피라미드(아래)**

이와 대조적으로 1992년 식품 피라미드는 고도로 가공된 식품을 포함해 빵, 쌀, 파스타 같은 탄수화물 기반 식단을 적극적으로 권장했다. 이러한 음식을 먹는 사람의 비율이 증가할수록 염증성 통증, 심장질환, 당뇨병, 다양하고 복잡한 오피오이드 중독 증상 등이 동시에 증가했다. 가공식품이 증가한 데에는 몇 가지 원인이 있다. 그 중에서도 1992년에 발표된 식품 피라미드가 염증을 일으키는 식품이 건강에 유익한 식단이라고 착각하게 만드는 데에 중요한 역할을 했다.

다행스럽게도 식품 피라미드는 2011년에 폐지되었고, 그 대신 접시 모양의 마이 플레이트Myplate로 대체되었다. 접시 모양의 새로운 권장안은 접시의 절반 정도를 통과일과 채소로, 나머지를 통곡물과 동물성 및 식물성 공급원으로 채우는 것이다(그림 3-2).

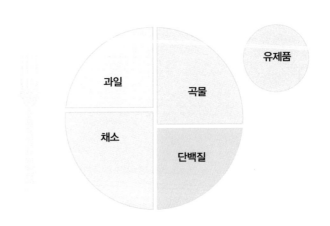

| 그림 3-2 | 2011년 미국 농무부 마이 플레이트, www.myplate.gov

이는 올바른 방향으로 나아가는 단계이다. 연구에 따르면, 식단에 가공되지 않은 천연 식품이 많아지면 부상 후 회복이 빨라지고, 고통스러운 염증은 줄어드는 것으로 나타났다. 게다가 2021년에 발표된 15개 이상의 연구에 따르면(미국 표준 식단과 같은) 염증을 일으킬 수 있는 식단은 고통, 불안, 우울감을 높여 통증을 악화시킨다. 다시 말해, 건강한 음식을 섭취하면 우리 몸을 더 건강하게 만들어 통증과 염증을 줄일 수 있게 된다. 이제 그 이유와 방법에 대해 알아보자.

당류

오피오이드와 마찬가지로, 미국인은 다른 나라 사람들보다 1인당 당 섭취량이 더 많다. 첨가당은 미국 표준 식단의 가장 치명적인 문제점이다. 당 과다 섭취는 영양 불균형을 초래하고, 비만을 비롯한 여러 주요 질병의 발병과 관련이 있다. 당을 섭취하면 장내 미생물을 변화시켜 적절한 소화를 방해하고, 염증 물질을 생산해 주요 질병을 일으키기도 한다. 하지만 일부 사람들은 당의 해로움을 알면서도 갈망하고 섭취량을 제한하는 데 어려움을 겪는다. 쿠키 한 봉지나 사탕한 상자를 통째로 먹어본 적 있나? 아마 대부분 그런 경험이 한 번쯤은 있을 것이다. 반대로 작은 봉지의 당근을 게걸스럽게 통제할 수 없을 정도로 먹어본 적 있나? 아마 없을 것이다. 식품 섭취량을 조절할 수 있다는 것은 중독성이 없다는 것을 의미하기 때문이다.

중독은 해당 물질이 악영향을 끼치는데도 그 물질을 계속 사용하는 현상을 의미한다. 우리는 이미 당에 중독되어 있고, 식품 회사도 그 사실을 잘 알고 있다. 연구에 따르면, 당은 다른 중독성 물질과 마찬가지로 우리 뇌의 보상 중추를 활성화한다. 그래서 당을 섭취하면 기분이 좋아진다. 그 결과 섭취한 당이 미처 에너지로 소비되기 전에 다시 찾게 된다. 이런 당 섭취 악순환은 반복된다. 흥미롭게도 오피오이드로 인한 흥분을 차단시키는 약제인 날트렉손Naltrexone을 복용하면 당 섭취량을 줄일 수 있다. 다시 말해서, 흥분성이 제어되면 당 섭취 욕구는 사라지는 것이다.

다른 중독성 물질과 마찬가지로 당도 시간이 지나면 내성이 생긴다. 그래서 단맛에 길들여진 미각을 만족시키려면 더 많은 당을 섭취해야 한다. 당은 실제로 미각을 변화시킨다. 당 섭취량이 동일한 사람들을 무작위로 선출한 다음, 두 그룹으로 나눠 통제 실험을 진행했다. 이 연구에 따르면, 첫 번째 그룹은 당 섭취량을 줄였고, 두 번째 그룹은 기존 섭취량을 유지했다. 2개월 동안 두 그룹 모두 조건에 맞춘 식단을 유지했고, 동일한 디저트를 제공받았다. 실험 결과, 당 섭취량을 줄인 첫 번째 그룹은 두 번째 그룹보다 동일한 디저트를 훨씬 달게 느꼈다. 또한 3개월 동안 실험을 진행한 결과 당 섭취량을 줄인 첫 번째 그룹은 두 번째 그룹보다 동일한 디저트를 40퍼센트 정도 더 달게 느꼈다.

당 섭취는 우리 자신의 취향(미각)은 물론 당을 계속 원하게 만들기도 한다. 그래서 우리가 당 섭취를 제한하지 않으면 점점 더 중독에 빠질 가능성이 높다. 한편 이러한 사실은 역설적으로 우리 스스로 당

통증 해방

섭취를 제어할 수 있는 힘이 있다는 뜻이기도 하다. 누구나 당 중독에서 벗어나고, 현재 시달리고 있는 염증과 통증을 완화시킬 수 있다.

나는 이런 변화를 직접 체험했다. 임신성 당뇨병 검사로 포도당 부하 검사를 받을 때, 나는 고농축 포도당 용액(네온오렌지 색상의 끈적끈적하고 메스꺼운 시약)을 마셨다. 첫 임신 중 포도당 농축액을 마실 때는 다섯 살짜리 아이가 생일 케이크를 먹는 것 같았다. 하지만 2년 후 둘째를 임신했을 때는 그 끔찍한 액체를 다 마시는 것조차 힘들었다. 첫째를 임신했을 때부터 출산 이후까지 당 섭취를 줄이자 내 미각이 정상화된 것이다.

우리는 일찍부터 설탕이 치아를 썩게 한다는 사실을 배운다. 하지만 당이 우리 신체는 물론 뇌도 썩게 한다는 사실은 잘 알지 못한다. 당은 염증과 통증은 물론 우울증, 브레인 포그를 유발해 우리 몸과 뇌를 망가뜨린다. 하지만 매일 작은 변화를 일으키면 이 악순환에서 벗어날 수 있다.

나는 앞서 말한 것처럼 첫째 임신 후 첨가당을 조절하기 시작했다. 첨가당을 끊은 후 더 이상 '배고픔'을 느끼지 않게 되었다. 너무 배가 고파서 짜증이 나는 느낌이나 오후가 되면 갑자기 기운이 빠지는 현상, 위경련으로 잠에서 깨지 않게 되었다. 이제 내 미각은 자연식품을 좋아하게 되었고, 그 결과 간헐적 단식을 할 수 있게 되었다. 몸살이나 당 중독, 극심한 허기, 계속되는 신체적 통증 그리고 급격한 체력 소진 현상에서 벗어나 완전한 자유를 만끽하게 되었다. 염증이 완화되고 건강이 회복되면서 삶의 질은 자연히 높아졌다.

● 식품에 첨가된 당의 몇 가지 부작용

- 신체 에너지 침체와 음식물 불내성
- 당 중독
- 브레인 포그
- 기분 변화와 우울증
- 체중 증가
- 당뇨병 위험 증가
- 염증 및 염증성 질환 증가

당 섭취량을 어떻게, 얼마나 줄여야 할까? 당 섭취량을 줄이는 첫 번째 단계는 당이 첨가된 식품과 음료를 멀리하는 것이다. 과일처럼 당 함유량이 자연적으로 높은 식품은 문제가 없다. 이런 음식은 염증을 일으키는 주요 원인이 아니다. 우리가 피해야 하는 것은 첨가당이다.

설탕 1티스푼은 약 4그램에 해당한다. 미국심장협회는 첨가당 섭취를 제한할 것을 권장하고 있다. 1일 섭취량 기준으로 여성의 경우 6티스푼(약 25그램), 남성의 경우 9티스푼(37그램) 이하로 줄이라고 권고한다. 여기에는 단맛이 나는 식품인 음료 등을 포함해 당이 들어간 커피, 탄산음료, 과일 주스 등도 포함된다. 예를 들어, 콜라 한 캔에 들어 있는 설탕의 양은 41그램으로 성인 하루 권장량을 훨씬 넘는다. 하지만 여전히 미국인의 평균 당 섭취량은 22티스푼(88그램)으로 매우 높다.

이 악순환에서 벗어나고 싶은가? 일상생활 속에서 당 섭취량을 줄일 수 있는 쉬운 한 가지 방법은 단 커피나 차, 음료수를 마시지 않는 것이다. 또한 다음에 열거된 당 함유량이 높은 것으로 알려진 음식의 섭취를 줄이는 것도 좋은 방법이다.

그렇다면 당 섭취량을 어떻게 줄여야 할까? 당 섭취량을 쉽고 편하게 줄이는 한 가지 방법은 차나 커피에 당을 추가하는 식습관을 점차 중단하고, 당 첨가 음료를 피하는 것이다. 또한 아래에 열거된 당 함유량이 높다고 알려진 식품을 멀리한다면 당 섭취량을 낮출 수 있다.

◉ **당 함유량이 높은 식품 및 음료**

- 빵, 케이크, 쿠키 등 베이커리 제품

- 도넛

- 푸딩, 아이스크림, 셔벗

- 당을 추가한 커피 및 차, 핫초콜릿, 모카mocha 음료, 초콜릿 우유

- 스포츠 음료, 과일 주스, 탄산음료

- 잼, 젤리, 시럽

하지만 섭취량을 줄이기가 매우 힘든 이유는 구미를 돋우는 자극적인 식품과 광범위한 가공식품에 당류가 다량 첨가되어 있기 때문이다. 우리는 되도록이면 자연식품을 먹으려고 하지만 언제나 모든 식단에 가공하지 않은 식재료로 음식을 준비하기는 현실적으로 불가능하다. 일례로 식료품점에서 스스럼 없이 구매하는 파스타 소스

1인분에는 당류가 5그램 이상 들어 있을 수 있다. 사실 식료품을 구매할 때마다 표시 성분을 꼼꼼하게 확인하기란 쉽지 않다. 이상적인 식료품은 당류, 화학물질, 첨가물이 아닌 완전히 리얼 푸드에 속하는 주요 성분이 다섯 가지 이하로 구성되어야 한다.

당류가 은밀하게 첨가된 일반 식품

- 레토르트 수프
- 포장된 시리얼
- 기성품 와플, 와플 및 팬케이크 믹스 제품
- 빵과 크래커
- 이유식
- 요거트
- 샐러드 드레싱, 케첩, 소스 및 기타 조미료
- 절임육
- 파스타 소스
- 크림 함유량이 높은 식품
- 땅콩버터

이제는 식료품을 구입할 때 반드시 성분 라벨을 확인하기로 마음 먹었을 것이다. 하지만 안타깝게도 그것으로는 충분하지 않다. 식품 회사가 식료품의 구성 성분 목록에서 식료품에 첨가된 당 함유량을 교묘하게 속이는 한 가지 속임수가 더 존재하기 때문이다. 잘 알다시

통증 해방

피 미국 식료품 라벨은 구성 성분이 함유량에 따라 내림차순으로 표시된다. 식품 회사는 식료품의 구성 성분에서 당 함유량을 가장 먼저 표시하면 소비자가 그 제품을 구매하지 않을 거라는 사실을 잘 알고 있다. 그래서 식료품 구성 성분에 당 함유량을 여러 가지 유형으로 분리해 표기함으로써 이 문제를 해결한다.

예를 들어, 바비큐 소스 한 병에 토마토를 첫 번째 성분으로 표시할 수 있다. 아마 여러분이 표시된 성분 맨 위에 토마토라고 적혀 있는 것을 보면 건강한 식품이라고 느낄 것이다. 하지만 라벨에는 당류 대신 고과당 옥수수 시럽, 꿀, 옥수수 시럽 등의 다양한 이름으로 표기되어 있을 것이다. 실은 다양한 형태의 당이 바비큐 소스에 가장 많이 들어 있는 성분인 것이다. 이런 교활하고 기만적인 속임수가 우리를 병들게 하고, 병을 악화시킨다. 이제 고통스러운 당의 덫에서 빠져나와야 한다. 아니 피해야 한다. 아래 제시한 다양한 형태의 당에 주의하자. 특히 성분 목록에 '–ose' 접미사가 있다면 이는 당의 한 형태를 나타낸다는 것을 인지하자. 가공된 식료품에 숨어 있는 첨가당을 조심하자. 다시 말하지만 과일 및 채소에 함유된 자연 유래 당은 괜찮다.

◉ 당의 또 다른 명칭

- **아가베** agave
- **흑설탕** brownsugar
- **옥수수 시럽 또는 감미료** corn syrup or corn sweetener
- **고과당 옥수수 시럽** high-fructose corn syrup
- **꿀** honey
- **전화당** invert sugar

- 코코넛 당 coconut sugar
- 대추야자 당 date sugar
- 덱스트로오스(포도당) dextrose
- 과당 fructose
- 과일 주스 농축액 fruit juice concentrate
- 포도당 glucose
- 젖당 lactose
- 맥아(엿기름) malt
- 맥아당(엿당) maltose
- 당밀 molasses
- 소르비톨 sorbitol
- 수크로스(자당) sucrose

인공감미료도 해답이 아니다. 많은 인공감미료는 장내 미생물군을 변화시키고, 면역 체계를 교란해 염증과 비만, 질병 등을 일으키는 원인이 된다. 한마디로 말해서 음식에 함유된 설탕을 비롯한 설탕 대체제인 인공감미료를 거부해야 한다.

섬유질

앞서 당 섭취 문제점과 제어하는 방법에 대해 숙지했으니, 이제 통증을 완화하는 데 직접적으로 도움이 되는 식품에 대해 알아보자. 첫 번째로 건강한 식이 섬유가 풍부한 식품을 들 수 있다. 물론 1980년대 유행했던 섬유질 음료를 말하는 것이 아니다. 식이 섬유는 채소나 과일, 콩이나 완두콩 등의 콩류, 견과류 같은 씨앗류, 통곡물 식품 등 가공되지 않은 자연식품에 함유되어 있다. 식이 섬유는 우리 몸에 당이 흡수되는 속도를 늦추고, 포만감을 주어 염증과 통증 모두 완화시키는 데 도움을 준다. 실제로 수천 명을 대상으로 한 연구에 따르면,

섬유질 섭취량이 많을수록 관절염성 무릎 통증이 줄어들었다고 한다. 섬유질을 많이 섭취하면 정말 관절 통증이 감소할까? 대답은 간결하게 '그렇다.'이다. 추가적으로 만성 통증을 비롯해 대사증후군, 당뇨병과 심장 질환의 위험도 줄여준다. 대부분 가공되지 않은 식품은 식이 섬유의 좋은 공급원이다.

◉ **섬유질의 장점**

• 통증과 염증 감소

• 당 섭취의 균형을 맞추고, 혈당 수치의 급상승 예방

• 배고픔 진정

• 심장 질환이 발생 위험 감소

• 혈압과 콜레스테롤 수치 저하

• 장내 미생물군 먹이 제공

• 정상적인 배변 활동 유지

◉ **섬유질 함유 식품**

• **통곡물:** 현미, 퀴노아, 귀리, 옥수수, 야생 쌀, 통밀로 만든 빵과 파스타, 보리, 밀기울, 귀리 시리얼

• **콩류:** 렌틸콩, 대두, 두부, 흰강낭콩, 병아리콩, 강낭콩, 검은콩, 리마콩, 완두콩

• **채소:** 당근, 아티초크, 근대, 비트, 고구마, 아스파라거스, 순무, 방울양배추, 오크라, 브로콜리, 콜리플라워, 양배추, 케일, 시금치, 청경채,

콜라드그린, 무, 루타바가, 미나리

- **과일:** 라즈베리, 아보카도, 사과, 오렌지, 바나나, 딸기, 블루베리, 배
- **견과류와 씨앗류:** 호두, 아몬드, 헤이즐넛, 피칸, 마카다미아, 피스타치오, 호박씨, 치아씨, 해바라기씨, 아마씨

혈당 지수

혈당 지수glycemic index, GI는 음식 섭취 후 혈당 수치가 얼마나 빨리 상승하는지를 측정한 것이다. 1에서 100까지의 척도에서 순수 설탕의 경우 100이다. 고혈당 지수 식품(70~100)은 혈당을 급격히 올리고, 통증 및 염증, 질병을 일으킨다. 중간 혈당 지수 식품(56~59)은 혈당을 적당히 상승시킨다. 저혈당 지수 식품(1~55)은 혈당을 더 느리고 안정적으로 상승시키며, 통증과 염증을 줄이는 데 도움이 된다. 일반적으로 식품이나 식이 섬유가 많은 식품의 경우 혈당 지수가 낮다. 그래서 다음에 제시하는 목록과 식이 섬유 고함량 식품 목록이 겹치는 것은 당연하다. 혈당 지수는 가이드 역할을 하지만 저혈당 식품이라고 해서 특정 식품이 꼭 건강에 좋다는 의미는 아니니 오해하지 말아야 한다. 여전히 다른 성분을 고려해야 하고, 첨가된 당과 가공식품을 주의해야 하는 이유이다. 이는 리얼 푸드가 최고인 이유이기도 하다.

- **저혈당 지수 식품**Low-GI Foods
- **채소:** 아스파라거스, 아보카도, 브로콜리, 당근, 콜리플라워, 셀러리,

오이, 가지, 강낭콩, 상추, 버섯, 완두콩, 시금치, 호박, 토마토, 참마, 주키니 호박

- 신선한 과일: 사과, 살구, 베리류, 체리, 자몽, 포도, 오렌지, 망고, 복숭아, 배, 자두, 딸기
- 콩류: 구운 콩, 검정콩, 버터콩, 흰강낭콩, 병아리콩, 강낭콩, 렌틸콩, 리마콩, 땅콩, 완두콩
- 파스타, 면류, 쌀, 곡류: 보리, 바스마티 쌀(인도 쌀), 현미, 메밀, 빻은 밀, 퀴노아, 쿠스쿠스(좁쌀 모양 파스타), 쌀국수, 귀리, 세몰리나 파스타, 메밀 국수, 당면
- 유제품과 비유제품 대체품: 아몬드 우유, 치즈, 커스터드, 우유, 두유, 요거트(무설탕 또는 저당)

매우 낮은 혈당 지수 식품 Very Low-GI Foods

- 달걀
- 육류
- 지방과 오일
- 견과류
- 생선
- 해산물
- 허브류
- 향신료

가장 이상적인 식습관은 리얼 푸드로 식단을 구성하는 것이다. 앞서 언급했던 1940년대 권장 식품표를 떠올려보자. 지금 생각해봐도 정말 합리적이고 천재적인 제안이었다. 그러니 지금이라도 통증과 염증, 질병 등을 줄이고 싶다면 리얼 푸드를 먹는 데 집중하기 바란다.

식물 영양소

면역 체계를 강화하고, 관절을 보호하며 염증을 완화시키고, 게다가 부작용도 없고, 비용도 거의 들지 않는 만병통치약이 있다면 어떨까? 이런 약이 있을까? 여러분은 이런 훌륭한 약제에 관심이 있는가? 다행스럽게도 이런 훌륭한 약제는 식물 영양소Phytonutrient(식물체의 생물학적 기능과 작용에 영향을 주며, 식물성 생리활성물질이라고도 함.-옮긴이)에서 발견된다. 식물 영양소는 식물마다 독특하고 아름다운 색깔을 자랑하고, 해충과 질병에 대항해 자신을 보호하며, 스스로 강하게 성장하기 위해 생성되는 식물성 화학물질이다. 이는 식물의 초능력이라고 말할 수 있다. 이런 식물 영양소는 인간에게 항산화제로 작용해 인체 조직의 산화적 손상Oxidative damage과 염증을 줄여준다. 예를 들어, 베리류와 강황, 녹차 등에서 발견되는 폴리페놀Polyphenol은 관절을 보호하고 염증을 완화하는 데 도움이 된다. 특히 차에 함유된 폴리페놀은 관절을 보호하고 관절염으로 인한 손상을 제한하는 데 도움이 된다. 연구에 따르면, 폴리페놀 섭취가 증가하면 관절과 허리 퇴행이 느려지고, 콜라겐 생성이 증가하며(피부와 관절 건강에 중요),

식이 폴리페놀

⬆ 관절 강도 증가

⬇ 산화 손상 감소

⬇ 세포 사멸 감소

⬇ 관절염 악화 감소

⬇ 통증 감소

⬇ 염증 감소

| 그림 3-3 | 폴리페놀이 관절염, 통증, 염증에 미치는 영향

세포 사멸이 감소하는 것으로 나타났다(그림 3-3). 폴리페놀의 또 다른 유형인 카로티노이드는 시금치처럼 잎이 무성한 녹색 채소와 호박이나 고구마 같은 주황색 채소에서 발견된다. 폴리페놀은 면역 체계를 강화하고, 시력을 보호하며, 피부를 개선하고, 항상성을 회복하며, 우리 몸을 더 건강하고 염증이 적은 상태를 전환시킨다. 강황에서 발견되는 쿠르쿠민은 항산화제이자, 천연 비스테로이드성 항염증제로 작용한다. 이렇게만 된다면 더 바랄 게 있을까? 이런 식물 영양소를 다량 함유하고 있는 음식이야말로 통증을 완화하는 슈퍼 푸드인 셈이다.

우리 몸은 이러한 필수 영양소를 스스로 생산해낼 수 없다. 따라서 여러 가지 색의 식물성 식품을 의식적으로 섭취해야 한다. 대부분의 식물성 식품은 색깔로 쉽게 식별할 수 있다.

- 중요한 식물 영양소

- **카로티노이드**(빨간색, 주황색, 노란색, 녹색 식물성 식품에 함유)

  – 베타카로틴: 브로콜리와 시금치, 콜라드그린, 케일, 고구마, 호박, 단호박, 캔털루프 멜론같이 잎이 무성한 짙은 녹색과 주황색 채소와 과일

  – 루테인: 상추, 브로콜리, 케일, 콜라드그린, 방울양배추, 아티초크 같은 녹색 채소

  – 리코펜: 빨간 파프리카, 수박, 토마토, 포도 등 빨간색과 분홍색 채소와 과일

- **폴리페놀**

  – 레스베라트롤(식물에서 발견되는 항산화물질−옮긴이): 다음과 같은 푸른색 및 자주색 식품에 풍부하게 함유되어 있다. 포도, 블루베리, 오디, 자두, 사과 등 푸른색과 자주색 식품, 땅콩과 피스타치오

  – 쿠르쿠민: 강황에 함유되어 있다.

  – 기타 폴리페놀: 포도씨, 아마씨, 호박씨, 치아씨

- **플라보노이드**(강력한 항산화제로서 염증을 줄여주며, 여러 종류의 식품에 함유되어 있다.)

  – 블루베리, 산딸기, 딸기, 크랜베리, 블랙베리, 빌베리

  – 적포도주, 레몬, 라임, 오렌지, 자몽, 포도, 사과, 복숭아

  – 양파, 브로콜리, 케일, 상추, 토마토

  – 붉은 감자, 자색 양파, 무, 자두, 파슬리, 붉은 고추

  – 차(블랙, 우롱, 그린, 화이트), 루이보스, 초콜릿, 코코아

  – 대두, 병아리콩, 누에콩(잠두콩)

붉은색	주황색	노란색	녹색	푸른색 · 자주색
사과	오렌지	파인애플	아보카도	블루베리
체리	망고	옥수수	시금치	블랙베리
베리류	당근	바나나	브로콜리	보이젠베리
콩류	단호박	피망	오이	양배추
수박	피망	호박	셀러리	오디
토마토	호박	레몬	아티초크	자두
석류	캔털루프	파파야	라임	감자
비트	살구	천도복숭아	주키니 호박	건포도
피망	고구마	강황	완두콩	건자두
			방울양배추	가지
			아스파라거스	
			오크라	
			강낭콩	
			녹차	

| 그림 3-4 | 다양한 색상의 채소, 과일과 더불어
항염증성 견과류, 씨앗류, 차, 향신료를 통해 식물 영양소 채우기

– 후추, 생강, 올스파이스, 월계수 잎, 계피, 리코리스(서양 감초), 파프
리카, 정향, 육두구, 고추, 민트, 셀러리 등을 비롯한 향신료와 허브류

기억해야 할 것이 많아 보일 수 있다. 하지만 간단하게 매 끼니마
다 다양한 종류의 채소와 과일을 섭취하면 된다(그림 3-4). 여기에 두
부나 병아리콩, 견과류, 씨앗류를 추가해 섭취하면 항염증과 항산화
효과를 더 볼 수 있다. 그런 다음 무가당 아이스티나 따뜻한 차 또는

적포도주 한 잔을 즐길 수 있다. 식사를 마친 후에는 맛있는 민트 잎을 얹은 베리 한 그릇과 한 입의 다크 초콜릿으로 마무리할 수 있다.

코코아와 초콜릿에도 주목해보자. 코코아는 기분을 좋게 하고, 강력한 항염증제 및 진통제 역할을 한다. 또한 오피오이드와 마찬가지로 통증을 완화하는 것으로 나타났다. 게다가 도파민 보상 시스템을 활성화하고, 항우울제와 동일한 신경전달물질을 촉진해 기분을 개선한다. 천연 칸나비노이드Cannabinoid(대마에서 추출되기도 하며, 사람과 동물의 생체에도 존재하는 신경전달물질로 엔도칸나비노이드라고 함. 자세한 설명은 4장 참조-옮긴이)가 분해되는 현상을 방지해 기분 좋은 감정을 유지하게 해준다. 더 좋은 점은 코코아는 인터루킨-6, 종양괴사인자-α 등 염증 표지자Inflammatory Marker 수치도 떨어뜨린다는 것이다.

코코아를 신의 음식이라고 부르는 것도 당연하다. 하지만 초콜릿 가게에 들어서기 전에 양이 아니라 질이 중요하다는 것을 잊지 말자. 카카오 성분이 70퍼센트 이상 함유되어 있는 몇십 그램의 다크 초콜릿만 섭취해도 이러한 혜택을 누릴 수 있으니 말이다. 초콜릿을 섭취할 때 가장 중요한 것은 제품 라벨에 코코아 또는 초콜릿이 첫 번째 성분으로 표시되어 있는지 확인하는 것이다. 다크 초콜릿은 내가 가장 좋아하는 식이 권장 식품 중 하나지만 지병이 있는 경우 의사와 상의한 후 섭취하는 게 좋다.

오메가-3 지방산

1992년 식품 피라미드가 지방에 관한 오해를 불러왔다. 사람들은 그 후 모든 지방이 건강에 해롭다고 인식하게 되었다. 하지만 일부 식이 지방은 뇌와 신체 기능에 매우 중요한 역할을 한다. 특히 오메가-3 필수지방산은 항염증제 역할을 하고, 인터루킨-6, 종양괴사인자-α, C-반응성 단백질 등 염증 표지자 수치를 떨어뜨린다.

오메가-3 지방산과 그와 관련된 지방산은 근육을 생성하는 데 도움이 된다. 연구에 따르면, 오메가-3 지방산을 함유한 건강 보충제는 고관절염과 류머티즘성 관절염의 통증을 완화한다. 염증성 관절통을 자세히 살펴본 연구에 따르면, 오메가-3 지방산 보충제가 통증 수준을 감소시키는 것으로 나타났다. 또한 아침에 근육이 경직되는 현상이 덜 나타났으며, 관절 악화를 예방하여 비스테로이드성 항염증제를 복용하는 횟수를 감소시켰다. 최근 행해진 연구 결과에서도 오메가-3 지방산 보충제가 척추 디스크 손상을 줄이고, 퇴행 속도를 늦춘다는 사실이 확인되었다. 운동하다가 부상을 입거나 근육이 경직되었을 때 오메가-3 지방산 보충제를 섭취하면 염증 완화와 회복에 효과 있음이 입증된 셈이다. 또 오메가-3 지방산은 부상이나 수술 후 근육이 위축되는 것을 줄여주고, 치유를 촉진한다.

또한 항산화 비타민이 함유된 오메가-3 보충제는 신체 건강은 물론 보행 능력, 낮 동안의 에너지 활성화 및 기억력을 향상해 노화 방지에도 도움이 된다. 정리하자면, 오메가-3 지방산을 섭취하면 통증과 염증이 감소하고, 그 결과 약물 복용을 줄이게 되면서 우리가 바라는 대로 건강이 좋아지게 된다.

오메가-3 지방산은 오메가-6 지방산과 같은 계통으로 알려져 있다. 오메가-6 지방산 역시 신체 기능과 변화 과정에 매우 중요한 역할을 한다. 하지만 과다 섭취하면 염증을 발생시키는 등 오히려 건강에 악영향을 미칠 수 있다. 미국 표준 식단은 오메가-3 지방산 섭취량을 줄이고, 오메가-6 지방산 섭취량을 높이는 원인이 되었다. 하지만 오메가-3 지방산에 비해 오메가-6 지방산을 과다 섭취하는 불균형 현상은 결국 염증을 더 많이 생기게 한다. 핵심은 균형을 맞추는 것이다.

식물 영양소와 마찬가지로 필수지방산은 우리 몸에서 자체적으로 생성되지 않기 때문에 반드시 식품으로 섭취해야 한다. 오메가-3 지방산과 오메가-6 지방산을 섭취하는 가장 좋은 방법은 리얼 푸드를 먹는 것이다. 오메가-3의 가장 좋은 공급원은 야생의 기름진 생선이다. 기타 공급원으로는 치아씨드, 호두, 아마씨 가루(다음에 제시되는 목록 참조). 이러한 식품은 매일 녹색 잎채소로 만든 샐러드에 추가하거나 간식, 스무디, 집에서 만든 빵이나 쿠키에 뿌려 먹어도 좋다. 만약 생선을 싫어하거나 구하기 어렵다면 호두와 아몬드 한 봉지를 준비하자.

음식으로 충분한 오메가-3를 섭취하기 어렵다면 보충제를 활용하는 것도 좋다. 연구 결과에 따르면 오메가-3를 보충하면 관절 통증이 있는 사람의 통증과 비스테로이드성 항염증제의 사용을 줄일 수 있다고 한다. 디스크성 요통 환자를 대상으로 한 연구에 따르면, 오메가-3 보충제를 섭취한 결과 대부분의 그룹에서 통증 감소를 확인할 수 있었으며, 59퍼센트 사람들은 비스테로이드성 항염증제 복용을 중단할 수 있었다. 이렇게 통증 감소에 탁월하다고 해도 보충제를 복용하기 전 반드시 의사와 상의하고, 부작용을 조사하고, 약물의 상호작용을 고려하고, 고품질의 제품을 찾는 등의 단계를 거쳐야 한다. 또 오메가-6와 오메가-3의 섭취 비율을 개선해야 한다. 사실 이 단계도 매우 중요하다. 염증을 증가시키지 않으려면 반드시 오메가-6가 풍부한 식품을 제한해야 한다.

● 오메가-3 지방산이 풍부한 식품

- 지방이 풍부한 생선과 해산물, 특히 자연산 연어, 고등어, 청어, 참치, 송어, 넙치, 정어리, 멸치, 홍합
- 치아씨, 아마씨 가루, 호두, 두부, 템페(콩을 발효시켜 만든 인도네시아 음식-옮긴이), 된장, 풋콩
- 올리브유, 버터, 코코넛 오일, 기버터(인도 요리에 사용되는 정제 버터)
- 잎이 무성한 녹색 채소(시금치, 케일)
- 배추과 식물(방울양배추, 브로콜리, 콜리플라워)
- 아보카도
- 해조류, 해초류
- 대마유, 크릴 오일
- 영양분이 풍부한 자연 방사란
- 목초를 먹고 자란 고기

● **오메가-6 지방산이 풍부해 제한해야 할 식품**

- 식물성 기름으로 조리한 식품과 감자칩이나 포장된 구운 식품 등 옥수수 기름으로 조리된 가공식품, 햄이나 치즈 등의 델리 육류

- 해바라기씨 기름과 해바라기씨, 옥수수기름, 대두유(콩기름), 면실유(목화씨 기름)

- 마요네즈

- 지방이 풍부한 고기

염증종결인자

α-리놀렌산α-Linolenic Acid은 오메가-3 지방산의 한 유형이다. 아마씨와 잎이 무성한 녹색 채소, 오메가-3 지방산이 풍부한 기타 식물성 식품 등에 함유되어 있다. 또한 α-리놀렌산은 체내에서 에이코사펜타엔산Eicosapentaenoic Acid, EPA과 도코사헥사엔산Docosahexaenoic Acid, DHA으로 전환되는데, 이 두 가지는 프로스타글란딘과 류코트리엔Leukotriene 및 염증종결인자Specialized Pro-resolving Mediators, SPMs 등을 포함해 강력한 항염증제를 생성한다. 염증종결인자는 염증을 억제하는 레졸빈Resolvin과 신체를 보호하는 프로텍틴Protectin, 마레신Maresin, 리폭신Lipoxin을 포함하며, 체내에서 발생하는 불균형을 해결한다.

연구에 따르면, 염증종결인자는 염증과 통증을 완화하고 조직 치유를 촉진하는 동시에 만성 염증을 예방한다. 더불어 항상성을 회복해 치료하는 데 도움을 준다. 무릎 관절 삼출(무릎 관절에 관절액이 고여 관절이 붓는 증상-옮긴이) 환자를 대상으로 진행한 연구에 따르면, 무릎

관절액에 염증종결인자가 존재할 경우 통증을 완화하고 염증 표지자가 낮아지는 것으로 나타났다. 염증종결인자는 만성 통증과 염증을 예방하는 미래의 치료법으로 떠오르고 있다.

단백질 공급원

단백질은 세포의 구성 요소이다. 이는 인간이 생존하고, 부상을 회복하고, 성장하기 위해 단백질이 꼭 필요한 이유이기도 하다. 하루 단백질 필요량은 연령이나 성별, 활동 수준 및 기타 요인에 따라 다르다. 하지만 매 끼니마다 약간의 단백질을 섭취하면 일반적으로 충족할 수 있으며, 포만감을 유지할 수 있다. 아직까지 많은 사람들이 단백질과 영양 공급원으로 동물성 식품을 매일 섭취하는 게 익숙하다. 하지만 동물성보다는 식물성 단백질 위주의 식단을 따르는 게 건강에는 훨씬 이롭다. 연구에 따르면, 식물성 식품을 주로 섭취하는 사람의 경우 염증 표지자 수치가 감소하는 것으로 나타났다. 결과적으로 식물성으로 식단을 구성하더라도 일상적인 단백질 필요량을 충족시키면서 고통스러운 염증도 진정시키는 일석이조의 효과를 얻을 수 있다.

이것이 전부 아니면 전무의 결정이 될 필요는 없다. 좋은 시작은 매주 육류를 섭취하는 일수를 제한하거나 육류를 섭취하거나 육류 섭취를 하루에 한 끼로 제한하는 것이다. 한 40만 명이 넘는 사람들을 대상으로 16년 동안 진행된 연구에 따르면, 동물성 단백질의 단 3

퍼센트만 식물성 단백질로 대체해도 사망률이 10퍼센트 감소했다. 이 작은 식단 변화는 엄청난 효과를 가져온다.

식물성 단백질이 풍부한 식품은 강낭콩, 렌틸콩, 대두 같은 콩류와 견과류이다. 또한 브로콜리나 시금치, 아스파라거스, 아티초크 같은 채소와 치아씨, 아마씨, 호박씨, 대마씨 같은 씨앗류, 퀴노아, 아마란스, 통보리 같은 곡류에도 식물성 단백질이 함유되어 있다. 게다가 발아 곡류, 스피룰리나, 영양 효모에도 함유되어 있다. 더불어 식물성 단백질 식단은 근본적으로 동물성 단백질보다 비용이 적게 든다. 식물성 단백질로 바꾸면 고통스러운 염증은 줄이고, 비용은 절약할 수 있으며, 무엇보다 건강 수명이 연장된다.

하지만 모든 식물성 식품이 똑같이 만들어지는 것은 아니다. 항상 그렇듯이 최소한의 가공을 거친 리얼 푸드를 섭취하는 것이 중요하다. 패스트푸드점의 채식 햄버거와 냉동 육류 대용품은 첨가물과 기타 화학물질이 다량 함유되어 있는 경우가 많기 때문에 오히려 염증을 증가시키고, 식물성 식사의 이점을 망칠 수 있다. 정제된 밀가루나 대두유, 고과당 옥수수 시럽은 식물성 공급원이지만 염증을 일으킨다. 그러니 다음에 열거한 것과 같은 식품을 섭취하기 바란다. 이제 가공된 식물성 식품 섭취를 멈춰야 한다.

리얼 푸드는 음식하는 데 시간을 많이 소비하거나 힘들게 준비할 필요가 없다. 또 견과류, 채소, 통과일은 오후 휴식 시간이나 퇴근길 차 안에서 또는 자기 전 간식으로 간편하게 즐길 수 있다.

35세의 과체중 여성인 사라는 다음과 같은 증상을 겪었다. 어깨와 목 등을 비롯해 근육이 경직되는 증상과 통증으로 10대 때부터 고통 받아 왔다. 결혼 후에도 통증으로 인해 아침에 침대에서 일어나거나 아이들과 놀아주거나 외출하는 것도 힘들었다. 심지어 친구를 만나 저녁 식사를 하거나 재미있는 일을 하는 것도 어려울 정도로 통증이 심해졌다. 그는 여러 명의 전문의를 만났고, 그 중 한 명은 근육이완제와 진통제를 복용하는 것이 유일한 방법이라고 말했다. 처음 사라가 나를 찾아왔을 때 그는 너무 고통스럽지만 평생 약을 먹으면서 살기에는 자신이 너무 젊다고 말했다.

5R 통증 완화 프로그램과 미국 표준 식단이 어떻게 통증성 염증을 일으키는지에 대해 설명하자, 사라는 자신의 언니에 대해 이야기했다. 체중 감량과 알레르기 관리를 위해 언니가 채식주의자가 되었다는 것이었다. 어릴 때부터 고기와 감자를 먹고 자란 사라(와 그녀의 가족 모두)는 처음에는 채식 식단에 대해 매우 회의적이었다. 하지만 그의 언니는 두달 만에 체중 감량에 성공했고, 그 후 알레르기 약의 복용량을 줄일 수 있었다.

사라는 일과 집안일을 병행하는 상황에서 식단을 바꾸는 큰 변화에 자신이 잘 적응할 수 있을지 우려를 표했다. 우리는 실용적인 식물성 단백질 대체 식품, 간편한 간식, 그리고 계획적인 식단의 중요성과 5R

통증 완화 프로그램에 대해 검토한 후 비용을 비롯한 그가 걱정하는 몇 가지 사항에 대해 구체적으로 설명했다. 그 후 사라는 결국 고통 외에는 잃을 게 없다는 생각으로 14일 동안 식물성 단백질 식단을 시도하기로 결정했다. 그리고 식사와 간식을 계획하고, 진행 상황을 꼼꼼하게 기록했다. 심지어 식단 계획을 확고히 하기 위해 영양사를 만나 상담도 받았다.

사라는 약속한 기간 이후에도 계획을 잘 지켰다. 마침내 4주 후 사라는 기분이 더 나아졌고, 통증은 눈에 띄게 줄었으며 더 많이 움직일 수 있게 되었다. 특히 아이들과 놀아줄 수 있는 에너지가 더 많아졌다는 사실에 기뻐했다. 그리고 다음과 같은 사실을 몇 가지 발견했다. 식물성 단백질은 동물성 단백질보다 저렴하며, 빠르게 식사 준비를 할 수 있다는 사실이었다. 5R 통증 완화 프로그램을 시작한 후 사라는 더 이상 평생 먹어야 한다고 했던 약을 먹지 않게 되었다.

그 이후 사라는 계속 잘 지내고 있다. 여전히 일주일에 4일은 채식을 하고, 주말에는 약간의 동물성 단백질을 포함하도록 식단을 수정했다. 이 맞춤형 5R 통증 완화 프로그램은 그가 통증을 줄이고, 더 나은 삶을 사는 데 큰 도움이 되고 있다.

최종당화산물

최종당화산물Advanced Glycation End Products, AGEs은 단백질, 핵산, 지질(지방질)과 결합된 당 분자로 당독소라고도 한다. 또한 최종당화산물은 음식마다 각기 다른 양으로 함유되어 있으며, 소화 과정에서 생성되는 변형 단백질이기도 하다. 우리의 몸은 최종당화산물을 처리할 수 있지만 과다한 양이 체내에 유입되면 인터루킨-6, 종양괴사인자-α, C-반응성 단백질 같은 염증 표지자 수치를 높이고, 염증, 산화 스트레스, 세포 손상이나 사멸 등을 일으키는 원인이 된다. 2021년 연구 결과에 따르면, 요통과 하지 통증에 시달리는 사람은 최종당화산물 수치가 높았다. 이처럼 최종당화산물은 노화, 세포 손상, 염증 등을 일으키는 원인이 되며, 다양한 세포 표면에 존재하는 최종당화산물 수용체에 달라붙어 활성화시킨다. 다시 말해, 과다한 양의 최종당화산물은 몸에 염증을 생성시키거나 악화시켜, 통증 수준을 높인다. 또 비만을 일으키기도 한다.

동물성 식품에는 다량의 최종당화산물이 함유되어 있다. 또한 장기간 보관할 목적으로 생산된 가공식품은 높은 수치의 최종당화산물이 함유되어 있다. 구운 음식, 패스트푸드, 감자칩, 도넛, 핫도그, 튀김, 바비큐 고기 등에는 물론이고, 소다를 포함해 캐러맬화되고 갈색 착색제를 추가한 식품도 높은 수치의 최종당화산물이 함유되어 있다. 리얼 푸드와 비슷한 맛과 소리, 느낌, 모양 등을 흉내 내 가공 처리한 가짜 식품은 생산한 지 몇 년이 지나도 신선한 음식처럼 생산된다. 이렇게 만들어진 단 음식, 기름진 음식, 알코올은 모두 분노를 활성화하고, 고통스러운 염증으로 신체를 피폐하게 만든다. 특히 튀김이나 굽기 등의 고온에서 조리하는 음식의 경우 그 과정에서 더 많은 활성산소가 생성된다. 이것이 바로 앞서 언급한 베이컨-도넛 조합이다. 베이컨의 단백질과 지방이 혈당을 상승시키고, 도넛은 혈당이 급상승하는 것을 방지하는 효과가 있다. 하지만 고온에서 조리하는 과정을 거치기 때문에 도넛에 베이컨을 곁들여 먹는 내 식습관이 건강에 좋지 않을 수 있다.

게다가 당 함유량이 높은 식단과 더불어 비만, 당뇨병, 당뇨병 전증 등도 혈관을 따라 신체를 순환하는 최종당화산물을 증가시킨다. 단백질 분자가 당 분자와 비정상적으로 결합되어 생성된 최종당화산물은 관절, 척추, 뇌, 심장, 신장 등에 계속 잔류해 염증을 비롯해 근육 경직, 근육 약화, 통증, 신체 기능 장애 등의 원인이 된다. 그 결과 하이킹은 물론 골프, 여행, 사랑하는 사람과의 교류 등의 사회적 행동을 비롯해 옷을 입거나 일어서고, 걸어 다니는 등의 일상적인 활동조차 힘들어진다. 연구에 따르면, 높은 식이 최종당화산화물은 허리 디스크에 축적된다. 그 결과 허리 디스크가 뻣뻣해지고, 퇴행하는 것으로 나타났다. 이렇게 가속화되는 디스크 악화와 염증은 결국 요통으로 이어진다.

채소, 통과일, 우유처럼 리얼 푸드는 조리를 해도 최종당화산물 수치가 증가하지 않는다. 목초로 사육한 고품질의 고기, 기름기가 적은 질 좋은 살코기, 자연산 연어는 조리하는 과정에서 최종당화산물이 생성되지 않게 주의해야 한다. 저온에서 천천히 조리하거나, 조리 시간을 단축한다. 끓이고, 삶고, 찌고, 데치는 습열 조리를 하거나 감귤류나 식초 등을 첨가하는 것도 건강한 조리법이다. 게다가 항산화 식물성 식품뿐만 아니라 고기를 재우거나 드라이 럽(수분이 없는 허브류와 향신료 등을 고기에 발라 숙성하는 방법-옮긴이)에 특정 향신료를 추가하는 조리법도 건강에 좋다(다음에 소개하는 목록 참조).

염증 수치를 낮추는 가장 훌륭한 방법은 가공하지 않은 생채소, 생과일, 굽지 않은 견과류, 콩류, 두부, 요구르트 등을 저온에서 조리해 먹는 것이다. 항산화제가 풍부한 식품과 식물성 식품에서 발견되는 폴리페놀은 최종당화산물 생성을 감소시키고, 수용체를 차단한다. 또한 혈당 지수와 칼로리가 낮은 식품을 골고루 섭취할수록 최종당화산물과 관련된 염증이 감소한다. 풍부한 식물성 식단과 기름기가 적은 동물성 식품을 선택적으로 섭취하면 통증과 염증이 적은 건강한 삶을 살 수 있다.

최종당화산물 생성을 낮추는 조리법

- 레몬즙, 라임즙, 식초 등을 추가한 산성 마리네이드(절임액)를 사용한다.
- 마늘, 생강, 고추, 백리향, 강황, 민트, 로즈메리 같은 허브류와 향신료를 마리네이드에 추가한다.
- 고기를 작은 조각으로 자르고 꼬치에 꽂아서 익히는 시간을 줄인다.
- 그릴에 굽는 동안 타지 않도록 자주 뒤집는다.
- 생선이나 새우, 기름기가 적은 살코기를 선택한다.
- 고기를 먹기 전에 탄 부분을 제거한다.
- 피망, 양파, 주키니 호박, 파인애플 같은 항산화제 음식을 곁들여 먹는다.

지금까지는 음식에 초점을 맞췄다. 마시는 것은 어떨까? 탈수는 우리 몸을 공격하는 또 다른 원인이 된다. MRI를 사용한 뇌의 기능적 연구에 따르면, 탈수는 통증 활동을 급증시키고, 역치를 낮추는 것으로 나타났다. 탈수 증상이 있을 경우 더 많이, 더 쉽게 통증을 느끼게 된다. 극단적으로 표현하면, 수분을 충분히 섭취하지 않는 것은 더 많은 통증을 일으키기 위해 약을 복용하는 것과 같다.

물은 우리 세포가 기능할 수 있게 해준다. 사람들은 물을 마시면 신장이나 혈관, 심장에 영향을 미친다고 생각할 수도 있지만 뼈나 관절, 근육 건강에도 중요한 역할을 한다. 물은 우리 몸의 관절과 척추 디스크에 수분을 공급하기 때문이다. 또 근력과 운동 능력 역시 물과 전해질의 적절한 균형에 달려 있다. 연구에 따르면, 탈수는 뇌 기능과 기분에도 영향을 미치고, 변비가 생기게 하며, 우리 몸을 염증 수준이 높은 상태로 바꾼다고 한다. 수분이 적으면 산소와 영양소가 척추와 관절에 전달되는 양이 줄어든다. 다시 말해, 우리 몸에 충분한 수분을 공급하지 않으면 항염증, 치유, 재생 분자가 더 적게 순환해 허리나 관절, 근육통을 스스로 치유 및 예방을 위한 기능을 할 수 없게 된다.

물은 건강을 위한 필수 음료이다. 이밖에 어떤 음료에는 염증과 통증을 완화하고 중요한 영양소를 공급하는 데 도움이 되는 다양한 성분이 함유되어 있기도 하다. 녹차와 홍차에는 강력한 항산화제가 함유되어 있어 닌자처럼 신체를 방어하고 염증을 완화한다. 녹차는 또한 염증 표지자 수치를 감소시키고, 연골을 보호하며 근육 위축을 예방한다. 차는 관절염과 관련된 통증을 줄이고, 관절 퇴행, 근육통, 척추 통증에 도움이 된다. 다양한 종류의 우유를 포함한 기타 음료는 칼슘과 비타민 D, 단백질의 잠재적 공급원이 된다.

고통스러운 염증을 줄이고 싶다면 당이 함유된 음료와 알코올을 피해야 한다는 사실은 이미 잘 알려져 있다. 특히 알코올은 체내 수분을 배출시키고, 다른 형태의 손상을 일으킬 수 있기 때문이다. 알코올 섭취를 제한하면 여러 가지 이점이 있다. 평소 물을 자주 마셔야 한다. 물이 심심하게 느껴진다면 라임이나 레몬, 오이 한 조각을 유리잔에 넣거나 감미료가 없는 탄산수를 마셔보자. 또 양치질 후에나 간식 먹기 전, 매 식사 전에 물을 한 잔 마시는 등 일정 행동 이후에 물을 마시는 습관을 들이자. 아마 우리 몸의 관절이나 근육, 척추가 매우 고마워할 것이다.

음식 불내성과 민감성

음식 불내성Intolerance은 섭취한 음식물을 흡수 가능한 상태로 분해하는 소화나 신진대사 작용에 필요한 효소 및 영양분이 신체에 존재하지 않을 때 발생하며, 이는 통증과 염증을 유발한다. 음식 민감성은 신체가 음식에 반응하고 몇 시간 또는 며칠 후에 증상이 나타난다. 두드러기, 가려움증, 붓기 같은 증상이 즉시 나타나는 면역반응의 일종인 음식 알레르기와는 다르다. 음식 알레르기는 빠른 발병과 뚜렷한 증상 및 징후 때문에 확실히 알 수 있지만 음식 불내성과 민감성은 보통 모르고 지나가는 경우가 많다. 하지만 둘 다 근골격계 통증 및 기타 다양한 증상을 일으킬 수 있으니 알아두는 것이 좋다.

일반적인 음식 불내성과 민감성 유발 요인

- 식품 불내성

－ 유제품

－ 조리된 고기, 알코올과 같은 히스타민이 풍부한 식품, 숙성 치즈, 감귤류

－ 인공 합성 조미료, 착색료

－ 방부제

- 식품 민감성

－ 유제품

－ 달걀

－ 글루텐

－ 대두

－ 조개류 및 갑각류

－ 견과류

특정 음식이 염증을 유발할 수 있다고 의심된다면, '의심되는 특정 음식'을 식탁에서 일시적으로 치워보자. 특히 유제품, 글루텐, 알코올은 염증 유발 3대 식품으로 잘 알려져 있다. 이렇게 민감증을 촉발하는 음식을 식별하기 위한 전통적인 접근 방식은 가능한 모든 식단에서 제거한 후 한 번에 하나씩 점진적으로 다시 도입하는 방식이다. 만일 현

재 유지하고 있는 식단에서 특정 음식을 제거할 것을 고려하고 있다면, 시작하기 전 전문의 및 영양사와 상담하자.

덜 과감한 방법으로는 한 가지 식품 또는 식품 그룹을 식단에서 제거하고 기분이 나아졌는지 확인하는 것이다. 예를 들어, 4주 동안 술을 마시지 않는 것은 다른 식품으로 대체하지 않아도 우리 몸에 크게 영향을 미치지 않는다. 오히려 알코올이 통증과 기능 장애의 원인이 되는지 쉽게 확인할 수 있다. 하지만 글루텐이나 유제품을 제거하려는 경우 대체 식품을 통해 필요한 영양소를 섭취하고 있는지 반드시 확인해봐야 한다.

사례 2

소음밥 명 회로는 우연한 활동들에서 계발되다

활동적인 28세 남성인 드류는 삽으로 눈을 치우다가 허리를 삐끗했다. 극심한 통증은 몇 주 만에 사라졌지만 지속적인 요통은 계속 남았다. 드류는 달리거나 농구를 하고, 무거운 역기를 드는 등 몸을 사용할 때마다 근육 전체가 경직되어서 똑바로 설 수 없었다. 물리치료와 비스테로이드성 항염증제는 통증을 일시적으로만 완화해주었다. 드류는 태어날 자녀에게 활동적인 아빠가 될 수 없을까 봐 걱정했다.

드류는 디스크 퇴행과 추간판 탈출증, 근육 경련이라는 진단을 받았다. 다만, 다리에는 통증이 없었기 때문에 수술은 하지 않아도 되었다. 그럼에도 불구하고 계속 되는 극심한 통증에 그는 막막함을 느꼈다. 그를 처음 만났을 때 우리는 기존 치료법인 처방약부터 비스테로이드성 항염증제 주사에 대해 논의했다. 그 결과 그는 일시적인 완화가 아닌 통증의 근본 원인을 제거하기를 원한다는 의사를 분명히 밝혔다.

나는 드류에게 5R 통증 완화 프로그램을 소개했다. 그 이후 드류는 프로그램에 따라 규칙적인 운동을 실행해 신체 기능을 높이고, 원기가 회복되도록 충분한 수면을 취했다. 그럼에도 불구하고 통증이 완전히 사라지지는 않았다. 하지만 곧 우리는 통증의 원인이 식습관에 있다는 사실을 발견했다. 그의 가족에게 드류는 잔반 처리기로 알려져 있을 정도로 살이 찌지 않는 한 무엇이든 먹었다. 우리는 미국 표준 식단과 염증을 일으키는 음식과의 관계, 배제해야 하는 음식 등에 대해 논의했다. 그리고 통증을 유발하는 원인을 찾기 위해 2주 동안 유제품을 비롯한 육류, 단백질, 지방, 알코올을 모두 제거하는 식단을 시도했다.

식단을 바꾼 지 3일 후, 그의 허리 통증이 드라마틱하게 감소했다. 4주 후, 그는 다시 친구들과 농구를 할 수 있게 되었다. 드류는 그로부터 1년이 지난 지금도 여전히 건강에 좋은 식품 위주로 짠 식단을 유지하고 있다. 주말에는 가끔 친구들과 어울려 술을 마시지만 그래도 다시 유제품이나 동물성 단백질을 먹지 않는다. 그의 아내도 같은 식단을 선택했고, 두 사람 모두 더 이상 진통제를 장기적으로 복용하지 않게 되었다. 무엇보다 드류는 허리 통증에서 벗어나 활동적인 삶을 즐기고 있으며, 꿈꿔왔던 아빠가 되었다.

장내 미생물군

소화관에는 장내 미생물군이라고 하는 박테리아, 바이러스, 균류, 효모 등을 비롯한 아주 작은 유기체가 1조개 이상 살고 있다. 장내 미생물군은 우리에게 도움을 주고, 우리 역시 장내 미생물군에 도움을 준다. 미리 얘기하지만 장내 미생물군은 통증과 염증 수치에 영향을 미친다. 장내 미생물군이 최적의 상태로 균형을 이루면 우리 몸이 섭취한 음식물을 소화하고, 비타민을 흡수하며 감염되었을 때 바이러스와 싸우고, 염증을 완화하는 데 도움이 된다. 반대로 장내 미생물군이 불균형하면 신체 기능 장애와 통증 등을 일으킨다.

특히 잘못된 식습관, 감염, 스트레스, 수술 및 특정 약물을 복용할 경우 일부 유익한 장내 미생물군을 없애고, 유해한 미생물을 번식시킬 수 있다. 연구에 따르면, 장내 미생물 생태계는 만성 근골격계 통증과 관련 있다. 미국 표준 식단은 '장이나 관절'에 직접적으로 영향을 미치며 더 많은 부기, 염증, 통증 및 기능 장애를 일으킬 수 있다고 한다.

일부 음식은 건강에 유익한 장내 미생물군과 박테리아 활성화에 필수적인 영양분을 제공한다. 이런 유형의 음식을 프리바이오틱스 Probiotics 라고 한다. 프리바이오틱스는 섬유질 함량이 높고 당분이 낮은 음식을 말한다. 건강에 매우 유익한 프리바이오틱스 식품으로는 양파, 사과, 아스파라거스, 아티초크, 양배추, 아몬드, 부추, 아마씨, 해조류, 잎이 무성한 녹색 채소 등이 있다. 또한 우리 몸은 건강에 유익한 박테리아를 함유한 음식을 섭취해 유익한 장내 미생물군을 유지할 수 있다. 이러한 프로바이오틱스가 풍부한 음식에는 무가당 플레인 요거트, 김치, 사우어크라우트(독일에서 많이 먹는 소금에 절인 발효 양배추-옮긴이), 피클, 된장, 청국장 등이 있다. 결국 장내 미생물군의 균형을 유지하려면 채소나 섬유질 함량이 높은 과일, 가공되지 않은 식품, 발효식품에 집중하는 것이 중요하다.

모든 경구용 약물은 장내 미생물 군집을 교란할 수 있다. 특히 비스테로이드성 항염증제와 항생제를 포함한 일부 약물은 장내 미생물군을 교란하는 것으로 악명이 높다. 비스테로이드성 항염증제는 장내 미생물군 구성을 변화시키고, 장을 보호하는 물질의 생산을 차단하며, 장 내벽을 손상시킬 수 있다. 이런 모든 영향은 장내 미생물군의 불균형으로 이어진다. 항생제는 생명을 구할 수 있지만 오로지 박테리아 감염을 치료하기 위해서만 전문의 처방에 따라 복용하는 것이 매우 중요하다. 이름에서 나타나듯이 항생제는 건강에 유익한 박테리아와 해로운 박테리아를 구분하지 않는다. 다시 말해서, 항생제는 해로운 박테리아를 포함해 유익한 박테리아도 완전히 파괴하는 경우가 많다. 그러니 항생제를 복용하기 전 부작용에 대해 의사와 반드시 상의해야 한다. 또 항생제 치료가 꼭 필요한 경우 장내 미생물군 균형을 유지하기 위해 프리바이오틱스나 프로바이오틱스가 함유되어 있는 식품의 섭취량을 늘리면 좋다. 무엇보다 평상시에 되도록 가공식품을 피하고 신체 활동은 늘리며, 스트레스(스트레스를 완화하고 신체 회복력을 높이는 방법은 6장에서 좀 더 자세히 다룬다.)를 피하는 것이 건강한 장내 미생물군을 활성화시키는 데 매우 중요하다.

  ● **건강한 장내 미생물군 유지법**

  · 물을 충분히 마신다.

  · 섬유질 함량이 높은 음식을 먹는다.

  · 발효식품을 먹는다.

  · 당분이나 인공감미료가 들어간 음식은 피한다.

  · 스트레스를 제한한다.

  · 비스테로이드성 항염증제의 장기 복용을 피한다.

  · 신체 활동을 지속적으로 실행한다.

영양 보충제

염증을 완화하는 가장 좋은 방법은 리얼 푸드를 먹는 것이다. 그러나 일부 사람들은 식이 결핍으로 인한 영양 부족을 채우기 위해 영양제를 보조제로 사용하기도 한다(음식 불내성이나 과민증이 있는 경우). 하지만 영양제나 식품 보조제라고 해도 약물이나 다른 영양제 및 비타민과 상호작용해 예상하지 못한 부작용을 일으키기도 한다. 심지어 몇 가지 영양제의 경우 출혈이나 메스꺼움, 구토, 설사 등의 부작용이 발생하는 것으로 알려져 있다. 또한 아직 보고되지 않은 부작용이 있을 수도 있다. 따라서 어떤 영양제든 섭취하기 전에 꼭 의사와 상의해야 한다.

아래 몇 가지 영양 보충제는 잠재적으로 염증을 완화하는 데 효과가 있다. 연구에 따르면, 이런 영양 보충제는 항염증 및 항산화 효과를 발휘한다. 일부 영양 보충제는 비스테로이드성 항염증제처럼 염증을 완화하면서도 건강에 유익한 물질의 생성을 방해하지 않는다.

◉ **경구용 영양 보충제**

- 강황

- 보스웰리아

- 브로멜라인(파인애플에서 얻을 수 있는 효소)

- 생강

- 케르세틴(양파와 사과 껍질 등에 함유되어 있는 항산화 성분–옮긴이)

- 녹차

- 홍차

- 염증종결인자

- 오메가-3 지방산(DHA/EPA)

- 감초 뿌리

- 밀크시슬(엉겅퀴)

- 레스베라트롤

- 황금(염증을 가라앉히는 한약재로도 쓰임.–옮긴이)

- 고양이 발톱(고양이 발톱을 닮은 천연 허브로 관절염, 위궤양 등에 사용됨.–옮긴이)

- 멜라토닌(활성산소를 제거하고 불면증에 효능이 있다고 알려짐.–옮긴이)

- 비타민 C와 D

향신료의 역할

영양이 풍부한 식물성 식단의 효능을 높이는 한 가지 방법은 다음에 소개하는 항염증 효과가 있는 향신료를 음식에 추가하는 것이다. 연구에 따르면, 이러한 향신료는 염증성 사이토카인을 감소시킨다고 한다.

⊙ **항염증 효과가 뛰어난 향신료와 허브류**

- 강황
- 생강
- 마늘
- 후추
- 정향
- 페퍼민트
- 오레가노(허브의 일종)
- 코코아 가루
- 로즈메리
- 바질
- 타임

항염증 효과를 발휘하는 이런 향신료와 허브류는 생채소, 생과일, 조리된 식품 등에 뿌려서 먹으면 좋다. 또한 아주 조금만 섭취해도 만성 염증과 관절염으로 인한 기능 장애, 근골격계 통증 등을 진정시키는 데 도움이 된다.

단식

우리는 지금까지 음식을 먹는 방법을 집중적으로 다루었다. 그렇다면 음식을 먹지 않는 방법은 어떨까? 연구에 따르면, 정해진 기간 동안 칼로리를 제한하고 공복 시간을 유지하는 간헐적 단식은 통증과 염증 조절에 도움이 된다. 종교적인 이유로 단식하는 사람은 단식하지 않는 대조군보다 염증성 물질(인터루킨-6, 종양괴사인자-α, C-반응성 단백질)의 수치가 훨씬 낮았다. 게다가 연구에 따르면, 주기적인 단식은 관절염 통증과 염증을 감소시킨다는 사실도 밝혀졌다. 2020년 한 연구 결과에 의하면, 간헐적 단식을 하자 오피오이드 진통제에 대한 민감성이 높아져 필요한 약물의 양을 줄일 수 있었다고 한다. 이는 곧 오피오이드나 비스테로이드성 항염증제를 적게 사용하고, 비용이 많이 드는 침습적 처치(의료 장비 일부를 체내에 넣어서 행하는 시술-옮긴이) 등을 하지 않고도 통증을 줄일 수 있다는 의미이기도 하다. 섬유근육통 환자를 대상으로 한 여러 연구를 검토한 결과에서도 비슷한 결론이 도출되었다. 저칼로리 식단이 통증을 줄이고, 기능을 향상시키며, 불안이나 우울증, 염증 표지자가 감소하고 수면의 질은 물론 삶의 질도 개선되었기 때문이다. 게다가 간헐적 단식은 대부분의 환자들의 건강 수명 연장 및 세포 기능 활성화, 혈당 조절 능력 등을 향상시켰다.

단식은 여러 가지 메커니즘을 통해 염증을 완화한다. 체중 감량은 염증을 완화하는 요인이 될 수 있지만 주요한 메커니즘은 아니다. 이보다 더 중요한 것은 우리의 몸이 단식을 통해 소화하는 데 소비하는 시간과 에너지를 줄여서 그 시간 동안 독소를 제거하고 혈당의 균형을 유지한다는 점이다. 주기적으로 반복되는 소화에 우리 몸은 과도한 에너지를 소비한다. 다시 말해서, 우리 몸이 음식물을 소화하고, 급증하는 혈당 수치를 회복하는 과정을 막 끝마칠 때쯤 다시 음식물이 체내에 유입되고, 다시 소화하는 과정을 반복한다. 인간의 신체는 이렇게 자주 음식을 섭취하도록 설계되지 않았다. 우리 조상은 언제든 식품으로 가득 찬 식료품점, 편의점, 냉장고 등을 자유롭게 드나들 수 없었다. 소셜 미디어에 집착하는 습관을 끊어내듯이 지속적으로 음식을 먹는 상황에서 벗어나야 한다.

간헐적 단식을 하면 칼로리 소비가 줄어드는 경우가 많다. 이런 현상이 건강을 개선하고, 염증 감소에 도움이 된다는 사실은 이미 여러 차례 입증되었다. 단식과 칼로리 제한은 자가포식 Autophagy 현상을 활성화한다. 즉, 세포 스스로 영양분이 부족하면 세포 쓰레기(염증 물질 포함.) 및 세포소기관이나 단백질 등을 분해해 비상시에 필요한 영양분을 획득한다. 결국 간헐적 단식을 하면 우리 몸이 계속되는 음식물 처리에서 벗어나 휴식을 취하게 되고, 염증 물질을 더 효과적으로 제거할 수 있게 된다는 말이다.

자가포식 현상과 염증은 놀라울 정도로 연관되어 있다. 자가포식 현상의 일환으로 면역 체계는 오래되고 손상된 세포를 제거하고, 새로운 세포가 생성되도록 길을 열어준다. 하지만 오래되고 손상된 세포들은 때로 죽기를 거부하고, 대신 염증성 물질을 지속적으로 배출한다. 이런 '좀비 세포'들은 썩은 사과처럼 주변에 존재하는 모든 것을 오염시킨다. 좀비 세포는 염증 수치를 급증시키는데, 이런 현상은 결국 관절통과 요통, 근육통 등이 더욱 악화되는 원인이 된다. 연구에 따르면, 간헐적 단식은 좀비 세포의 활성을 억제해 대재앙을 예방한다.

하지만 혈당이나 혈압, 심장 질환 등의 기저 질환이 있거나 호르몬 문제나 섭식 장애가 있는 사람, 혹은 임신 중이거나 모유 수유 중일 경우에는 간헐적 단식을 하기 전 반드시 의사와 상의해야 한다.

● **간헐적 단식의 장점**

- **통증 완화**

- **혈당 조절 능력 향상**

- **염증 완화**

- **스트레스 저항성 강화**

- **염증성 지방 감소**

- **지구력, 균형력, 조정력 향상**

- **대사증후군 발생 위험 요인 감소**

- **혈압 수치 감소**

- **콜레스테롤 수치 감소**

- **뇌 기능(인지, 기억, 학습) 향상**

- **항산화 물질 수치 증가**

- **정서적 행복감 향상**

단식 유형

저마다 다른 요구 사항과 생활 습관을 지닌 사람들에게 일반적으로 적합한 몇 가지 단식 유형이 존재한다. 그 중 단식하기에 가장 좋은 방법은 배가 고플 정도로 공복을 계속 유지하기보다 식사 시간을 규칙적으로 정하는 방식이다. 이러한 단식은 실행하기 어렵지 않고, 간편하고 쉬운 지침만 따르면 된다. 예를 들어, 오전 7시부터 저녁 7시까지로 음식을 섭취를 제한하는 방법은 극단적으로 제약하는 방식이 아닐 뿐더러 밤늦게까지 확장하는 방법보다 건강에 훨씬 유익하다. 음식 먹는 시간을 하루 중 12시간 이내로 정하고 의사와 상의해 먹는다면 중도 포기 없이, 배고픔 없이 단식할 수 있다.

- **매일 식사 시간을 제한하는 단식:** 매일 제한된 시간 동안에만 음식물을 섭취한다. 예를 들어, 매일 오전 9시부터 오후 6시까지만 음식을 섭취한다.
- **한정된 단식:** 매주 특정 요일에 칼로리 섭취량을 제한하여 음식을 먹는다. 예를 들어, 매주 월요일과 목요일에는 하루 섭취량을 600칼로리로 제한한다. 이렇게 일주일에 이틀 동안 단식하는 방법을 5 : 2 단식이라고 한다.
- **격일 단식:** 격일로 식사를 제한하는 방식이다.

철저하게 단식을 한 날에는 자신의 상태를 모니터링해야 한다. 격렬한 운동은 피하고, 수분을 충분히 섭취해야 한다. 또한 단식은 반드시 의사의 동의를 받은 경우에만 시도해야 한다는 사실을 다시 한 번 기억하자. 또 단식의 본질은 가공되지 않은 리얼 푸드에 집중하는 것이다. 적은 칼로리에 많은 영양을 함유한 가공되지 않은 식품을 찾아 먹는 것이다. 또한 비타민이나 미네랄, 지방, 단백질 등을 건강하게 섭취하는 것도 잊지 말아야 한다. 만약 주변에 영양사가 있다면 식단을 설계하는 데 도움을 받는 것도 좋다.

하루 주기 생체리듬에 따른 음식 섭취

많은 사람이 하루 중 특정 시간에 통증이 악화된다는 것을 이미 지속적인 경험으로 알고 있다. 하루 주기 생체리듬은 24시간마다 반복되는 생물학적 주기로, 수면-각성 주기를 조절하고, 빛에 영향을 받는다. 또한 하루 주기 생체리듬은 스트레스나 공복, 수면 호르몬 등여러 가지 호르몬 수치에 영향을 미치며, 이러한 현상은 결국 우리에게 고통을 주는 통증에 영향을 미치게 된다. 2021년에 발표된 한 논문에 따르면, 하루 주기 생체리듬과 만성 통증 사이에 복잡한 연관성이 존재하며, 특히 신경 염증의 경우 멜라토닌이나 빛 노출과 연관성이 있다고 한다. 따라서 하루 주기 생체리듬에 따라 개개인의 통증 치료법을 적절하게 선택해 도입할 수 있다. 또한 수면이 부족할수록 대부분의 통증이 더 심해진다는 사실을 인식하는 것도 매우 중요하다(원기가 회복되는 수면을 취해 신체 에너지를 충전하는 방법은 5장에서 좀 더 자세히 다룬다).

결국 자신의 하루 주기 생체리듬을 알고 그에 따라 적절하게 활동하면 신체 기능은 더욱 증진하고, 염증과 통증은 완화할 수 있다. 물론 생체리듬에 따른 음식 섭취와 단식 또한 통증, 염증, 신체 기능 장애를 낮추는 자연스러운 방법이다.

- ● **하루 주기 생체리듬에 따른 식사법의 잠재적 이점**
- • **통증 완화**
- • **염증 감소**
- • **장 건강 개선**
- • **대사 질환 발생 위험 감소**
- • **수면의 질 향상**
- • **체중 조절 능력 개선**

　의사와 상담하여 간헐적 단식을 하게 되었다면 하루 주기 생체리 듬에 맞춰 일정을 잡자. 이때 음식 섭취는 주로 낮 시간 동안 하도록 계획을 세우는 것이 중요하다. 오전 7시부터 저녁 7시까지 음식을 먹도록 시도해보자. 만약 10시간 제한 단식을 할 경우 오전 11시부 터 저녁 9시까지가 아니라 오전 8시부터 오후 6시까지 먹도록 단식 계획을 세우는 게 좋다. 연구에 따르면, 이른 시간 제한 단식이 늦은 시간 제한 단식보다 더 염증을 완화하고, 혈당 조절 능력을 높이며, 신진대사를 활성화해 자가포식 현상을 향상시킨다.

염증을 완화하는 식품

음식으로 어떻게 우리 몸을 덜 아프게 프로그래밍할 수 있을까? 우리는 이미 매일 먹고 마시는 것으로 인해 더 많은 염증이나 통증 및 질병이 발생할 수 있다는 사실을 알고 있다. 가공되지 않은 식품, 저혈당 식품, 섬유질이 많은 식품, 특히 채소와 과일을 섭취하면 통증은 줄이고, 장내 균형을 회복해 염증을 줄이는 데 도움이 된다.

무작위 대조군 연구에 따르면, 저탄수화물 식단(잎이 많은 녹색 채소와 녹말이 없는 채소 포함.)을 채택한 결과 통증과 염증은 물론 스트레스까지 감소되어 단 12주 만에 신체 기능이 향상되었다. 연구자들은 식습관 개선이 오피오이드 및 기타 약물 사용을 줄일 수 있다고 말한다. 결국 리얼 푸드를 먹는 것, 식습관을 개선하면 위험한 약물의 필요성을 최소화해 장기 손상이나 중독으로 인한 사망의 위험을 낮출 수 있다. 자, 그렇다면 이제 식이요법으로 식단을 개선할 준비가 되었는가?

지중해식 식단은 여러 연구에서 관절 통증 환자의 통증과 신체 기능 장애를 줄이는 것으로 밝혀졌다. 신선한 채소와 생선, 해산물을 많이 섭취하고, 육류를 적게 섭취하는 지중해식 식단은 신체를 편안하게 하고, 통증을 완화하는 등 건강에 좋다. 그러나 지속적으로 손쉽게 실행할 수 있는 방법은 가공식품은 피하고, 리얼 푸드를 먹는 것이다.

이런 기본 원칙을 확실히 실행하는 것이 칼로리 섭취량이나 영양제 챙기기, 탄수화물 섭취량 등에 집착하는 것보다 훨씬 효과적이다. 이런 원칙에 따라 다음 주에 실행할 식단을 계획하여 주말에 한꺼번에 요리해놓을 수도 있다. 그러면 음악을 감상하면서 여유로운 시간을 보낼 수도, 업무가 바쁜 주중에 마지못해 가공식품에 손을 대는 일을 피할 수도 있다.

염증을 낮추는 식품 지침

- 가능하면 한 가지 재료의 리얼 푸드를 이용해 음식을 만들어 먹는다.
- 가공식품을 피한다.
- 감미료, 향미료, 착색료 같은 인공 첨가물과 당류, 나트륨이 첨가된 식품 섭취량을 줄인다.
- 건강한 식물 영양소를 섭취하기 위해 다양한 식물성 식품을 먹는다.
- 천연 프리바이오틱스와 섬유질이 많은 식품을 섭취한다.
- 간식이나 식사에 견과류, 콩류, 씨앗류, 항염증 효과가 있는 향신료 등을 넣어 먹는다.
- 혈당 지수가 낮은 식품을 섭취한다.
- 감미료가 첨가되지 않은 음료를 선택한다.
- 오메가-3 지방산 오일을 이용하여 최종당화산물 생성을 최소화하는 방식으로 조리한다.
- 일주일에 2~3일 정도는 육류 대신 콩류와 콩과 식물을 섭취한다.
- 육류 대신 자연산 연어 같은 지방이 풍부한 생선을 선택한다.
- 통곡물로 만든 시리얼, 빵, 파스타를 선택한다.

내가 가장 좋아하는 다섯 가지 통증 완화 슈퍼 푸드는 베리류, 지방이 풍부한 생선, 다양한 색깔의 채소, 녹차, 강력한 향신료이다. 통증을 완화하는 이런 식품들을 즐겨보자.

염증을 줄이는 식단 계획

1. 우선 목표를 곰곰이 생각해본다.
2. 다음 식품들을 더 많이 포함해 식단을 구성한다.

- 리얼 푸드
- 식물 영양소가 풍부하고, 색깔이 다양한 식물성 식품
- 지방이 풍부한 생선, 오메가-3 지방산이 풍부한 오일과 식품
- 섬유질 함량이 높은 식품
- 콩류, 견과류, 씨앗류 등 식물성 단백질이 풍부한 식품
- 항염증 효과가 있는 향신료와 허브류
- 혈당 지수가 낮은 식품
- 프리바이오틱스과 프로바이오틱스 식품
- 물
- 무가당 차

3. 다음 목록에 해당하는 식품은 섭취량을 줄이거나 피하려고 노력한다.

- 가공식품
- 당이 첨가된 식품
- 최종당화산물 함유량이 높은 식품이나 생성되는 조리 방법
- 오메가-6 지방산이 풍부한 식품

피해야 할 식품	대체할 수 있는 식품
탄산음료, 주스, 다이어트 탄산음료, 알코올	물, 탄산수, 차
최종당화산물 함유량이 높은 간식, 가공된 간식(감자칩, 토르티야칩)	아삭한 식감의 채소(과카몰리나 견과류, 씨앗류, 과일, 후무스 등을 곁들인다.)
지방 함량이 높거나, 가공된 육류	생선, 콩류, 콩과 식물, 두부, 목초로 사육한 고품질 육류, 기름기 적은 살코기
사탕, 쿠키	땅콩버터, 아몬드 버터, 홈메이드 에너지 바 및 쿠키, 베리류를 곁들인 플레인 요거트, 다크 초콜릿
식물성 기름, 땅콩기름, 해바라기씨 기름, 마가린	버터, 기버터, 엑스트라 버진 올리브유, 참기름, 호두, 아몬드, 아마씨 아보카도 오일

표 3-1 통증과 염증을 완화하는 식품

- 섬유질 함량이 낮은 식품
- 혈당 지수가 높은 식품
- 동물성 지방
- 알코올

4. 시험적으로 식단에서 유제품을 비롯한 글루텐을 제거하는 식단을 고려해본다.

5. 자신에게 적합한 방식으로 계획한 식단을 어떻게 활용할지 몇 가지 메모한다.

6. 계획한 식단에 따라 맛있게 먹는다.

우리가 지금까지 익숙하게 섭취해온 일부 식품과 재료들을 하루아침에 식단에서 제거하는 것은 어렵고 힘들 수 있다. 위에 제시된 표

3-1은 염증성 식품을 대체해 간편하고 맛있게 섭취할 수 있는 일부 식품을 포함하니 참고하기 바란다.

우리가 먹는 음식이 몸속 염증을 완화하거나 악화할 수 있다(그림 3-5). 어떤 에너지원을 선택하느냐는 우리의 선택에 달려 있다. 이상적인 에너지원은 건강을 회복하고 기분을 전환하고 목표를 달성하는 힘을 준다.

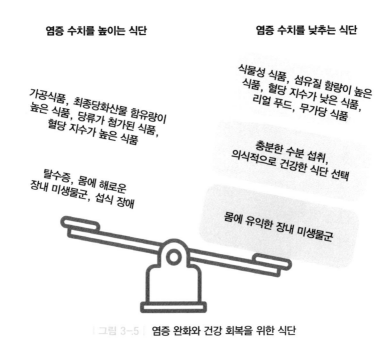

| 그림 3-5 | **염증 완화와 건강 회복을 위한 식단**

5R 통증 완화 프로그램은 매일 일상에 추가할 수 있는 목표를 설정하고, 수월하게 실행하는 방법을 스스로 발견하는 데 도움이 된다(그림 3-6). 우선 여러분이 슈퍼마켓을 운영한다고 생각하고, 집중하고 싶은 식품이나 물건을 눈높이에 맞춰 진열해보자. 또한 에너지원 공급 목표를 설정할 때 '나는'으로 시작하는 문장을 외치면서 메모지에 기록하면 강력한 동기부여가 될 수 있다. 이러한 방법을 단계적으로 적용하면 계획한 목표를 수월하게 달성할 수 있으며, 몸이 훨씬 가벼워진 것을 느낄 수 있다.

목표를 계획하고 실행하는 과정에서 좌절감을 느낄 수도 있다. 특히 목표를 오늘 완벽하게 실행하지 못했을 때 무력감을 느낄 수도 있다. 좌절에 대비해 다음 사항을 준비해야 한다. 예를 들어, 가끔 단 음식에 빠지거나 또는 무절제하게 패스트푸드를 먹었다고 실패하는 건 아니다. 다음 날 다시 시작할 계획을 세우면 된다. 계획한 목표를 더 성공적으로 마무리할 수 있는 방법을 생각해보고 매일 계획을 검토하면서 다시 시작하면 된다. 그리고 크고 작은 승리를 스스로 축하하자. 보상은 성공을 촉진한다. 좌절을 인정하고 더 많은 것을 위해 계속 시도해보자. 더 나은 삶을 위해 계속 전진하자.

다음 단계

1. 설정한 주요 목표를 검토한다. 성공적으로 달성하거나 예방하고 싶은 부분을 수정한다.
2. 아래 목록에서 자기에게 적합한 목표를 향해가는 데 도움이 되는 방법을 확인한다. 먼저 두 가지를 선택하면 수월하다.
3. 예시를 따라가면서 구체적인 실행 단계와 더불어 맞춤형 5R 통증 완화 프로그램으로 전환한다.
4. 주요 목표를 성공적으로 달성하고 있다는 사실을 인지한다.
5. 신체 회복력을 높이고 기분을 전환한다.

● 목표 설정 1단계

- 염증을 완화하는 과일, 견과류, 색깔이 다양한 채소, 통곡물, 오메가-3 지방산 등의 섭취량을 높인다.
- 냉장고와 냉동고에 채소와 과일을 가득 채운다.
- 가공하지 않은 리얼 푸드를 섭취한다.
- 매 끼니마다 뭘 먹을지 결정해야 하는 부담감과 마지못해 가공식품을 선택하는 일이 없도록 일주일치 식단을 계획한다.
- 염증을 유발하는 가공식품 대신 건강에 좋은 식품을 선택한다.(표 3-1 참조)
- 식단에 베리류, 색깔이 다양한 채소, 지방이 풍부한 생선, 녹차, 항염증 성분이 들어 있는 향신료, 허브류 등의 슈퍼 푸드 다섯 가지를 추가한다.
- 식료품 성분표를 꼼꼼하게 읽고 구성 성분에서 당류, 소금, 인공 재료 등

성공적인 목표 설정 1: 에너지원 공급Refuel

장애물 제거하기

- **목적**: 몸에 좋은 간식을 섭취한다.
- **목표 설정**: 눈에 보이는 곳에 견과류를 진열하고 첨가당이 함유된 가공된 간식을 버린다.

집중하고 싶은 물건 눈높이에 맞춰 진열하기

- **목적**: 물을 많이 마신다.
- **목표 설정**: 매일 밤 물병에 물을 채워 냉장고에 넣어둔다.

특정한 사회적 활동에 참여하기

- **목적**: 식물성 식품을 많이 먹는다.
- **목표 설정**: 외식할 때 접시 절반을 채소로 채운다.

'나는'으로 시작하는 목표를 외치면서 기록하기

- **목적**: 과일을 많이 먹는다.
- **목표 설정**: "나는 디저트로 딸기를 먹는다."라고 큰 소리로 외치고, 기록한다.

과정을 검토하며 목표 달성을 위한 동기부여하기

- **목적**: 목표를 실행하는 과정을 계속 검토한다.
- **목표 설정**: 달력이나 앱을 이용해 목표를 실행하고 달성하는 과정을 매일 추적하고 검토한다.

신체 회복력을 높이고 기분을 전환하기 위해 노력하기

| 그림 3-6 | 에너지원 공급을 위한 맞춤형 5R 통증 완화 프로그램

이 첨가된 것은 피한다.

- 일주일에 최소 하루는 동물성 단백질을 식물성 단백질로 대체한다.

- 일상적인 식사나 간식에 오메가-3 지방산이 풍부한 지방과 단백질, 섬유 질이 함유되었는지를 확인한다. 이러한 음식은 배고픔을 느끼는 현상을 예방하고, 점심 식사 전이나 오후 늦게 신체 에너지가 떨어지는 현상을 막아준다.

- 슈퍼마켓에서 간식 코너는 건너뛴다.

- 과카몰리, 후무스, 살사, 채소, 과일, 견과류, 견과류 버터 등 영양분이 풍부한 항염증성 식품을 저장해둔다.

- 이동 중에 먹을 간식으로 얇게 썬 채소, 견과류 한 봉지, 통곡물 크래커, 아몬드 버터, 후무스 등을 챙긴다.

- 수분 섭취량을 늘린다.

- 탄산음료, 다이어트 탄산음료, 스포츠 음료, 주스, 당이 첨가된 커피, 차 등은 생수나, 탄산수, 무가당 아이스 차나 따뜻한 차, 커피 등으로 대체 한다.

- 술을 마시는 사람은 앞으로 한 달 동안 술을 끊어보자. 그리고 알코올을 섭취하지 않는 한 달 동안 매일 신체 에너지, 신체 활동량, 통증 수치 등 을 자세히 기록하고, 신체 기능이 뚜렷하게 향상되는지 파악한다.

목표 설정 2단계(고급자용)

- 14일 동안 가공식품을 섭취하지 않도록 노력한다. 그러면서 신체 에너지 와 신체 활동량, 통증 수치 등을 자세히 기록하고, 신체 기능이 향상되는

통증 해방

지 추적·관찰한다.

- 일주일에 4~5일 정도는 동물성 단백질을 식물성 단백질로 대체한다.
- 의사가 동의한다면 하루 주기 생체리듬에 따라 시간을 제한하는 단식을 실행한다.
- 음식 불내성이나 민감성이 있다고 생각된다면 음식을 제한하는 식단을 실행할지 의사와 상의한다.

목표 설정 방법(예시)
- '나는' 외식할 때 접시 절반을 채소로 채운다.
- '나는' 식료품 성분표에 당류가 첨가되었는지 꼼꼼하게 확인하고 신중하게 구매한다.
- '나는' 저녁 식사 후에 디저트를 가공식품에서 과일로 바꾼다.
- '나는' 다음 날 마실 물을 물병에 채워 잠자리에 들기 전에 냉장고에 넣어둔다.
- '나는' 간식으로 견과류, 후무스, 과카몰리 등 가공하지 않았지만 쉽고 간단하게 먹을 수 있는 '진짜 패스트푸드'를 챙긴다.
- '나는' 매주 목요일마다 동물성 단백질을 염증을 완화하는 식물성 단백질로 대체한다.
- '나는' 잘 때마다 스티커와 달력을 이용해 매일 목표를 실행하고 달성하는 과정을 자세히 추적하고 검토한다.

chapter 4

—

신체 기능 활성화

REVITALIZE

거리낌 없이 자연으로 나가거나

친구를 만나고 새로운 환경을 마주하게 하는

이 모든 것은 자유로운 움직임이 바탕이 된다.

신체 활동이 주는 즐거움, 동질감, 소속감, 희망을 느껴보자.

— 켈리 맥고니걸Kelly McGonigal

오해: 통증을 완화하려면 신체 활동을 피해야 한다.

사실: 활동하지 않으면 만성 통증과 염증이 악화된다.

5R 통증 완화 프로그램: 적절한 활동은 신체 기능을 활성화하고 통증까지 치료한다.

통증을 완화한다고 하면 대부분은 휴식이나 약물 치료, 물리치료, 수술 등을 떠올린다. 그리고 통증이 발생하는 특정 신체 부위를 치료하는 데 집중한다. 이런 방식은 급성 부상에 대한 치료 방법으로 적절하지만 지속적인 통증 완화와 예방이라는 적극적인 차원에서는 미흡하다. 스트레칭과 근력 운동 같은 신체 운동은 통증 부위에 직·간접적으로 영향을 미쳐 완화하는 데 유익하다. 하지만 굳이 비용을 지불하고 체육관에서 운동할 필요는 없다. 일상생활에서 꾸준히 신체 활동을 하는 것만으로도 통증 예방, 스트레스 완화, 염증 수치를 낮추는 것은 물론 건강 수명을 연장시킬 수 있다.

신체 활동의 장점

예전에는 통증이나 부상이 발생하면 의사가 환자에게 가만히 누워 휴식을 취하라고 권고했다. 하지만 우리는 이제 알고 있다. 움직이지 않으면 오히려 근육과 관절, 뼈 등이 약화되고 그 결과 혈류를 감소시켜 통증을 느끼는 부상 부위에 공급하는 혈액과 영양분이 줄어들게 된다. 이런 현상은 오래전부터 재활치료사들이 강조한 "움직이지 않으면 신체 기능을 잃는다."라는 격언을 뒷받침한다. 움직일 때 불안정하거나 골절이 발생하거나, 위험한 상황에 처할 가능성이 거의 없다고 의사가 확인하는 한 신체 활동은 통증을 완화하고 건강을 되찾게 해준다.

만약 만성 통증을 예방하는 비타민제나 약제가 존재한다면 복용하겠는가? 아마 대부분의 사람들이 기꺼이 복용할 것이다. 하지만 약을 먹지 않고도 만성 통증을 예방하는 방법은 이미 존재한다. 바로 매일 더 많이 움직이는 것이다. 신체 활동은 지속적인 통증 예방은 물론 다른 여러 가지 면에서 유익하다. 한 연구에 따르면, 운동을 규칙적으로 실행한 사람들은 만성 근골격계 통증과 기타 다양한 통증이 적었다. 이처럼 운동으로 얼마든지 통증을 예방할 수 있다.

활동하지 않거나 장시간 주로 앉아서 생활하는 습관은 잘 알려진 요통 발생 위험 요인이다. 신체 활동이 적은 사람일수록 추간판이 압축되고, 척추 근육이 위축되어 요통 증가는 물론 신체 기능 장애가 발생할 가능성이 높다. 주로 장시간 앉아서 생활하는 습관은 가공식품을 먹는 식습관과 마찬가지로 만성 염증을 일으키는 생화학적 염증 표지자와 관련이 있다. 2020년 연구에 따르면, 앉아서 생활하는 시간이 길수록 심장 질환이나 대사 질환, 당뇨병 같은 염증성 질환이 발생할 확률이 매우 높았다. 또한 〈미국의사협회저널〉에서 연구한 결과에 따르면, 앉아서 생활하는 시간이 길수록 암으로 사망할 위험성이 매우 컸다. 비활동과 장시간 앉아서 생활하는 습관은 통증을 악화할 뿐만 아니라 수명을 감소시킬 수도 있다. 이러한 가능성을 낮추는 가장 좋은 방법은 움직이는 것이다.

◉ 신체 활동을 하면 좋은 점

- 염증 완화

- 통증 완화

- 반복적으로 근육이 과도하게 긴장할 위험성 감소

- 수면의 질 향상

- 혈액 순환 촉진

- 뼈 건강 개선

- 칼로리 소모 증가

- 근육 긴장도 개선

- 혈당 수치 감소

- 수명 및 건강 수명 증가

- 심장 질환과 암 발생 위험성 감소

- 스트레스 완화

- 집중력 향상

적절한 활동은 면역 기능과 정신적·신체적 기능 등을 개선한다. 과학자들은 신체 활동을 뇌신경 보호제라고 강조했는데, 그 의미는 신체 움직임이 뇌를 보호하고 신경 세포 사멸을 예방한다는 뜻이다. 뇌가 더욱 건강할수록 우리는 통증을 완화하고 제거하는 데 훨씬 나은 결정을 내릴 수 있다.

게다가 신체 운동은 그 자체만으로도 만성 통증을 완화할 수 있다. 걷기, 자전거 타기, 레크리에이션 댄스 같은 모든 운동은 특정 신체 부위에서 발생하는 통증을 완화하는 데 도움이 된다. 또한 요가나 기마 자세를 취하는 태극권 등 대근육을 이용해 의자에 앉는 듯한 운동도 특정 신체 부위에서 발생하는 통증을 완화하는 데 효과가 있다. 신체 움직임이 가져다주는 장점을 운동-유발성 통각 저하_{Exercise-induced Hypoalgesia, EIH}라고 부른다.

신체 활동은 결국 수면의 질을 향상하고, 식습관을 개선하며, 스트레스를 완화해 고독감을 없앤다. 이런 모든 현상은 서로 밀접하게 연관되어 있으므로, 신체적 움직임은 5R 통증 완화 프로그램 요소인 나머지 다른 네 가지 요소에도 도움을 준다.

이 모든 것이 사실이라면 왜 모든 사람이 운동을 좋아하지 않을까? 때때로 하루 일과에 공식적으로 운동을 추가하는 게 벅차게 느껴지거나 시간이나 통증 정도, 끈기 부족이나 환경적인 문제 등의 다른 요인들로 인해 규칙적으로 헬스장에서 운동하는 것은 비현실적일 수 있다. 하지만 더 많이 움직이는 것이 꼭 운동에 많은 시간을 할애하는 것을 의미하는 것은 아니다. 글자 그대로 하루 종일 일상생활에서 편안한 마음으로 자주 움직이면 된다.

이렇게 생기는 작은 변화는 체감하기 힘들기 때문에 계속 동기부여하기 어려울 수도 있다. 그때마다 다음 사항을 염두에 두자. 움직이지 않으면 근육은 위축되고, 염증은 증가한다. 수면 부족과 잘못된 음식 선택 또한 만성 통증을 증가시킬 수 있다(그림 4-1). 반면 조금만 더 움직이면 근육 감소, 낙상, 부상, 통증 등을 예방할 수 있다.

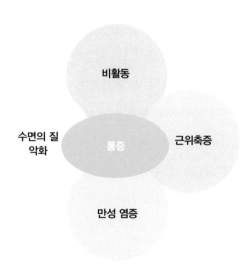

| 그림 4-1 | 비활동의 악순환

적절한 신체 활동, 앉아서 생활하는 습관 버리기 등은 우리 몸과 뇌에 천연 진통제를 분비한다. 2020년 통증에 시달리는 사람들을 대상으로 진행한 다섯 가지 분석 연구는 다음과 같다. 신체 운동은 마사지, 통증 교육, 다른 스트레스 관리 기술보다 훨씬 통증 저항력을 높이고, 통증 민감도는 감소시켰다. 신체 움직임은 통증을 완화하도록 근육을 개선하고 강화할 뿐만 아니라 결국 우리 몸에서 여러 가지 화학물질을 분비시켜 통증과 염증을 완화한다. 이처럼 분비되는 천연 진통제는 다음과 같다.

엔도르핀

운동 행복감이라는 말이 있다. 운동으로 인한 흥분은 실제로 건강에 좋다. 우리 몸은 엔도르핀이라는 호르몬을 분비하는데, 이는 천연 오피오이드처럼 기능해 통증을 완화하고 기분을 좋게 만든다. 이런 행복감은 우리가 신체 운동을 더욱 열심히 하도록 장려한다. 우리 몸에서 자연스럽게 분비되는 엔도르핀은 마약성 진통제 같은 위험한 약제의 효과적 대안으로 훨씬 안전하고 유익하다. 심지어 일부 과학자들은 운동 효과 약물(운동을 하지 않아도 운동한 것 같은 효과를 내는 약물) 분야에서 체내에서 분비되는 엔도르핀과 유사한 물질을 개발해 약으로 활용할 방법을 찾고 있다.

고강도 유산소 운동은 많은 양의 엔도르핀 분비를 촉진한다. 고강도 운동으로 혜택을 누린 사람은 운동선수뿐만이 아니다. 중간 강도의 신체 운동은 통증을 효과적으로 완화한다. 게다가 부상이나 통증이 발생하는 특정 신체 부위를 대상으로 운동하지 않아도 된다. 최근 연구에 따르면, 다리 운동을 함으로써 어깨 통증을 감소시킬 수 있다고 한다. 신체 일부에 타박상을 입거나 염증이 생겨서 운동하기 부담스럽다면 아프지 않은 다른 신체 부위를 대상으로 운동하는 것을 고려해보자. 통증과 싸우는 엔도르핀이 분비되어 아픈 부위의 통증이 완화되는 효과를 얻을 수 있다.

엔도칸나비노이드

의료용 마리화나(대마초)가 통증을 줄이는 데 도움이 되는 것으로 나타났다. 우리 몸이 의료용 마리화나에 이런 식으로 반응한다는 사실은 통증을 완화하는 엔도칸나비노이드라고 불리는 물질이 체내에서 분비된다는 점을 고려하면 이해가 된다. 몸에서 생성되는 엔도칸나비노이드 중 하나는 아난다미드Anandamide 인데, 아난다미드는 산스크리트어로 '더 없는 행복'을 의미하는 단어인 아난다Ananda 에서 유래되었다.

그렇다면 어떻게 아난다를 경험할 수 있을까? 답은 더 움직이면 된다. 연구에 따르면, 고정식 자전거에서 적당히 강렬한 활동을 하면 엔도칸나비노이드 생성이 활성화되어 통증을 완화하고, 불안을 낮추며, 행복감을 느끼게 해준다고 한다.

세로토닌

신체 운동은 통증 완화에 도움이 되는 신경전달물질인 세로토닌 Serotonin 수치를 높여 통증을 완화시킨다. 세로토닌은 또한 치유와 기분, 뼈 건강, 식욕 조절, 수면 등에도 영향을 미친다. 흥미롭게도 가장 일반적으로 처방되는 항우울제는 선택적 세로토닌 재흡수 억제제 SSRI 이다. 이는 뇌에서 순환하는 세로토닌의 양을 증가시키는 작용을 한다. 이렇게 신체 운동을 하는 것은 약물 부작용에서 자유롭고, 비용을 걱정할 필요도 없다.

마이오카인

신체 활동량이 증가하면 몸에서 천연 진통제와 감정 촉진제가 분비될 뿐만 아니라 염증 자체도 나아진다. 마이오카인 Myokines 은 근육이 수축할 때 생성되며, 특정 세포에서 혈액으로 분비되는 정보 전달 물질이다. 마이오카인은 급성 염증과 만성 염증을 완화하고, 근육 소모와 비만, 조기 노화 등을 예방하는 데 효과적이다. 아울러 감정과 학습 능력에도 긍정적인 영향을 준다. 이런 이유로 연구자들은 운동을 염증 치료법으로 추천한다.

신체 운동이 항염증적인 특성을 지닌다는 사실은 이미 많은 연구를 통해 밝혀졌다. 비만인 사람을 대상으로 진행한 연구에 따르면, 중간 강도의 걷기 운동을 규칙적으로 실행한 지 4주 만에 염증 수치(종양괴사인자-α 수치로 측정)가 감소했다. 다른 연구에 따르면 적당한 강도로 단 20분 동안 걷는 것만으로도 급성 염증 수치(TNF-α 수치로 측정)가 급격히 감소했다. 이러한 연구 결과를 종합하면 하루에 20~30분 정도 적당한 강도로 걷기 운동을 실행하면 염증은 완화되고, 진통제 복용량은 줄일 수 있다. 신체 운동은 전신 염증과 염증성 지방 수치를 감소시킨다. 또한 심장 질환이나 뇌졸중 등을 예방하고, 전신에 악영향을 미치는 신체 기능 장애, 통증의 원인이 되는 산화 스트레스를 완화한다. 결국 더 많이 움직이는 것은 모든 면에서 도움이 된다.

신체 활동

더 많이 움직일 수 있는 좋은 방법에는 재미있고, 상호작용이 가능한 걷기나 춤, 하이킹, 자전거 타기, 수영, 요가 등이 있다. 야외 활동 등을 친구나 가족과 함께 즐기는 것은 더욱 좋다. 야외 활동과 긍정적 상호작용은 통증이나 염증, 기능 장애를 줄이는 이점이 있기 때문이다. 다섯 가지 통증 완화 프로그램은 자기 자신에게 투자함으로써 통증을 줄이는 방법이다. 이러한 변화의 시작은 기분을 좋게 하기 위해 건강한 음식을 선택하고, 가볍게 신체 활동량을 늘리는 것에서 시작된다.

우리 사회에는 '일하는 것도, 노는 것도 열심히 해야 한다. 아니면 하지 않는 것과 같다.'라는 통념이 있다. 이로 인해 운동을 하기 위해서는 필연적으로 헬스장 회원권을 구매해 시간과 노력을 투자해 제대로 해야 한다는 강박을 갖게 된다. 하지만 대부분의 사람들은 회원권을 등록했다는 사실에 안도감만 갖는 경우가 대부분이다. 앞서 말한 것처럼 운동을 꼭 선수처럼 해야 하는 것은 아니다. 대화는 가능하지만 노래는 부를 수 없을 중간 강도의 운동만으로도 심박수와 호흡수를 어느 정도 높일 수 있기 때문이다. 그리고 이런 가벼운 운동으로도 우리 몸에 셀 수 없이 많은 긍정적인 효과를 불러일으킬 수 있다. 물론 운동하기 전에 의사와 상의해야 하며, 목표한 만큼 자신의 페이스대로 실행하는 것이 중요하다.

- 빠른 속도로 걷기(시속 5킬로미터)
- 자전거 타기(시속 16~20킬로미터)
- 수영하기
- 레크리에이션 댄스
- 청소기 돌리기
- 걸레질하기
- 배드민턴 경기하기
- 테니스 복식 경기하기

사람들은 출퇴근할 때는 말할 것도 없고, 직장이나 가정에서 하루의 많은 시간을 앉아서 생활한다. 저녁 식사는 물론 텔레비전 시청이나 인터넷 검색하기, 책을 읽을 때도 앉아서 시간을 보낸다. 오랫동안 앉아서 생활하는 습관은 결국 우리를 병들게 한다. 그럼에도 우리는 여전히 하루의 많은 시간을 앉아서 생활한다.

이제 장시간 앉아서 지내는 생활 습관을 의식적으로 바꿔야 한다. 이를테면 높낮이를 조절할 수 있는 책상을 만들거나 구매할 수 있으며, 컴퓨터 엔지니어인 내 남동생처럼 휴대전화 알람을 설정해 매 시간마다 기지개를 켜고 스트레칭을 할 수도 있다. 또한 아침과 오후에 화장실, 욕실, 주방, 휴식 공간 등으로 이동할 때 의식적으로 걸어도 좋다. 전화로 회의를 진행하는 동안에도 마찬가지이다. 간단히 말해서 시간 날 때마다 틈틈이 서거나 움직이면 된다. 재택근무하는 사람의 경우 '가짜 출퇴근'을 만들 수 있다. 즉, 아침 일찍 동네 주변을 산책하면서 출근하고 저녁에 또 한 번 가볍게 집 주변을 걸어 퇴근하는 것이다. 일상생활에 가짜 출퇴근을 추가하면 신체 활동 시간을 증가시킬 수 있을 뿐만 아니라 일과 가정 사이에 경계를 두는 데에도 도움이 된다.

전문가는 하루에 30분 정도는 전념해서 운동할 것을 권장한다. 하지만 전문가가 권장하는 대로 하루에 30분 운동했다고 하루 중 나머지 23시간 30분은 아무것도 하지 말라는 게 아니다. 매일 운동을 하더라도 스트레스와 염증, 통증을 완화하는 데 도움이 될 수 있도록 자주 스트레칭을 하고 자세를 변경하는 등 신체 움직임을 조금씩 늘려나가도록 노력해야 한다.

하루 만보 걷기 운동에 대해 들어본 적이 있는가? 물론 만보 걷기의 효과는 의심할 바 없지만 중요한 것은 일상의 일부로 지속할 수 있느냐가 관건이다. 그런 면에서 보통 사람에게 만보 걷기 운동은 비현실적이거나 부적절한 목표에 해당할 수 있다. 〈미국의사협회저널〉에

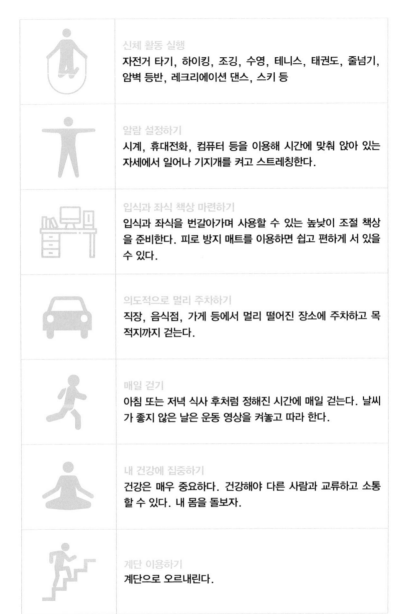

	신체 활동 실행 자전거 타기, 하이킹, 조깅, 수영, 테니스, 태권도, 줄넘기, 암벽 등반, 레크리에이션 댄스, 스키 등
	알람 설정하기 시계, 휴대전화, 컴퓨터 등을 이용해 시간에 맞춰 앉아 있는 자세에서 일어나 기지개를 켜고 스트레칭한다.
	입식과 좌식 책상 마련하기 입식과 좌식을 번갈아가며 사용할 수 있는 높낮이 조절 책상을 준비한다. 피로 방지 매트를 이용하면 쉽고 편하게 서 있을 수 있다.
	의도적으로 멀리 주차하기 직장, 음식점, 가게 등에서 멀리 떨어진 장소에 주차하고 목적지까지 걷는다.
	매일 걷기 아침 또는 저녁 식사 후처럼 정해진 시간에 매일 걷는다. 날씨가 좋지 않은 날은 운동 영상을 켜놓고 따라 한다.
	내 건강에 집중하기 건강은 매우 중요하다. 건강해야 다른 사람과 교류하고 소통할 수 있다. 내 몸을 돌보자.
	계단 이용하기 계단으로 오르내린다.

| 그림 4-2 | 더 자주 더 많이 움직이는 방법

서 발표한 연구에 따르면, 하루에 4400보 이상 걷기를 지속한 여성들의 수명이 증가했다.

중요한 것은 걸음 수를 세는 것이든 헬스장에 가는 것이든, 친구와 함께 하이킹을 하든 춤이나 요가 등 일상에 신체 활동을 더 추가하면 할수록 통증이 완화되고 삶의 질은 높아진다는 사실이다(그림 4-2). 그리고 운동 목표가 무엇이든지 진행 상황을 추적하는 것은 큰 동기부여가 될 수 있다. 연구에 따르면, 스마트폰 앱이나 기타 운동 추적 장치를 사용하면 '걸음 수를 채웠다.' 등의 만족감과 성취감이 높아져 신체 활동을 증가시킬 수 있다고 한다.

때로는 운동 파트너나 그룹, 괜찮은 운동 강사, 매력적인 환경이나 좋아하는 음악 등이 동기부여가 되기도 한다. 2021년에 발표된 한 연구에 따르면, 중간 템포의 음악은 즐거움을 더하고, 의식적으로 운동량을 조절하게 되며, 운동하는 동안 느꼈던 즐거움을 기억하는 데 도움이 된다고 한다. 이는 향후 운동의 직접적인 동기부여가 된다.

운동을 지속적으로 하기 위해서는 앞서 말한 것처럼 파트너나 그룹과 함께하면 더욱 좋다. 활발한 사교 활동은 통증이나 염증 및 스트레스를 줄이는 데 도움이 되기 때문이다.(자세한 내용은 7장에서 확인할 수 있다.) 또 사회적 관계를 맺으면서 하면 운동을 게을리하고 싶은 날이나 혼자 걷고 싶을 때, 운동을 건너뛰고 싶은 유혹을 느낄 때에도 관계에 대한 책임감으로 지속하게 되는 또 하나의 장점이 있다. 하지만 꼭 어딘가에 소속되어야 하는 것은 아니다. 어떤 사람들은 친구를 만나 하이킹이나 산책을 즐기기도 하고, 쇼핑몰에서 아이쇼핑하는 것을 즐기기도 한다. 또 댄스나 요가 수업에 가거나 친구들과 테니스나 농구를 하는 것을 선호하기도 한다. 나는 단순한 것을 좋아한다. 매일 저녁 가족과 함께 자연 속에서 산책을 즐기거나 혼자 또는 사랑하는 사람과 통화하면서 걷는 것을 좋아한다.

걷는 장소에서 사람을 직접 만나거나 전화하면서 운동하는 것도 좋다. 예를 들어, 점심시간에 직장 동료와 잠깐 산책하는 것만으로도 신체 활동을 늘릴 수 있을 뿐만 아니라 사회적 유대감도 키울 수 있다. 만약 통증 수준이나 빡빡한 스케줄로 인해 10~15분 정도만 걸을 수 있더라도 움직이자. 휴식 시간이나 자녀의 축구 연습을 지켜보면서 또는 저녁 식사 후에 걷기 운동을 할 수 있다. 하루 종일 실내에서만 지내야 한다면 매 시간마다 스트레칭 루틴을 만들자. 한 자세로 오래 앉아 있지 말고, 목 돌리기나 어깨 으쓱 하기처럼 간단한 스트레칭을 하자. 의사가 허락한 경우 튼튼한 의자에 앉아 다음에 나오는 동작 중 일부를 따라 해보는 것도 좋다.

- **5분 걷기**
- **팔 돌리기:** 일어서서 팔을 양옆으로 벌린 다음 시계 방향과 반시계 방향으로 각각 작은 원을 그리며 돌린다.
- **등 스트레칭하기:** 물리치료사의 권고 사항을 따른다.
- **종아리 리프트:** 책상이나 의자를 단단히 붙잡고 양발을 바닥에 평평하게 대고 뒤꿈치를 높게 들어 발끝으로 섰다가 내린다. 이 동작을 여러 번 반복한다.

- **의자에 앉았다 일어서기:** 양발을 바닥에 평평하게 대고 의자에 앉은 상태에서 손과 팔을 전혀 또는 거의 사용하지 않은 채로 일어난다.
- **의자 스쿼트:** 안정된 의자 앞에 서서 투명 의자에 앉듯이 한다.
- **책상 잡고 팔굽혀펴기:** 책상에서 한 걸음 뒤로 물러나 팔을 벌려 책상 끝을 짚는다. 등을 곧게 편 채로 팔굽혀펴기를 실행한다.
- **무릎 가슴에 대기:** 안정된 의자에 앉아서 등을 의자 등받이에 바짝 붙인다. 한쪽 발을 바닥에 계속 댄 채로 다른 쪽 발을 바닥에서 떼어 가슴 쪽으로 무릎을 당기듯이 끌어안는다. 다른 쪽 다리도 반복한다.
- **다리 뻗기:** 의자에 앉아서 복근을 단단히 조이고, 한쪽 발을 바닥에 계속 댄 채로 다른 한 쪽 발을 올려 다리가 곧게 펴질 때까지 길게 뻗는다. 다른 쪽 다리도 반복한다.
- **런지**
- **목, 어깨, 손목, 발목 돌리기**
- **양팔 하늘 높이 뻗기:** 양팔을 머리 위로 올려 길게 쭉쭉 뻗는다.
- **저항 밴드 운동:** 물리치료사의 권고 사항을 따른다.
- **벽 짚고 팔굽혀펴기:** 벽에서 몇 센티미터 정도 떨어진 곳에 서서 팔을 어깨 너비보다 넓게 벌리고 손바닥을 벽에 댄다. 등을 계속 곧게 편 채로 실행한다. 강도를 높이고 싶다면, 벽에서 더 멀리 떨어져서 실행한다.
- **벽 스쿼트:** 등을 벽에 기댄 채로 엉덩이와 무릎을 90도 각도로

세우고 투명 의자에 앉는 자세를 취한다. 10초에서 20초까지 유지한다.

활동 후 휴식 시간에 인체 공학적 특징을 고려하면 건강을 증진하고 통증을 줄일 수 있다. 좋은 인체 공학이란 올바른 자세를 유지하고, 관절을 잘 정렬하며, 반복적이거나 격렬한 활동을 하는 동안 편안한 신체 자세를 유지하는 것을 말한다. 이는 가정과 직장에서 모두 중요하다. 최근 재택근무부터 친구나 가족과의 영상 통화까지 가정용 컴퓨터 사용이 증가하면서 허리와 목 관련 질환 발생률이 높아지고 있다. 하지만 인체 공학적 특징을 이해하고, 자주 움직이면 예방할 수 있다.

직장이나 가정에서 무거운 물건을 들어 올릴 때 주의하면 부상을 예방할 수 있다. 허리 보호대(천과 고무줄로 만든)는 반복적으로 무거운 물건을 들 때 유용하다. 허리 보호대가 좋은 자세를 유지하도록 계속 상기시키기 때문이다. 지속적으로 무거운 물건을 들어야 하는 직업이 아니라면 허리 보호대 사용을 하루에 한두 시간으로 제한해 코어 근육이 약해지지 않도록 해야 한다. 또 무거운 물건을 들 때는 허리와 관절을 다칠 수 있다. 그러니 물건을 들어 올릴 때 자세가 틀어지지 않도록 주의한다. 물건을 코어에 바짝 붙인 다음 발걸음을 작게 해 옮기는 것이 좋다. 이 조언은 갈퀴질이나 삽질 같은 실외 작업

할 때에도 적용된다. 배달이나 간호 등 들어 올리는 작업이 자주 있는 직업의 경우 전문적인 인체 공학적 교육을 받을 수도 있다. 미국 질병통제예방센터cc에서는 허리, 어깨 및 팔 통증을 줄이는 데 도움이 되는 '올바른 자재 취급 매뉴얼'을 무료로 제공한다.(319쪽, '참고 문헌' 참조)

휴대전화, 태블릿 PC, 컴퓨터, 휴대용 게임기 등 모든 디지털 기기 화면은 인체 공학적으로 우리 몸에 매우 해롭다. 우리는 주변에서 머리를 앞으로 숙이고 잔뜩 구부린 채 휴대전화를 들여다보는 10대나 책상에서 상체를 숙이고 일하는 동료를 심심치 않게 볼 수 있다. 거북목 증후군은 습관적으로 머리를 앞으로 숙이고, 어깨는 안쪽으로 말린 채 허리가 구부정한 자세로 휴대전화를 쓰는 현대인에게 흔히 발생한다. 이런 자세는 목, 어깨, 허리 등의 통증을 일으키는 원인이다. 몇 년 전, 비디오게임과 신체 활동을 결합한 닌텐도 위를 지나치게 즐긴 사람들에게 근육 손상과 근육통이 빈번하게 발생했다. 급기야 게임기 이름인 위Wii와 염증, 병을 의미하는 아이티스itis의 합성어 위아이티스Wiiitis라는 신조어가 생기기도 했다. 이름이 어떻든 결과는 똑같다. 지나치게 오랫동안 한 가지 자세만 취해 반복적 근육 긴장, 자세 불량, 관절 정렬 불량, 비대칭적인 근육 정렬 등을 유지하면 할수록 통증이 생기거나 더 악화된다.

통증을 완화하는 해결책은 인체 공학적 교정 영역을 설정하고, 신체 정렬을 염두에 두고, 자세를 바꾸며, 자주 기지개를 켜고 스트레칭하는 것이다. 일부 고용주는 작업 공간에 인체 공학적 집기를 제공하기도 한다. 컴퓨터 작업에 유익한 인체 공학적 집기로 높낮이가 조정 가능하고, 요추 지지대가 있는 의자를 예로 들 수 있다. 인체 공학적 작업 환경은 어깨가 긴장되지 않으며 팔꿈치가 편안하게 구부러지고, 손목이 지지되는 동시에 목과 척추도 곧게 유지된다. 또한 약간 기울어진 발판 위에 양발을 평평하게 올려놓았을 때 무릎을 구부린 다리는 90도 각도를 만들고, 허벅지는 바닥과 평행을 이룬다. 물론 컴퓨터 화면을 개인의 눈높이에 맞추는 것은 기본이다.

책이나 전자책, 잡지를 읽을 때도 자세가 바르지 않으면 구부정한 등과 굽은 어깨, 목 등으로 통증이 발생할 수 있다. 나는 환자들에게 무언가를 읽을 때는 높낮이를 조절할 수 있는 독서대를 사용하라고 말하곤 한다. 또한 인체 공학적 특징에 대해 인식해 간단한 스트레칭을 하고, 자주 자세를 바꾸면 관절이나 근육 등의 정형외과적 통증을 줄일 수 있다.

사례 3

생활 습관을 바꿔 자유를 얻다

35세 남성인 라즈는 3년 넘게 목과 어깨 통증, 팔 저림 등에 시달렸다. 목 통증은 늘상 반복되었고, 팔 저림 현상은 주로 직장에서 나타났다.

통증 해방

라즈는 IT 전문가로 하루의 대부분을 컴퓨터로 작업한다. 라즈는 정확한 진단을 얻고자 척추와 뇌 MRI, 혈액 검사 등 각종 정밀 검사를 받고, 신경과, 통증 관리, 정형외과 전문의와 상담했다.

또한 라즈는 척추 지압사에게 물리치료도 받았다. 물론 일시적으로 도움이 되었다. 몇 년 동안, 라즈는 아세트아미노펜을 복용하고 국소 진통제 패치를 부착하며 생활할 정도로 악화되었으며, 통증은 사라지지 않았다. 라즈는 통증 때문에 일하기 힘들었을 뿐만 아니라 결국 골프도 그만두어야 했다. 심지어 어린 딸을 안고 돌아다니지도 못했다. 통증이 라즈의 인생을 송두리째 빼앗아갔다.

각종 정밀 검사를 받고 나서야 근막 손상이 통증과 신체 기능 장애를 일으키는 주요 원인임을 확인할 수 있었다. 우리는 5R 통증 완화 프로그램을 진행하기로 합의했다. 라즈는 그동안 직장에서 성공적인 경력을 쌓고 가족과 많은 시간을 함께하고 싶었다. 그래서 건강 관리는 뒷전에 밀어두기 일쑤였다. 라즈는 점심시간마다 패스트푸드를 먹었고, 장시간 앉아 컴퓨터로 작업했다.

우리는 라즈가 생활 습관을 수월하게 바꿀 방법을 찾아보았다. 라즈는 점심시간에 의식적으로 식습관을 바꾸기로 결심했다. 또한 우리는 라즈가 컴퓨터 작업을 할 때도 매 시간마다 2분간 기지개를 켜고 스트레칭하는 방법을 개발했다. 라즈는 잊지 않고 스트레칭과 운동을 하고자 알람을 맞췄다. 척추 정렬을 제대로 맞추기 위해 사무실 의자에 등받침대도 구매해 설치했다. 또한 근무 시간 동안 규칙적으로 의자에서 일어서서 일할 수 있는 입식 책상도 사용하기 시작했다.

라즈는 식습관과 생활 습관을 바꾼 지 2주 만에 통증이 눈에 띄게 좋아졌다. 그래도 여전히 특정 신체 부위 한 곳에 근육통이 발생했고, 그곳을 통증 유발점 주사 와 새로운 프로그램으로 치료했다.

이제 라즈는 매 시간마다 알람을 설정하지 않는다. 라즈는 컴퓨터 작업을 하다가도 습관적으로 일어나고 앉기를 번갈아 실행하고 있다. 또 물병에 물을 채우려고 일어날 때 잠시 기지개를 켜고, 매일 점심시간마다 몸에 좋은 음식을 따로 챙긴다. 라즈는 이제 팔 저림이나 지속적인 목 통증에 시달리지 않는다. 골프를 다시 치기 시작했고, 스스럼없이 어린 딸을 안고 돌아다닐 수 있다. 라즈는 이제 더 편안하고 행복한 삶을 누린다.

신체 활동의 선택적 실행

코어 근육을 강화하고, 관절과 척추 정렬을 적절하게 유지하고, 지지 구조를 견고하게 발달시키면 큰 고통 없이 원만한 활동을 즐길 수 있다. 요가, 수영, 필라테스, 태극권 같은 신체 움직임이 통증을 완화한다는 연구가 있다. 이러한 운동을 일상생활에서 꾸준히 할 수 있다면 그 효과는 매우 크다. 물론 매일 지속할 수 없다고 해도 괜찮다. 유산소운동과 근력 강화 운동을 조합한 신체 움직임도 매일 자주 실행하면 척추나 근골격계, 관절 통증을 완화하는 데 도움이 된다. 목표는 정규 수업에 참여해 수행하는 신체 운동부터 하루하루 틈틈이 이루어지는 신체 활동에 이르기까지 어떤 방식이든 자신에게 맞는 것을 지속하면 된다. 단, 운동 강도를 높일 때는 반드시 의사와 상의해야 한다.

유산소 동은 심박수와 호흡수를 지속적으로 상승시킬 만큼 격렬한 운동에 속한다. 게다가 유산소운동은 근력과 지구력을 증가시키고, 염증을 완화한다. 혹시라도 지금 곧바로 유산소운동을 시작한다면 적당한 강도로 가볍게 15분에서 30분 정도 걷는다는 목표를 세우는 게 좋다.

근력 강화 운동은 짧은 시간 동안 한 가지 움직임을 반복적으로 실행하는 것을 말하며 특정 근육을 강화하는 데 목적이 있다. 또한 근력 강화 운동은 일반적으로 자신의 체중이나 덤벨, 헬스 기구, 저항 밴드 같은 근력 운동 기구를 이용한다. 저항에 맞서 실행하는 신체 운동인만큼 근육 회복 시간을 두어 이틀에 한 번 실행하는 것이 가장 좋다. 우선 근력 강화 운동을 처음 시작할 때는 초보자용 저항 밴드나 가벼운 덤벨을 이용해 각각 한 세트당 10회에서 12회 정도 반복하고, 2세트나 3세트 정도 실행하며, 세트와 세트 사이에 잠시 휴식을 취한다. 설정한 목표를 달성하면 덤벨 무게를 늘려 더 강도 높은 근력 강화 운동을 실행한다.

고강도 인터벌 트레이닝High-Intensity Interval Training, HIIT은 신체 움직임을 격렬하게 실행한 후 회복 시간을 짧게 가지는 운동이다. 보통 전체적으로 15분 이하로 지속하는 경우가 많다. 많은 사람이 고강도 인터벌 트레이닝이 시간 대비 효과적인 운동이라고 칭찬한다. 게다가 연구에 따르면, 고강도 인터벌 트레이닝은 염증을 완화하고 체지방 성분과 혈압을 조절하는 데 도움을 준다. 비록 인터넷상에서 접하는 고강도 인터벌 트레이닝의 경우 대부분 강도가 높다. 하지만 수영장에서도 할 수 있는 강도 낮은 방법도 있다. 류머티즘성 관절염에 시달리는 노인을 대상으로 진행한 연구에 따르면, 고강도 인터벌 트레이닝 걷기 프로그램에 따라 빠르게 걷기와 느리게 걷기를 번갈아 실행하자, 염증과 관절 부종, 면역 기능 장애 등이 완화되었다. 또한 만성 요통에 시달리는 사람들을 대상으로 연구한 결과도 고강도 인터벌 트레이닝은 통증과 면역 기능 장애를 완화시키고 신체 기능을 향상시키는 것으로 나타났다.

누워서 휴식하기

일상에서 매일 실행하는 신체 움직임은 자신이 감당할 수 있는 수준에서 실행하는 것이 무엇보다 중요하다. 척추 통증 환자는 척추와 관절에 가해지는 중력의 힘을 덜어내는 것이 좋다.

시간이 된다면, 한낮에 15분에서 20분 정도는 누워보자. 은퇴한 사람의 경우, 오후 2시에서 3시가 적절하다. 아울러 오후 2시에서 3시는 신체 이완 운동이나 독서, 텔레비전 시청 등을 실행하기에 가장 좋은 시간대이다. (6장에서 좀 더 자세히 다룬다.) 직장에서 근무한다면 자기 자리에 매트를 깔거나 차 안에서 15분에서 20분 정도 잠시 몸을 펴고 있거나 퇴근 후 집에 가자마자 15분에서 20분 정도 누워 있어도 좋다.

야외 활동하기

나는 야외 활동을 강력하게 추천한다. 밖에 있으면 스트레스와 염증이 줄어들고, 즐거운 기분과 행복감은 높아지기 때문이다. 실제로 800명 이상의 젊은 성인을 대상으로 한 연구에 따르면, 야외 운동을 할 경우 긴장감과 분노, 우울증은 감소했고, 즐거움과 행복감은 더 크게 느끼는 것으로 나타났다. 이러한 일환 중 하나로 마음 챙김 걷기를 해볼 수 있다. 마음 챙김은 현재에 집중하고, 모든 감각을 활용하는 것을 의미한다. 마음 챙김 걷기는 자신을 위해 할 수 있는 가장 활력 넘치는 일 중 하나가 될 것이다. 연구에 따르면, 산림욕은 신체적·정신적·감정적 스트레스를 완화하고, 스트레스 호르몬 수치를 떨어뜨리고, 급성 스트레스 반응인 투쟁-도피 반응을 가라앉히며, 이완 반응을 활성화한다. 정신과 몸에 관련된 이런 모든 반응은 만성 통증과 염증을 완화하는 데 도움을 준다.(6장에서 좀 더 자세히 다룬다.) 숲에서 자연에 집중하며 산책하면서 몸도 치유된다니 얼마나 놀라운가. 물론 집 앞에 숲이 우거져야 하는 것은 아니다. 시간이 허용되는 한 자연을 찾는 습관이 중요하다. 일부 사람은 야외에서 실행하는 신체 운동을 녹색 운동이라고 칭하고, 일부 의료진은 환자가 녹색 운동을 실행하도록 처방전을 써주기도 한다. 야외에서 하는 신체 운동을 어떻게 칭하든 야외 활동은 우리 삶의 질을 향상시킨다.

다른 생명체들과 마찬가지로 인간은 잘 살기 위해 많은 양의 물, 신선한 공기, 영양분, 햇빛, 휴식, 강력한 기초 체력, 양육 공동체 등이 필요하다. 신체 활동으로 신체 기능을 활성화하면 수면의 질, 기분, 회복력 등이 좋아지고 스트레스 지수가 감소한다. 또한 야외에서 사랑하는 사람과 접촉할 기회가 생기는 장점도 있다. 5R 통증 완화 프로그램의 주된 요소 중 하나인 '신체 기능 활성화'는 우리가 통증에서 벗어나 건강하고 행복하게 해준다.

신체 활동 목표 설정하기

5R 통증 완화 프로그램의 다른 주요 요소와 마찬가지로 신체 활동을 매일 달성할 수 있도록 목표를 현실적으로 세우는 것이 중요하다. 예를 들어, '매일 한 시간 하이킹하기' 목표는 시간 제약과 컨디션, 통증, 날씨 등에 영향을 받기 때문에 현실적이지 못하다. 차라리 하루에 '15분 정도 더 움직이기' 목표를 세우는 게 훨씬 현실적이다. 또한 휴대전화 앱이나 운동 추적 장치 등을 이용해 일지를 작성하여 목표를 실행하고 그 과정을 명확하게 추적하고 검토한다. 특히 일상생활에서 신체적 움직임을 언제, 어디서, 어떻게 실행할 것인지를 고려해 목표를 구체적으로 설정하고 계획한다. 목표를 실행할 시간을 계획하고, 매일 일상적으로 실행하는 신체 활동에 계획한 움직임을 추가하면 된다. 예를 들어, "나는 저녁을 먹고 산책이나 운동 영상을 보면서 근력 운동이나 요가를 따라할 것이다."라고 목표를 세운다. 혹시라도 목표를 달성하지 못했다면, 포기하지 말고 다음 날 다시 시작한다. 그러다 보면 몇 주 후, 매일 목표를 실행하고 달성하는 자신을 발

성공적인 목표 설정 2: 신체 기능 활성화Revitalize

장애물 제거하기
- **목적:** 운전해 집으로 가기 전 야외에서 산책한다.
- **목표 설정:** 차 조수석에 산책용 운동화를 두고 '통증을 없앤다.'라고 쓴 메모를 붙인다.

집중하고 싶은 물건 눈높이에 맞춰 진열하기
- **목적:** 스트레칭을 더욱 자주 실행한다.
- **목표 설정:** 일하는 자리 옆에 스트레칭 도감을 붙여놓고 알람을 설정해서 시간에 맞춰 기지개를 켜고 스트레칭한다.

특정한 사회적 활동에 참여하기
- **목적:** 신체 움직임을 많이 실행한다.
- **목표 설정:** 차로 직장이나 식료품점에 갈 때 조금 떨어진 곳에 주차하고 목적지까지 걷는다.

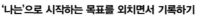

'나는'으로 시작하는 목표를 외치면서 기록하기
- **목적:** 운동 영상을 켜놓고 신체 운동을 실행한다.
- **목표 설정:** "나는 저녁 밥 먹기 전에 영상을 켜놓고 운동한다."라고 큰 소리로 외치고, 기록한다.

과정을 검토하며 목표 달성을 위한 동기부여하기
- **목적:** 목표를 실행하는 과정을 계속 검토한다.
- **목표 설정:** 달력이나 앱을 이용해 목표를 실행하고 달성하는 과정을 매일 추적하고 검토한다.

신체 회복력을 높이고 기분을 전환하기 위해 노력하기

| 그림 4-3 | 신체 기능 활성화를 위한 맞춤형 5R 통증 완화 프로그램

견하고 뿌듯함을 느끼게 될 것이다.

1. 설정한 주요 목표를 검토한다. 성공적으로 달성하거나 예방하고 싶은 부분을 수정한다.
2. 아래 목록에서 자신에게 적합한 목표를 향해 가는 데 도움이 되는 방법을 확인한다. 먼저 두 가지를 선택하면 수월하다.
3. 예시를 따라가면서 구체적인 실행 단계와 더불어 맞춤형 5R 통증 완화 프로그램으로 전환한다.
4. 주요 목표를 성공적으로 달성하고 있다는 사실을 인지한다.
5. 신체 회복력을 높이고 기분을 전환한다.

● 목표 설정 1단계

- 계단으로 오르내린다. 차로 이동할 때 신체 움직임을 추가로 실행한다. 목적지에서 멀리 떨어진 곳에 차를 주차하고 목적지까지 걷는다. 걸어서 이동할 수 있는 거리면 차를 집에 두고 걸어간다.
- 10분에서 15분 정도 시간을 내 야외 산책을 한다.
- 친구나 가족, 직장 동료를 초대해 사회성을 키운다.
- 전화 통화하는 동안에는 일어나서 걷는다.
- 기회가 생길 때마다 야외에서 신체 활동을 실행한다.
- 휴식 시간에 신체 활동을 실행하도록 스트레칭이나 신체 운동 목

록을 작성한다.

- 알람을 설정해서 자주 일어나 움직인다.
- 텔레비전을 보다가 광고가 나오면 자리에서 일어나 기지개를 켜고 스트레칭한다. 광고 없이 프로그램을 볼 경우 일시정지 버튼을 누르고 중간에 스트레칭한다.
- 직장과 가정에서 근골격계 건강에 도움이 되는 인체 공학적인 작업 영역을 설정하고, 환경을 검토한다.
- 일과 중에 잠깐 누워 허리 펴는 시간을 갖는다.
- 물리치료사에게 도움을 받아 통증이나 염증이 있는 특정 부위가 압박되지 않도록 자신에게 적합한 신체 활동 계획을 세운다.
- 신체 활동을 따라 할 수 있는 운동 영상을 알아본다.
- 일지를 꼼꼼하게 기록하여 매일 목표를 실행하고 달성하는 과정을 추적하고 검토한다.

목표 설정 2단계(고급자용)

- 일정표에 신체 움직임을 실행할 시간을 기록한다. 적당한 강도로 20분에서 30분 정도 걸을 계획을 세운다.
- 무료 온라인 운동 영상 또는 스마트폰 앱 등을 켜놓고 고강도 인터벌 트레이닝을 실행한다.
- 입식이나 높낮이를 조절할 수 있는 책상을 제작하거나 구매한다.
- 척추나 근골격계, 관절 통증 등을 완화하는 데 도움을 줄 수 있는 운동 강좌를 신청해 수강한다.

- 운동 트레이너에게 도움을 받아 일대일로 운동을 한다.
- 일상생활에 산림욕하기를 추가한다.

● 목표 설정 방법(예시)

- '나는' 점심시간에 15분 정도 걷는다.
- '나는' 음식점이나 식료점에 갈 경우 멀리 떨어진 곳에 주차하고 걷는다.
- '나는' 전화 통화하는 동안에도 일어나서 움직인다.
- '나는' 운동복을 리모컨 위에 올려놓아 온라인 운동 동영상을 꾸준히 시청한다.
- '나는' 자기 전에 스티커와 달력, 앱을 이용해 매일 목표를 실행하고, 그 과정을 추적하고 검토한다.

chapter 5

에너지
재충전

RECHARGE

얽히고설킨 실타래를 풀어주는 잠,

고된 노동의 피로를 씻어주는 목욕물,

생채기 난 마음을 달래주는 안식처, 대자연이 베푸는 두 번째 여정 잠,

잠은 인생의 향연에서 으뜸가는 자양분이다.

— 윌리엄 셰익스피어William Shakespeare

오해: 수면의 질은 통증과 관련이 없다.

사실: 수면 시간이 부족하면 통증과 염증이 악화된다.

5R 통증 완화 프로그램: 숙면을 취하면 신체 에너지가 충전되고 통증이 완화, 치료된다.

'휴식은 적게 일은 오래'라는 태도가 미국에 만연하다. 근무 시간이 늘어난 만큼 수면 시간은 줄어들었다. 그 결과 근로자들의 일의 능률은 떨어졌고, 건강은 나빠졌다. 여전히 자는 시간을 최대한 줄여서 밤샘 공부를 하거나 근무 시간을 늘리는 사람은 자기 일에 최선을 다한다고 박수를 받는다. 하지만 부족한 수면은 우리를 다치게 할 뿐만 아니라 염증을 일으키고 결국 수명을 단축시킨다.

수면을 대신할 수 있는 것은 아무것도 없다. 수면 시간을 지나치게 줄이는 생활 습관은 영양분이 풍부한 리얼 푸드 대신 편리한 가공식품을 먹는 것과 같다. 다시 말해서, 단기적으로는 가공식품이 편리하다고 느껴질 수 있지만 장기적으로는 염증과 통증 발생이라는 엄청난 대가를 치르게 된다. 리얼 푸드가 건강한 삶에 필수적인 영양소를 제공하듯이, 충분한 수면은 우리 몸과 뇌에 필수적인 회복 시간을 제공한다.

법률회사부터 장거리 운송업 회사에 이르기까지 많은 고용주들이 '더 잘 쉬고, 더 일에 집중한다.' 대신 '더 적게 쉬고 더 많이 일한다.'라는 기조를 고수하고, 장려한다. 이는 집중력 저하와 실수를 증가시켜 결국 추가 업무로 이어지게 되고, 종사자들의 건강은 악화된다. 2020년 한 연구에 따르면, 수면 부족은 다음과 같은 결과를 초래할 수 있다. 수면이 부족해지면 법정 음주 운전 제한치를 초과한 혈중 알코올 농도로 운전할 때보다 더 큰 장애를 유발할 수 있다. 커피 역시 알코올과 마찬가지로 판단력을 저하시킨다. 같은 연구에 따르면 커피를 마시면 사람들은 더 각성하고, 덜 피곤하다고 생각하는 것으로 나타났다. 물론 실제로는 그렇지 않다.

수면은 몸이 원기를 회복하고 에너지를 충전하도록 도와주며, 항상성과 신체적 균형을 회복하고 염증을 완화한다. 수면의 질이 나쁘거나 부족한 현상은 통증과 염증, 면역 체계 약화, 당뇨병, 고혈압, 심장 질환, 일부 암 등을 일으키는 원인이 된다. 또 집중력과 집중력 지속 시간, 기억력을 감소시키면서 우울증, 불안감, 다른 정신적 질환 등을 야기한다.

수면 부족은 몸에 스트레스를 준다. 최근 연구에 따르면, 수면 부족은 실제로 뇌를 위축시키며 최악의 경우 대뇌피질 위축증을 발병시킬 가능성이 매우 높다. 수면 부족은 통증을 처리하고 견디는 능력과 회복력을 떨어뜨린다. 결과적으로 수면 부족은 다음과 같이 무수히 많은 건강 악화 현상을 초래한다.

- 통증 증가
- 염증 증가
- 스트레스 증가
- 피로 증가
- 통증 저항력 감소
- 기억력 감퇴
- 건강 수명 단축
- 면역 기능 저하
- 당뇨병 전증과 당뇨병
- 고혈압
- 심장 질환
- 집중력 저하
- 뇌 용적 감소
- 수명 단축
- 우울증과 불안감 등을 포함한 정신 건강 상태

성인이 몸과 뇌 기능을 최상으로 작동하고 활력을 회복하려면 7~8시간은 숙면을 취해야 한다. 수면 시간이 6시간 이하로 줄어들면 염증(인터루킨-6, 종양괴사인자-α, C-반응성 단백질 수치로 측정)이 증가한다. 과체지방이 염증을 일으킨다는 사실을 기억하는가. 13년간 진행한 연구에 따르면, 수면 부족은 비만과도 관련이 있다. 수면 부족은 신체 건강을 이중으로 악화한다.

수면의 질도 매우 중요하다. 숙면을 취하지 못하고 자주 중단되는 수면도 문제를 일으킨다. 2020년 〈미국의사협회저널〉에 발표된 연구 결과에 따르면, 불충분한 수면은 조기 사망 위험성을 높인다. 충분한 수면은 약을 복용하지 않고도 통증과 염증을 완화하고, 건강 수명을 연장할 수 있는 단순하지만 가장 효율적인 방식이다.

통증과 수면 장애는 서로 얽혀 있다. 통증이 있으면 잘 때 편안한 자세를 찾기 힘들고, 뒤척일 때마다 오는 고통은 숙면을 방해한다. 또 스트레스 호르몬, 불안감, 우울증 등도 수면에 영향을 미칠 수 있다. 한 연구에 따르면, 통증의학 전문의에게 진료를 받은 사람 중 70퍼센트가 수면 시간이 짧은 경우 신체 기능 장애가 더 심하며, 통증 수치가 높았고, 주간 활동량은 감소했으며, 우울증 및 불안 점수는 높았다고 한다. 수면 부족은 류머티즘성 관절염, 골관절염, 섬유근육통, 두통과 기타 질환을 가진 사람들에게도 나타난다. 통증 질환이 있든 없든 간에 수면 부족과 통증 사이에는 분명한 연관성이 있다. 1만 7000명 이상의 성인을 대상으로 한 연구에 따르면, 하루 5시간 이하의 수면을 취할 경우 더 많은 근골격계 통증을 호소하는 것으로 나타났다.

수면 부족은 결국 통증 저항력을 떨어뜨린다. 즉, 수면의 질이 향상되지 않는다면 통증이 훨씬 많이 발생할 수 있다. 한 연구에 따르면, 연이어 열흘 동안 밤에 충분한 수면을 취하지 못하는 사람은 통증 수치와 염증 표지자 수치가 증가했다. 이 연구에서도 5시간 미만으로 자는 사람은 근골격계 통증이 심할 뿐만 아니라 발생 부위도 더 다양했다. 즉, 수면 시간이 적을수록 통증이 더 심하다는 의미이다. 밤에 충분히 못 잤다면 부족한 수면 시간을 따로 보충하는 방식을 생각해볼 수 있다. 부족한 수면 시간을 따로 보충하는 방식은 비스테로이드성 항염증제나 아세트아미노펜 같은 진통제를 복용하는 것보다 통증 조절에 훨씬 유용하다. 또한 약이나 흥분제와는 달리 수면은 비용도 전혀 들지 않으며 부작용도 없다.

만약 밤에 발생하는 통증이 심하다면 반드시 의사의 진찰을 받아야 한다. 그렇게라도 수면의 질을 개선하는 것이 신체 건강을 향상시키기 위해 매우 중요하기 때문이다. 수면의 질을 개선해 에너지를 재충전하는 것과 5R 통증 완화 프로그램의 요소는 밀접하게 상호작용 한다. 건강에 해로운 음식을 선택하고, 신체 활동을 많이 하지 않으며, 스트레스가 많고, 사회적 관계가 단절되면 숙면을 취하기 어려워지기 때문이다. 반대로 수면의 질이 좋아지면 당이나 카페인, 가공식품을 찾지 않고, 대신 몸에 좋은 음식을 먹을 가능성이 높아진다.

최근 한 연구에 따르면, 다양하고, 건강한 장내 미생물군은 수면의 질을 높이는 것과 관련이 있다고 한다. 몸에 좋은 음식을 먹어 장내 미생물군이 균형을 찾으면 숙면을 취하고, 그러면 신체 에너지가 증가해 일상생활 속에서 신체 활동이 활발해진다. 신체 활동이 많아지면 자연스럽게 수면의 질은 향상되며, 어려운 상황에 대처하는 능력이 높아지고, 신체적·정신적 스트레스가 낮아진다. 스트레스가 줄면 긍정적인 사회적 관계에 집중할 수 있고, 행복감이 높아져 수면의 질은 좋아진다. 이렇게 5R 통증 완화 프로그램의 주요 요소들은 모두 상호 긴밀하게 연결되어 순환된다.

수면과 호르몬

호르몬은 신체에 신호를 전달하고, 다른 기관과 조직의 작용을 조절하며, 항상성과 신체 균형을 유지하도록 도움을 주는 화학물질이다. 대부분 호르몬은 수면에 영향을 미치지만 아래에 나열된 다섯 가지 호르몬에 대해 집중적으로 알아보자.

- **코르티솔**: 스트레스 호르몬의 일종으로 잠에서 깨어나고, 각성하

는 데 도움을 준다.

- **멜라토닌**: 잘 수 있게 긴장을 풀어준다.
- **렙틴**: 식욕을 떨어뜨린다.(포만감을 느끼게 함.)
- **그렐린**: 식욕을 높인다.(배고픔을 느끼게 함.)
- **성장호르몬**: 수면을 취하는 동안 신체 조직이 회복되고 성장하도록 도움을 준다.

우리 몸의 하루 주기 생체리듬은 자연스러운 수면-각성 주기를 지배한다. 우리는 생체 시계를 프로그래밍해 양질의 수면과 치유 시간을 극대화할 수 있다. 우리 몸이 생체리듬을 프로그래밍하는 데 아침에 햇빛을 쐬는 것은 꼭 필요하다. 밝은 빛은 코르티솔 분비를 촉진할 뿐 아니라 14~16시간 후에 수면을 취할 수 있게 몸을 이완시켜주는 호르몬인 멜라토닌의 폭발적인 생성을 일으키기 때문이다. 저녁에는 자연광이 사라지는 것에 따라 조명을 어둡게 하고, 책상에서 독서를 하거나 일을 할 때는 스탠드를 이용하는 것이 좋다. 자기 전에 스마트폰을 보거나 텔레비전을 시청하는 등의 스크린 사용은 멜라토닌 분비를 방해해 숙면에 좋지 않기 때문이다. 멜라토닌 수치가 증가하면 코르티솔 수치는 감소해야 한다. 하지만 낮부터 지속적으로 스트레스 받는 뉴스나 게임, 대화 등이 자기 전까지 계속된다면 코르티솔 수치가 증가할 수 있다. 자기 전에 휴식을 취하는 습관은 우리가 멜라토닌의 도움으로 긴장을 풀고 잘 준비하는 데 도움이 된다.

수면 부족은 코르티솔 수치를 증가시켜 호르몬 교란을 일으키는 데, 이에 따라 염증과 통증, 다른 스트레스 반응 등이 증가한다. 게다가 코르티솔은 식욕을 떨어뜨리는 호르몬 렙틴의 수치를 감소시키고, 식욕을 증가시키는 그렐린의 수치를 높인다. 식사 시기와 양에 영향을 미치는 호르몬 교란은 수면 부족과 체중 증가 사이의 상관관계를 설명해준다. 이 모든 것은 결국 더 많은 음식 섭취, 더 많은 지방과 염증으로 이어진다. 성장호르몬은 주로 밤에 분비되며, 조직의 회복과 성장뿐만 아니라 지방 분해와 근육량 유지, 뼈 건강 등에도 매우 중요한 역할을 한다. 수면 부족은 성장호르몬 분비를 방해하는데, 이런 현상은 회복 시간과 근육량 감소, 뼈 건강 상태 악화로 이어진다. 이런 모든 요인은 더 많은 통증과 염증을 일으킨다.

한 종류의 연료(수면)가 부족하면, 우리 몸은 다른 종류의 연료(음식)로 보상하려고 시도한다. 하지만 수면과 음식은 서로 부족한 것을 보완할 수 없다. 더 많은 음식(건강한 음식이라도)을 먹는 것은 부족한 수면에 대한 부적절한 대책이기 때문이다. 음식을 먹으면 일단 신체는 음식물을 소화하고 신체 에너지로 전환하는 신진대사 작용을 한다. 그런 의미에서 과식은 수면이 부족해 에너지를 충분히 충전하지 못한 몸을 감당하지 못할 정도로 일하게 만드는 셈이다. 넬 카터Nell Carter의 말처럼 우리 몸은 '휴식이 필요하다.'고 간곡히 애원하고 있을 수도 있다.

낮잠 자기 전략

사람들은 주말과 휴일에 늦잠을 자며 주중에 부족했던 잠을 보충하려고 애쓴다. 하지만 밀린 잠을 잔다고 해서 주중에 놓쳤던 수면의 이점을 모두 회복할 수는 없다. 이와 관련한 연구에 따르면, 이런 사람들은 저녁 식사를 한 후 또 음식을 먹었으며, 그 결과 체중이 늘었고, 하루 주기 생체리듬과 인슐린 민감도에도 부정적인 영향을 끼쳤다. 한마디로 주중에 수면이 부족한 사람은 음식 섭취량, 체중, 혈당 수치, 염증 수치 등이 증가했으며 하루 주기 생체리듬 또한 망가진다. 따라서 이런 문제의 근본적인 해결책은 매일 하루 7~9시간 잠을 자는 것 말고는 방법이 없다.

물론 삶에는 예상치 못한 크고 작은 일이 일어나기 마련이고 그로 인해 충분히 잘 시간을 확보하지 못할 수도 있다. 특별한 상황 때문에 충분히 못 잤다면 어떻게 해야 할까? 늦잠을 자서라도 보충해야 할까?

정답은 '상황에 따라 다르다.'이다. 하루 수면 시간이 1시간 이상 감소했다면 낮잠을 자는 것이 기분이나 정신 건강에 유익할 수 있다. 하지만 몇 가지 사항을 염두에 두어야 한다. 그 첫 번째는 24시간을 주기로 수면 시간을 하루 7~9시간 이내로 제한해야 한다는 것이다. 연구에 따르면, 수면 부족과 마찬가지로 수면 과다도 건강에 해로울 수 있다. 게다가 낮잠이 야간 수면을 방해할 수도 있다. 두 번째는 필요에 따라 낮잠을 잘 수는 있지만 하루 중 오후 3시 이후로는 낮잠을 피해야 한다는 것이다. 만약 수면을 취해야 한다면 20~30분 이내로 자야 한다. 특히 밤에 잘 못 잔다면 낮잠은 건너뛰자.

수면이 그렇게 중요하다면 수면제를 복용하는 것은 어떨까? 유감스럽게도 수면제는 오히려 수면의 질을 떨어뜨리고, 의존증과 중독, 유해한 부작용, 또 다른 약물과의 상호작용 위험이 있다.

불면증 치료법으로 탁월한 비약물적 요법으로는 불면증 인지행동 치료Cognitive Behavioral Therapy of Insomnia, CBT-I가 있다. 다른 유형의 인지행동 치료와 마찬가지로, 불면증 인지행동 치료는 의식적으로 부정적인 사고와 행동을 식별하고 변화시키는 방법이다. 연구에 따르면, 불면증 인지행동 치료는 수면 시간을 연장시키고, 질이 높아져 통증이 완화되었다. 그래서 이 치료 방법은 수술 후 환자들의 오피오이드 복용량을 줄이는 방법으로 권장되고 있다. 하지만 불면증 인지행동 치료로 이러한 결과를 얻기까지는 시간과 노력이 필요하다.

이제 스스로 할 수 있는 불면증 인지행동 치료 접근법에 대해 알아보자. 불면증 인지행동 치료법은 쉽게 말해, 취침 시간 이완 루틴을 만드는 것이다. 우리 몸은 자연의 하루 주기 신호에 동기화되어 생체 리듬이 반응한다. 그래서 많은 부모들이 취침 시간 전에 목욕이나 양치질하기, 동화책 읽기 후 잠을 자는 등의 루틴을 만들어 자녀의 수면 습관을 들인다. 성인도 비슷한 수면 습관을 들이면 수면의 질을 높이는 데 도움이 된다.

일반적으로 약을 복용하지 않고 수면의 질을 높이는 방법은 수면 위생, 자극 조절, 낮잠 제한에 중점을 둔다. 수면 위생은 수면에 대한 태도를 바꾸고, 유도하는 행동을 연습하고, 수면을 취하는 과정을 관찰하며, 자기 전에 자극을 피하는 등 수면 습관을 개선하는 것을 의미한다. 자극 조절이란 자기 전 침대 위에서 음식을 먹거나 일하거나 텔레비전을 보지 않고, 침실을 오로지 수면과 관련된 장소로만 인식하는 것을 말한다. 다음에 소개하는 내용은 취침 시간의 몇 가지 구성 요소이다. 수면의 질을 개선하고, 상쾌한 기분으로 일어나 하루를 맞이할 수 있도록 도와주는 몇 가지 요소를 살펴보자.

하루 주기 생체리듬에 따른 식습관

하루 주기 생체리듬에 따른 식습관과 수면 습관은 신체 건강과 행복감을 향상시킨다. 하루 주기 생체리듬에 맞춘 식습관은 소화와 수면 시간 사이에 완충 역할을 한다. 정해진 취침 시간 직전에 음식을 먹지 않으면 소화 등의 신체에 가해지는 스트레스와 역류 같은 문제를 줄일 수 있다. 또 몸이 회복할 수 있는 시간과 에너지를 더 많이 확보할 수 있다. 연구에 따르면, 취침 시간에 가까워졌을 때 음식을 섭취하면 칼로리 소비가 증가해 체중이 더 늘며, 통증을 유발할 수 있는 염증 수치가 높아진다.

취침 전 몇 시간 동안 피해야 할 것들은 담배, 술, 카페인 음료 및 기타 각성제 등이다. 카페인의 각성 효과는 지속적이기 때문에 그러니 정오 이후에는 카페인 섭취를 하지 않는 것이 좋다. 알코올 또한 질 좋은 수면을 방해한다. 일부 사람들은 알코올을 섭취할 경우 졸음을 느끼거나 잘 수 있다. 하지만 통증과 싸우고 회복하는 데 도움이 되는 숙면을 취할 수는 없다. 그러니 취침하기 전에는 알코올 섭취를 제한하거나 피하는 것이 좋다.

취침하기 2시간 전부터 수분 섭취를 줄이는 방법은 화장실 방문 횟수를 감소시켜 중간에 깨지 않고 연속적으로 잘 수 있다. 물론 이는 하루에 충분한 양의 수분을 섭취한다는 것을 전제로 한다.

스트레스 적은 공간 만들기

침실에서는 긴장감이나 초조감이 아닌 차분하고, 쾌적하며, 편안한 느낌이 들어야 한다. 침실은 뇌가 수면을 취하도록 신호를 보내는 장소로 평온함과 행복감을 유도하는 안식처이어야 한다. 이는 가능하면 최대한 침실에서는 일을 하지 말아야 한다는 뜻이다. 심지어 원룸이나 다인실에 거주하더라도 자기 전 침대에서 휴대전화나 노트북, 컴퓨터를 사용하지 말아야 한다.

수면을 준비하려면 텔레비전 프로그램, 스트레스를 주는 뉴스, 힘든 대화(직접 대면 또는 전화 통화) 등의 자극을 피하는 것도 중요하다. 스트레스는 투쟁-도피 반응 체계를 자극해 활성화하고 그 상황이 끝난 후에도 긴장을 늦추지 못하게 하기 때문이다. 그러니 하루의 마지막 90분을 편안하고, 안정되게 보내는 시간으로 만들어보자. 자녀나 배우자, 룸메이트 등 다른 사람이 압박하더라도 자신만의 취침 시간

전 휴식 루틴을 만들고 지키기 위해 노력해보자.

　가급적 침실은 쾌적하고, 조용하고, 어두운 수면 동굴로 유지해야한다. 각자 선호하는 침실 온도는 다르지만 담요 속에 파묻히더라도 충분히 쾌적함을 느낄 만큼 침실 온도를 시원하게 유지한다. 침대를 누군가와 공유해야 한다면 베개 커버, 침대 시트, 이불 등을 따로 사용해 밤마다 이불을 가지고 줄다리기하는 상황을 피하자. 또한 선풍기는 시원한 공기를 순환시키고 백색 소음을 내서 숙면에 도움이 된다. 소음 수준을 조절할 수 없다면 귀마개를 사용하면 된다. 덧붙여 침실을 어둡게 유지하면 숙면을 취하는 데 도움이 된다. 만일 여름철 밤이 짧은 곳에서 생활하거나 직업상 야간에 근무하고 낮에 수면을 취한다면 빛을 차단하는 암막 커튼이나 안대 사용을 추천한다. 정리하면 자기 전에 휴식을 취하고, 편안하게 긴장을 풀어 잘 준비를 한다. 침실은 쾌적하고, 조용하고, 어둡게 해 숙면을 유도하는 공간으로 만들어보자. 수면의 질이 높아지면 원기를 회복하고, 통증이 완화된다.

전자 기기를 적게 사용하는 구역 만들기

　전자 기기는 우리에게 자극적이거나 스트레스 가득한 내용을 줄 뿐만 아니라 자기 전에 취해야 하는 휴식을 방해한다. 연구에 따르면, 전자 기기의 화면에서 분출되는 청색광은 멜라토닌 분비를 방해한다. 숙면을 취하기 위한 이상적인 방법은 취침하기 90분 전부터 전자 기기를 사용하지 않는 것이다. 만약 그렇게 하는 게 힘들다면 최소한 취침하기 30분 전부터라도 휴대전화, 텔레비전, 컴퓨터, 기타 전자 기기 등의 사용을 피해야 한다. 대부분 수면의학 전문가는 휴대전화를 침실에 두지 않는 것이 좋다고 말한다. 밤에 침실 외의 방에서 휴대전화를 충전하면 수면의 질이 매우 높아지기 때문이다. 하지만 위급한 상황을 대비해 휴대전화를 계속 침실에 두어야 하는 경우도 많으며, 어떤 사람은 휴대전화를 알람 시계로 이용하기도 한다. 그런데 이 문제는 쉽게 해결된다. 휴대전화 대신 구식이라도 비싸지 않은 알람 기능이 있는 디지털시계를 사용하면 된다. 그러면 한밤중에 밝고 자극적인 휴대전화 화면을 들여다보며 시간을 확인하지 않아도 되고, 시도 때도 없이 뜨는 메시지를 열지 말지 고민하지 않아도 된다. 혹시 디지털시계의 빛이 수면을 방해하거나 시계 액정에 표시된 숫자가 신경 쓰이면 시계를 반대로 돌려버리면 그만이다. 또 한밤중에 시간을 확인해야 할 때를 대비해 팔을 뻗으면 닿는 위치에 디지털시계를 놓아두면 신경 쓸 일이 없다. 또한 일부 디지털시계는 수면에 도움이 되는 소리를 내는 부가 기능이 있기도 하다.

휴대전화를 침실이 아닌 다른 방에 둘 수 없는 환경이라면 무음이나 비행기 모드로 설정하거나 전원을 꺼놓는 방법도 있다. 또 자기 전에 휴대전화를 이용해 백색소음 등 수면을 유도하는 소리를 듣거나, 팔을 뻗어도 닿을 수 없는 위치에 화면이 얼굴에 비치지 않게 두는 방법도 있다.

취침하기 90분 전에도 전자 기기를 계속 사용할 수밖에 없다면 비싸지 않은 호박색 보안경 착용을 고려한다. 호박색 보안경은 멜라토닌이 마력을 발휘할 수 있도록 전자 기기에서 방출되는 청색광을 차단한다. 연구에 따르면, 일주일 동안 취침하기 2시간 전부터 호박색 보안경을 쓴 사람의 경우 수면 시간과 수면의 질이 매우 뚜렷하게 향상되었다. 이 연구 결과는 취침하기 전 마지막 30분 동안 전자 기기를 피하는 시간으로 설정하는 것이 숙면을 취하기 위해 중요하다는 것을 알게 해준다.

자기 전에 전자 기기를 사용하지 않고 피해야 하는 또 다른 이유는 '취침 시간 미루기' 습관을 만들기 때문이다. 이 습관은 많은 문제를 일으키지만 주변에서 흔히 볼 수 있다. 이를테면 낮 동안 너무 바빠서 갖지 못한 개인 시간을 취침 시간을 늦춰서라도 보상받고자 하는 것이다. 흔히 텔레비전 쇼를 몰아서 시청하거나 컴퓨터나 휴대전화로 인터넷 쇼핑을 즐기거나 소셜 미디어 피드를 끊임없이 스크롤하는 행동 등이 포함된다. 이런 행동은 우리 뇌가 행복감을 주는 화학 물질을 분비하게 해 기나긴 하루 동안 일하고 다른 사람을 돌보느라 지친 심신을 치료하고 마치 자신을 대접하는 듯한 만족감을 느끼게 해준다. 하지만 유감스럽게도 이런 행동들로 얻는 진짜 보상은 스트레스 지수와 통증, 염증 수치의 증가이다. 이처럼 건강에 해로운 유혹을 제거하려면 스스로 매일 밤마다 자기 전에 전자 기기를 사용하지 않도록 노력해야 한다. 대신 매일 저녁에 진짜로 유익한 영양분을 공급하고, 충분히 휴식을 취해 긴장을 풀어주며, 스트레스를 완화하는 행동을 반복적으로 실행하도록 노력하자.

감사 일기 쓰기

휴대전화나 노트북, 리모컨을 내려놓으면 자기 전에 감사 일기를 쓸 수 있는 시간을 갖게 된다. 자기 전에 긍정적인 사고를 하면 걱정거리와 부정적인 생각을 극복하는 데 도움이 된다. 일상생활에서 일어난 여러 가지 사건들 가운데 좋은 일에 집중하면 수면의 질을 더욱 높일 수 있다. 많은 사람들이 매일 감사함을 느꼈던 일을 세 가지 정도 기록하라고 말한다. 물론 여러분이 감사함을 느꼈던 일에는 식료품점이나 슈퍼마켓에서 산뜻한 꽃향기를 맡거나, 친구와 함께 우스꽝스럽게 숨을 몰아쉬며 큰 소리로 웃거나, 저녁에 평온하게 산책하는 등 일상적인 일이 포함된다. 만약 세 가지를 기록하는 일이 벅차다면 우선 매일 한 가지만 찾아서 기록해보자. 이때 행복감을 느꼈던 순간을 머릿속에 떠올리면서 감사하는 마음으로 기록하자.

연구에 따르면, 자기 전에 감사 일기를 쓰는 습관은 수면의 질을 향상시키고, 수면 시간을 증가시키고, 숙면에 빠지는 시간을 감소시켰다. 기분 전환을 다룬 6장과 사회적 관계 맺기에 대해 다룬 7장에서 자기 전에 감사 일기를 쓰는 습관이 통증을 완화하는 데 어떤 영향을 미치는지 더 자세히 살펴본다. 아울러 매일 밤마다 자기 전에 일상생활에서 감사함을 느꼈던 일을 좀 더 기록하도록 목표를 세우고 실행하는 방법을 찾아볼 것이다. 하지만 5장에서는 현명한 어빙 벌린Irving Berlin의 조언을 추천한다.

'잠이 오지 않는다면 양 대신 축복을 세어보세요.'

통증 해방

마음 챙김과 명상

취침하기 30분 전에는 전자 기기에서 벗어나 일상에서 감사함을 느꼈던 일을 기록하고, 긴장을 푸는 방법을 시도한다. 연구에 따르면, 자기 전에 실행하는 마음 챙김과 명상은 수면의 질을 향상시키고, 우울증, 불면증, 불안감 등을 감소시켰다. 또한 기분과 신체 에너지, 통증 회복력 등을 높여 다음 날을 남보다 일찍 시작할 수 있는 혜택을 누릴 수 있다.

일상적으로 자기 전에 긴장을 푸는 방법에는 명상과 마음 챙김, 마음을 달래는 기도, 기술적인 호흡법, 근육 이완 운동, 일기 작성 등이 있다. 이러한 방법 중 각자 자신에게 맞는 스트레스를 완화법을 직접 선택하면 된다.

대부분 비용을 들이지 않고 선택할 수 있다. 명상이나 마음 챙김, 휴식할 수 있게 도움을 주는 휴대전화 앱 등을 이용하면 된다. 물론 전자 기기를 피하라는 규칙에 위배되지만 휴대전화를 비행기 모드로 설정하고, 화면을 끄거나 뒤집어놓으면 해결된다.

전자 기기가 필요 없는 간단한 명상도 있다. 느리고 편안하게 들숨보다 날숨을 길게 하는 호흡법이다. 호흡하면서 자기 사랑을 확인할 수 있는 명상Loving-Kindness Meditation을 반복하자.(이에 대한 자세한 내용은 6장에서 확인할 수 있다.)

나는 자유롭다.
나는 편안하다.

지금 시도해보자. 눈을 감거나 뜬 채로 이 만트라Mantra(명상이나 기도할 때 외우는 주문-옮긴이)를 세 번 반복하자. 그리고 기분이 어떤지 살펴보자.

어떤 사람들은 자려고 하면 골치 아픈 생각이 자꾸 떠오른다고 호소한다. 혹시라도 자기 전에 마음속 걱정거리, 해야 할 일들, 막연한 두려움 등이 계속 요동친다면 종이에 적으면서 떨쳐내려고 노력해보자. 빠짐없이 모두 종이에 기록한 후에는 다시 한번 읽어보고 우선순위를 정한다. 그런 다음 순서에 맞게 목록을 다시 재구성한다. 그리고 체크리스트가 있고, 무엇을 먼저 해야 할지 알고 있으며, 모든 것을 다 할 수 있다는 것을 상기하자. 이런 것을 모두 하는 데 잠을 잘 자면 더 좋다는 것도 떠올리자. 단, 이런 걱정을 관리하는 데 심각한 어려움을 겪고 있다면 의사나 전문가와 상담해보자.

미리 다음 날 할 일 준비하기

전날 밤에 다음 날을 미리 준비하면 통증 없이 활력 있는 하루를 보낼 수 있다. 훨씬 편안한 아침을 맞이할 것이다. 또 일어나자마자 무엇을 해야 하는지 알게 되니 마음 편히 잘 수 있다. 이런 습관은 아침에 실행할 일과 입을 옷을 결정해야 하는 피로감과 학교와 직장에 지각할까 봐 서둘러 준비하는 스트레스도 덜어준다.

다음 날을 미리 준비하는 것은 생각보다 쉽다. 예를 들어, 아침에 커피를 마실지 차를 마실지를 전날 밤에 결정하고 준비해놓으면 된다. 아침에 커피를 마시고 싶다면 커피 머신에 분쇄된 커피 원두를 넣고 타이머를 미리 설정해놓는다. 차를 마시고 싶다면 주방에 들어서자마자 차를 마실 수 있도록 식탁에 머그잔과 티백을 나란히 놓아도 좋다. 또한 아침에 입을 옷과 먹을 음식도 미리 결정해놓는다. 혹시 점심 도시락을 준비해야 한다면, 전날 밤에 미리 준비해서 냉장고에 넣어둔다. 아침마다 최소 5분 정도 마음 챙김과 명상을 실행하고, 예상치 못한 일에 대처할 여유 시간을 조금 더 가지면 좋다. 전날 밤에 내일을 미리 계획하는 습관은 스트레스와 염증과 통증 등에서 벗어나는 길이다.

통증을 완화하면서 하루를 원활하게 시작하는 또 다른 방법은 일어나자마자 처음 30분 동안 휴대전화를 멀리하는 것이다. 아침은 그날의 분위기를 결정한다. 일어나자마자 업무 관련 이메일이나 무작위 소셜 미디어 게시물과 뉴스 방송 등을 피해 집중하는 시간을 가져야 한다. 일어나 10분 동안은 감사 일기 쓰기나 자기 사랑 명상 등을 통해 자기 자신에게 집중하자. 매일 아침과 자기 전에 평온한 마음으로 감사 일기를 꾸준히 작성하는 습관은 스트레스 지수와 염증, 통증 수치 등을 떨어뜨린다. 아침에 일어난 후 처음 30분과 자기 전 마지막 30분 동안 전자 기기를 사용하지 않겠다는 30/30 계획은 우리를 더 편안하게 해준다.

수면 관찰하기

수면은 일상생활과 밀접하게 관계되어 있다. 평소 신체 움직임, 습관과 더불어 수면을 관찰하는 방식은 수면 계획을 효과적으로 설정하는 데 도움이 된다. 요즘에는 손목에 차는 시계를 활용하기도 하지만 특별한 기술 없이도 수면을 모니터링할 수 있다. 일반적으로 수면시간이 적절했는지, 잠자기 힘들었는지, 자다가 깼는지, 다음 날 개운하게 일어났는지 등을 관찰하면 된다. 이를 바탕으로 수면에 영향을 미치는 요인을 확인하고 수면 패턴을 파악할 수 있다. 예를 들어, 30분 정도 운동한 날은 숙면을 취해서 다음 날 개운하게 일어나고, 전날 음주나 스트레스 상황 등으로 잠을 잘 못 잤다면 무엇이 수면에 영향을 끼치는지 자연스럽게 깨닫게 되는 것이다. 우리는 스스로를 정기적으로 관찰하고, 통계를 낼 수 있다. 이런 자료들을 바탕으로 자기 전에 휴식을 취하고 마음 편안하게 긴장을 풀어주면서 수면의 질을 개선하도록 노력하자.

통합적인 방법

수면을 촉진하는 다른 통합적인 방법을 추가할 수도 있다. 어떤 사람들은 멜라토닌이나 마그네슘 보충제를 복용하기도 하지만 자연스러운 게 좋다. 예를 들어, 저녁에 리얼 푸드를 먹으면 보충제가 따로 필요 없다. 추가로 안정감을 주는 카모마일이나, 아슈와간다(인삼과 비슷하게 생긴 인도 허브로 불안감 등을 개선한다고 알려짐-옮긴이) 차를 마시고, 비타민 B₁₂, 트립토판(필수 아미노산의 하나로 많은 대사에 관여하며 성장에 필요함-옮긴이) 등을 추가하는 것도 좋다. 단, 먹기 전에 의사와 반드시 상의한다. 자는 데 문제가 있거나 좀 더 잘 자고 싶다면 아래의 방법을 참고해보자.

● 수면의 질을 높이는 통합 방법

- 마음 챙김

- 명상

- 기술적인 호흡

- 요가

- 꾸준히 실행하는 근육 이완 운동

- 신체 검사

- 침술

- 불면증 인지행동 치료법

- 심상 유도 치료

- 마사지

- 라벤더 아로마테라피

- 멜라토닌(견과류, 과일, 채소, 올리브유) 섭취

- 마그네슘(콩류, 견과류, 씨앗류, 시금치) 섭취

- 비타민 B₁₂ 섭취

- 트립토판 섭취

- 타우린 섭취

- 카모마일 차 마시기

- 아슈와간다 차 마시기

다음 5R 통증 완화 프로그램을 적용하면 자신에게 적합한 목표를 세우고 실행하는 데 도움이 된다.

다음 단계

1. 설정한 주요 목표를 검토한다. 성공적으로 달성하거나 예방하고 싶은 부분을 수정한다.
2. 다음에 제시된 목록에서 자신의 삶에 적합하고, 도움이 되는 방법을 확인한다. 먼저 두 가지를 선택한다.
3. 예시를 따라가면서 구체적인 실행 단계와 더불어 맞춤형 5R 통증 완화 프로그램으로 전환한다.
4. 주요 목표를 성공적으로 달성하고 있다는 사실을 인지한다.
5. 신체 회복력을 높이고 기분을 전환한다.

목표 설정 1단계
- 하루 일정 중 7~9시간 동안 충분하게 잠을 잘 수 있게, 우선순위를 수면에 둔다.
- 수면 일정을 규칙적으로 지킨다.
- 자기 전에 전자 기기를 사용하지 않고, 침실을 아늑하고 편안한 스트레스

성공적인 목표 설정 3: 에너지 재충전 Recharge

장애물 제거하기
- **목적**: 자기 전에 마음 챙김을 실행한다.
- **목표 설정**: 침실 탁자 위에 마음 챙김 도서를 놓아둔다.

집중하고 싶은 물건 눈높이에 맞춰 진열하기
- **목적**: 밤마다 자기 전에 감사함을 느꼈던 일을 목록으로 작성한다.
- **목표 설정**: 일기장을 펜과 함께 침대 옆에 둔다.

특정한 사회적 활동에 참여하기
- **목적**: 양질의 수면을 위해 자기 전에 전자 기기를 멀리한다.
- **목표 설정**: 이를 닦은 후 손이 닿지 않는 화장대 위에 휴대전화를 둔다.

'나는'으로 시작하는 목표를 외치면서 기록하기
- **목적**: 침실을 안락하게 만든다.
- **목표 설정**: 큰 소리로 "나는 침실에서 스트레스를 받는 대화를 하지 않을 거야."라고 소리 내어 말한다. 그리고 "나는 침실에서 일하지 않을 거야."라고 적는다. 자신이 좋아하는 휴식 도구(책이나 아로마 오일, 마사지 롤러, 편안한 음악을 틀 수 있는 기기)를 침대 옆에 둔다.

과정을 검토하며 목표 달성을 위한 동기부여하기
- **목적**: 목표를 실행하는 과정을 계속 검토한다.
- **목표 설정**: 달력이나 앱을 이용하여 카페인 섭취량과 취침 전 휴식 루틴, 수면의 질 등을 관찰한다.

신체 회복력을 높이고 기분을 전환하기 위해 노력하기

| 그림 5-1 | 에너지 충전을 위한 맞춤형 5R 통증 완화 프로그램

없는 공간으로 설정한다.

- 휴대전화 대신 청색광 분출량이 적은 디지털시계를 구매한다.

- 아침에 밖에서 밝은 빛을 쬐면서 하루 주기 생체리듬을 설정한다.

- 양질의 수면을 위해 몸을 활발하게 움직인다.(4장 '신체 기능 활성화' 참조)

- 24시간을 주기로 최소한 7~9시간 수면을 취한다는 목표를 염두에 두고, 낮잠 시간을 30분 이하로 제한한다.

- 정오 이후에는 카페인 섭취를 제한한다.

- 장내 미생물군이 최적으로 균형을 유지하고 수면의 질을 향상하도록 다양한 색상의 채소와 과일을 먹는다.

- 잠자리에 들기 3~6시간 이내에는 담배, 술, 각성제 등을 피한다.

- 취침 시간 직전에 음식 섭취를 제한한다.

- 잠자리에 들기 최소 30분 전에는 휴대전화 등 전자 기기를 보지 않는다.

- 아침에 일어난 후 첫 30분과 자기 전 마지막 30분 동안 전자 기기를 사용하지 않는 30/30 계획을 실행한다.

- 자기 전 휴식을 취하면서 긴장을 푼다.

- 잠자리에 들기 전에 머릿속에 떠오르는 걱정거리, 해야 할 일 목록, 부정적인 생각들을 기록한다.

- 저녁에 감사 일기 쓰는 시간을 갖는다.

- 자기 전 다음 만트라를 세 번 반복한다. "나는 자유롭다, 나는 편안하다, 모두에게 평화가 깃들기를."

목표 설정 2단계(고급자용)

- 수면의 질을 떨어뜨리는 신체 행동과 사건을 파악해보자. 스트레스 요인, 에너지원, 신체 활동, 수면 등을 관찰하면 된다.
- 취침하기 90분 전에도 전자 기기를 들여다봐야 한다면, 호박색 보안경 사용을 고려해본다.
- 다음 날 아침에 실행해야 할 일을 전날 밤에 미리 준비한다.
- 일몰 후에는 머리 위에서 비추는 밝은 빛을 피하고, 조도가 낮은 테이블 스탠드와 램프를 이용한다.
- 수면의 질을 개선하기 위한 통합적인 방법을 의사와 상의한다.
- 정기 교육을 받은 불면증 인지행동 치료 전문가와 상담을 고려한다.

목표 설정 방법(예시)

- '나는' 정오 이후에 카페인을 섭취하지 않는다.
- '나는' 취침하기 30분 전부터 전자 기기를 멀리한다.
- '나는' 자기 전에 수면을 유도할 수 있는 방법을 실행하거나 마음 챙김 도서를 읽는다.
- '나는' 양치질하는 동안 감사함을 느꼈던 일이나 장소, 인물 등에 대해 한 가지씩 생각한다.

chapter 6

기분
전환

REFRESH

수년간 만성 통증에 시달리는 동안 육체적인 아픔보다는

"견딜 수 없어! 영원히 지속될 거야!"

"나는 절대로 제대로 살지 못할 거야"

같은 부정적인 생각에 더 큰 고통을 받았다.

생각은, 심지어 절대적으로 믿는 생각조차도 늘 참일 수는 없다.

— 마사 벡Martha Beck

오해: 스트레스는 물리적 통증을 불러오지 않는다.

사실: 스트레스와 부정적인 사고방식은 통증과 염증을 악화한다.

5R 통증 완화 프로그램: 스트레스를 낮추고, 고통을 끝내는 것은 진정한 통증 솔루션의 일부이다.

통증의 강도와 고통은 육체적 건강뿐만 아니라 여러 가지 요인에도 영향을 받는다. 즉 주변 사람과 우리를 둘러싼 환경 모두가 통증 경험에 영향을 미친다. 사실 통증을 치료하는 올바른 해결책은 생물학적 요인과 더불어 사회적·심리적 요인을 함께 다루어야 한다. 유감스럽게도 보편적인 의료는 부상이나 질병 매개체 같은 신체적 스트레스 요인에 중점을 두고, 정신적·감정적 스트레스는 곁가지 취급을 해왔다.

하지만 신체적 스트레스와 정신적·감정적 스트레스는 모두 염증을 증가시킨다. 내가 접해온 근육 경련과 디스크 통증에서부터 속 쓰림과 당뇨병 등에 이르기까지 모든 의학적 상태는 정신적·감정적 스트레스 때문에 발생하거나 악화될 수 있다.

실제로 정신적·감정적 스트레스는 만성 통증을 악화할 뿐만 아니라 고통을 일으키기도 한다. 통증은 일반적으로 신체에 상처가 생겼을 때 발생하는 불쾌한 감각이나 감정적 경험으로 정의된다. 고통은 신체적 증상, 감정적, 정신적 부담의 조합이다. 종종 고통은 부정적인 의미로 해석된다. 자기 이미지와 계획된 삶의 내러티브에 왜곡을 가져오기도 한다. 결정적인 신체 부상이 없더라도 정신적, 정서적으로 받은 스트레스는 통증이나 경련, 고통으로 나타날 수 있다. 우리 중 많은 사람들에게 스트레스를 주는 사건이나 지지해주지 않는 상사 또는 특정 정치인을 떠올리기만 해도 어깨 근육이 뭉친다. 심할 경우 어깨 근육이 긴장하고, 심박수, 호흡수 등이 증가하고, 통증 및 염증이 시작된다.

우리 모두는 때때로 통증에 시달리지만 그렇다고 해서 지속적으로 고통에 시달릴 이유는 없다. 스트레스를 받으면 호흡법이나 사랑하는 사람을 마음속에 그려보는 등의 기술적인 훈련을 통해 근육 긴장도와 염증을 낮출 수 있기 때문이다. 또한 우리가 지속적으로 스트레스를 완화하고 에너지를 충전할 수 있는 기술적인 도구는 단계별로 다양하게 존재한다. 이런 방법들을 익혀 실제 상황에서 실행해 신체적 스트레스와 정신적·감정적 스트레스를 해결하면 더 나은 삶을 살 수 있다.

만성 스트레스는 급성 스트레스 반응인 투쟁-도피 시스템을 활성화시킨다. 투쟁-도피 시스템은 화재나 강도를 만났을 때처럼 위험한 상황에 닥쳤을 때 잠시 멈춰 생각하지 않고 바로 행동하도록 유도한다. 그래서 우리는 위험한 상황이 직면하더라도 반사적으로 움직여 생명을 구할 수 있게 되는 것이다. 하지만 현대 사회에서는 비명을 지르는 어린아이나 난폭한 운전자, 불만을 표출하는 고객 등을 다루는 상황에서부터 격분한 직장 상사나 계속 잔소리하는 파트너, 의학 질환 등을 다루는 상황에 이르기까지 위협적인 상황과 위협적이지 않은 상황에서도 투쟁-도피 시스템을 활성화시킨다.

만성 스트레스의 반복적인 공격으로 인해 결국 감정적으로 제대로 대

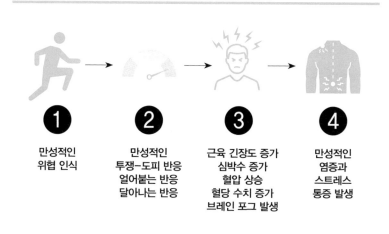

❶	❷	❸	❹
만성적인 위협 인식	만성적인 투쟁-도피 반응 얼어붙는 반응 달아나는 반응	근육 긴장도 증가 심박수 증가 혈압 상승 혈당 수치 증가 브레인 포그 발생	만성적인 염증과 스트레스 통증 발생

│ 그림 6-1 │ **만성 스트레스 반응**

응하지 못하게 되는 것이다. 그래서 일반적으로 쉽게 다룰 수 있는 사소한 일에도 긴장해서 얼어붙거나 급히 달아나거나 너무 쉽게 맞서 싸울 정도로 예민한 삶을 살아가고 있다(그림 6-1).

이러한 만성적인 스트레스 반응으로 근육이 긴장하고, 혈당 수치가 급상승한다. 우리 몸을 보호해야 하는 면역 체계는 급기야 신체를 적으로 간주한다. 이에 따라 우리 몸 전체가 지속적인 통증과 염증에 시달리며 극심한 공황 상태에 빠지게 된다.

만성 스트레스는 뇌를 재구성해 사고와 집중력, 행동 등을 다루는 높은 수준의 뇌 기능을 약화시킨다. 뇌의 이런 능력은 우리가 도전을 처리하고 고통 회복력을 기를 수 있게 해주는 '핵심' 부분이다. 하지만 만성 스트레스는 뇌의 고차원적인 능력을 손상시키고, 오히려 뇌의 감정적이고 원초적인 부분을 활성화한다. 결과적으로 원초적인 반응은 우리가 힘겨운 상황과 맞닥뜨릴 때 드러난다. 이런 이유로 우리는 여러 번 똑같은 질문을 하는 어린아이에게 날카로운 말투로 짜증 섞인 말을 쏘아붙이거나, 운전 중에 우리를 가로막는 사람에게 욕을 하거나, 짜증나게 하는 직장 동료에게 날선 태도를 취하게 된다.

흔히 만성 스트레스로 유발되는 분노나 두려움, 절박감 등은 결국 우리가 마음을 진정시키고 작은 목소리로 차분하게 말할 수 있는 상황에서도 큰 소리로 의도하지 않는 말을 내뱉게 만드는 경우가 많다. 매일 반복되는 만성 스트레스는 감정적인 반응을 강화하고 반사적으로 작동하게 만든다. 혹시라도 아이가 칭얼거리기 시작한다면, 칭얼거리는 소리를 듣는 순간 심박수가 증가한다. 또한 운전 중에 누군가가 앞을 가로막으면, 턱 근육 긴장도가 증가하고, 생존을 담당하는 뇌가 활성화된다. 어느 날, 고객이 고함치며 화내기 시작하면 반사적으로 반격하는 것도 이런 메커니즘에서 비롯된 것이다.

우리의 목표는 충동적인 반응이 아닌 이성적인 대응으로 문제를 처리하는 것이다. 하지만 시간이 지날수록 생존을 담당하는 뇌와의 연결은 늘고, 통증 회복력을 강화하는 뇌와의 연결은 줄어들게 된다. 이러한 변화로 인해 고통에 대한 내성과 회복에 대한 희망은 줄어들게 된다. 또한 수많은 작은 스트레스 요인도 통증을 일으키게 되고, 결국 회복이 불가능하다고 느끼게 된다(그림 6-2).

사람은 대게 스트레스와 통증이 관련되어 있다는 사실을 안다. 한

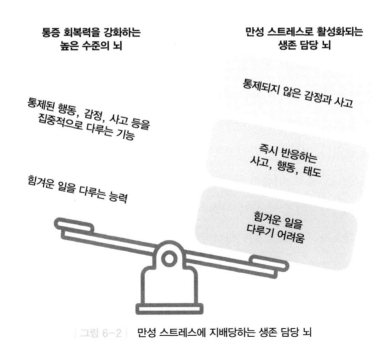

| 그림 6-2 | 만성 스트레스에 지배당하는 생존 담당 뇌

설문에 의하면 미국인들의 요통 발생의 가장 큰 원인이 스트레스라고 답했다. 스트레스를 받으면 근육이 위축되고, 통증 저항력이 급격히 감소한다. 게다가 정신적 스트레스나 사회적·신체적 스트레스 같은 만성 스트레스는 신체적 통증으로 분명하게 나타날 수 있다. 또한 만성 스트레스(정신적·사회적 또는 육체적)는 신체적 통증으로 나타나기도 한다. 그 중 대부분의 정형외과적 통증에는 근육 조직에서 시작된다. 경련은 국소적인 부상이나 보호 작용 또는 스트레스로 인해 발생할 수 있다. 통증을 일으키거나 악화시키는 이유는 만성 스트레스가 자기 강화적 성격이 강하기 때문이다. 만성 스트레스로 인해 투쟁-도피 시스템이 활성화되면 혈액을 큰 장기로만 보내고, 근육이나 지지 조직, 신경 등의 작은 장기로는 보내지 않는다. 그 결과 많은 장기에 산소 및 영양분의 공급이 줄어들게 된다.

연구에 따르면, 대인 갈등, 병간호, 군사적 문제, 사회적 고립, 눈에 보이는 스트레스, 우울증 같은 사회 심리적 스트레스는 체중을 증가시키고, 인터루킨-6와 종양괴사인자-α를 비롯한 염증 표지자 수치를 높인다. 이와 마찬가지로 원만하지 않은 인간관계는 우리 몸에 스트레스를 주고, 염증과 통증으로 나타난다. 2020년 연구에 따르면, 건강한 사람이 급성 심리·사회적 스트레스를 받았을 때 통증 저항력이 감소하는 것으로 나타났다. 연구 결과를 통해서 우리는 급성 및 만성 스트레스는 통증 저항력을 떨어뜨린다는 사실을 알 수 있다. 게다가 통증을 악화할 뿐 아니라 고통스러운 상황을 감당하고 처리하는 능력도 감퇴시킨다.

이러한 연구 결과에도 불구하고, 보편적인 통증 치료는 여전히 항염증제에 의존하고 있다. 이러한 약물은 일시적으로 신체의 통증 신호를 차단하지만 통증의 근본 원인을 해결하지는 못한다. 우리가 생존 모드로 살아간다면 통증을 치유하거나 건강을 회복할 수 없다. 스트레스를 완화하고 회복력을 높여 에너지를 충전하는 방법은 통증에 관한 사고방식을 바꿔 스트레스 반응을 개선하게 해준다. 우리가 스트레스 가득한 상황이나 사람을 완전히 피할 수 없겠지만 문제에 접근하고, 처리하는 방식은 개선할 수 있다.

5R 통증 완화 프로그램 연결

5R 통증 완화 프로그램의 다섯 가지 요소는 좋든 나쁘든 서로 연결되어 상호 보완한다. 수면 부족은 코르티솔 수치, 스트레스 지수, 불안감, 절망감 등을 더 높인다. 스트레스로 신체 건강에 해로운 음식을 먹게 되고, 수면의 질이 떨어지며, 통증이 발생한다. 또한 코르티솔은 일명 포만감 호르몬인 렙틴의 수치를 감소시켜 음식을 더 많이 먹게 한다. 한 연구 결과에서 심리적 업무 스트레스, 재정적 부담, 가족과의 관계, 우울증, 불안과 관련된 심리적 스트레스와 체중 증가가 밀접하게 관련 있다는 사실을 확인할 수 있다.

스트레스를 많이 받으면 일반적으로 더 많은 음식을 섭취할 뿐 아니라 당과 지방이 많이 함유된 가공식품을 많이 먹게 된다. 이러한 음식은 먹으면 일시적으로 기분이 좋아지는 것처럼 느껴지게 해 '위안 음식'으로 알려져 있다. 하지만 장기적으로는 더 많은 염증과 통증을 일으키는 건강에 해로운 음식이다. 결국 스트레스는 잘못된 음식을 선택하고 그 결과 체중 증가와 영양 부족, 더 큰 고통으로 연결되는 악순환에 빠지게 한다.

또한 만성 스트레스는 장내 미생물군을 변화시키는데, 이런 현상은 염증과 통증, 감정 등에 영향을 미친다. 그래서 우리는 스트레스를 줄이고, 회복력을 키워야 한다. 물론 바쁜 일상 속에서 시간은 물론 에너지와 돈이 부족하다고 느낄 수 있다. 하지만 스트레스로 인해 발생하는 악순환을 끊을 수 있는 비용이 들지 않는 쉬운 방법이 있다.

텔로미어

스트레스는 여러 가지 방식으로 수명을 단축시킨다. 그중 한 가지 방법은 염색체의 끝부분에 있는 염색 소립으로 세포의 수명을 결정짓고 보호하는 역할을 하는 텔로미어에 손상을 입히는 것이다. 노화와 산화 스트레스로 인해 텔로미어의 길이가 짧아지면 세포는 스스로 회복하고, 재생하는 능력이 줄어든다. 스트레스와 흡연, 비만, 운동 부족, 건강에 해로운 식단은 텔로미어 손상을 가속화하여 심장 질환을 비롯해 일부 퇴행성 질병, 암으로 인한 사망 위험을 높인다. 하지만 이 과정을 늦출 수 있으며, 이미 텔로미어의 길이가 짧아지기 시작했더라도 어느 정도는 되돌릴 수 있다. 5R 통증 완화 프로그램은 텔로미어를 보존하고, 보호하는 데 도움이 된다. 에너지를 재충전하고 기분을 좋게 하는 마음 챙김 명상 등은 텔로미어의 길이를 늘이고, 고통스러운 염증은 감소시킨다.

몸과 마음 치료하기의 필요성

기존의 의료체계가 아무리 우리 몸을 여러 기관으로 나누려고 해도 몸과 마음은 서로 연결된 하나의 유기체이다. 특히 몸과 마음을 따로 분리해서 치료한다는 것은 터무니없는 일이다. 스트레스 요인은 몸과 마음에 모두 영향을 미치고, 정신적·신체적 상태는 서로 영향을 미친다. 다행스럽게도 이런 현상은 스트레스를 완화하는 활동에도 적용된다. 신체 건강과 행복감을 높이는 활동이나 운동은 몸과 마음에 고루 도움을 준다. 지속적인 하이킹은 근골격계와 심장 건강을 높일 뿐만 아니라 건강하고 회복력이 강한 마음도 만든다.

이런 연결 고리를 잘 이용하면서 정신적·감정적 스트레스를 다루도록 고안된 신체 운동이나 활동을 실행하면 통증을 완화할 수 있다. 실제로 마음을 진정시키는 운동이나 신체 활동은 스트레스와 통증을 완화하는 데 도움이 된다. 그렇다면 우리는 몸과 마음의 연결 고리를 어떻게 이용해야 할까?

스트레스에 대한 천연 해독제는 부교감신경계의 일부에 해당하는 이완 반응이다. 이완 반응은 스트레스 호르몬 분비를 중단시키고, 대신 행복감을 상승시켜 몸과 마음을 편안하게 이완시키는 호르몬을 분비한다. 이에 따라 심박수와 호흡이 느려지고 혈압은 떨어지며, 긴장한 근육이 이완된다. 의도적으로 매일 여러 번 이완 반응을 유발하면, 지속적으로 스트레스를 받는 고도의 각성 상태에서 벗어날 수 있다.

● **이완 반응의 효과**
- 심박수 감소
- 혈압 수치 저하
- 호흡 수 감소
- 경직된 근육 이완
- 통증이 발생하는 특정 신체 부위로 혈액 유입량 증가
- 염증 수치 감소
- 통증 대처 능력 향상
- 명확하고 이성적인 사고 지원
- 감정 폭발 현상 감소

이완 반응을 활성화하는 몇 가지 방법에 대해 좀 더 자세히 살펴보자.

중간 휴식 취하기

연구에 따르면, 마음 챙김, 명상, 요가, 호흡법, 태극권, 기공 체조 등 심신 활동은 분자 단위의 통증 수치와 스트레스 지수, 염증 수치를 감소시키는 것으로 밝혀졌다. 하지만 이완 반응을 활성화하는 데

일정한 양식이나 형태가 있어야 하는 것은 아니다. 이완 반응을 활성화하는 쉬운 방법은 명상하기, 낙서하기, 야외에서 걷기, 따뜻한 물로 샤워하기, 잡지 읽기, 전자 기기에서 벗어나 다양한 활동 즐기기 등을 하루에 최소 10분 정도 즐겁게 하면 된다. 비록 현실적인 목적이나 목표가 없더라도 이런 신체 활동은 스트레스와 통증을 완화하고 통증 회복력을 높이는 데 매우 중대하고 강력한 역할을 한다. 과연 이런 신체 활동을 하루에 최소 10분 정도 실행한다면 이완 반응이 활성화될까?

어렸을 때 낮잠 자는 시간이나 일찍 잠자리에 들어야 할 때, 그리고 쉬는 시간을 얼마나 싫어했는지 기억하는가? 성인이 된 우리는 이제 이런 휴식 시간을 간절히 원한다. 10분 정도 휴식을 취하면서 스트레스를 완화하는 방법은 의사가 권장하는 바이기도 하다. 지금부터 10분 정도 휴식을 취하면서 스트레스를 완화하는 방법을 성인의 중간 휴식Adult Time-Out, ATO이라고 하자. 중간 휴식 기간 동안에는 누구에게도 대답하거나, 행동하거나, 만들거나, 성취할 필요가 없다. 무엇을 해야 하는지, 무엇을 하지 못했는지에 대해 너무 걱정하지 말고 그저 경험과 감각에 집중하자. 모든 새로운 기술이 그렇듯 긴장을 푸는 것도 연습하면 더 쉬워진다. 다음은 성인의 중간 휴식 활동에 필요한 몇 가지 참고 사항이다.

◦ **성인의 중간 휴식에 필요한 사항들**

• 일상 활동에서 마음 챙김(걷기, 식사하기, 경청)

• 근육 이완을 위한 명상

• 호흡 운동

• 감사 일기 쓰기

• 셀프 마사지 및 지압

• 요가, 태극권, 기공 체조

• 음악 감상

• 독서

• 자연 속에서 걷기

• 춤추기

• 그림 그리기, 낙서하기, 색칠하기

• 일기 쓰기

• 편지, 감사 메모, 또는 이메일 쓰기

• 요리하기

• 친구와 통화하기

• 이웃과 연락하기

• 애완동물과 놀기

명상과 마음 챙김

비록 만성 스트레스로 인해 신체에 손상을 입었더라도 복구할 수
있는 방법이 있다. 이를테면 명상이나 마음 챙김이다. 이는 염증을

통증 해방

완화하고 면역력을 강화하며 텔로미어를 보호한다. 아울러 오피오이드를 비롯한 기타 진통제의 필요성을 줄여준다.

마음 챙김은 여러분이 지금 어떤 일을 진행하고 있든지 간에 과거나 미래에 연연하지 않고 현재 느끼는 좋고, 나쁘고, 불쾌한 감정을 있는 그대로 받아들이는 것이다. 명상은 마음 챙김을 실천하는 방법 중 하나로 일반적으로 호흡이나 만트라 또는 이미지에 집중하는 것을 포함한다. 이는 쉴 새 없이 떠오르는 잡념과 판단하려는 경향을 줄여준다. 이런 수행법의 공통적인 목표는 현재에 집중하는 것이다. 순간에 집중하고, 산만하고 경쟁적인 생각을 줄이는 것이다.

연구 결과를 30개 이상 검토한 결과에 따르면, 명상은 몇 주만 실행해도 인터루킨-6, 종양괴사인자-α 같은 염증 표지자 수치를 감소시켰다. 미국 해병대를 대상으로 한 연구에 따르면, 마음 챙김을 훈련받은 집단은 그렇지 않은 집단보다 스트레스 표지자 수치가 현저히 감소했다. 대다수 연구에 따르면, 마음 챙김과 명상 기법은 요통, 만성 통증, 섬유근육통의 통증을 감소시키는 것으로 밝혀졌다. 실제로 명상과 마음 챙김은 아래에 나열된 모든 만성질환을 완화하는 데 도움이 될 수 있으며, 무엇보다 비용도 들지 않고 부작용도 발생하지 않는다.

● 명상과 마음 챙김 실행으로 완화되는 만성질환

- 만성 통증
- 요통

- 근육 긴장

- 섬유근육통

- 두통

- 우울증

- 불안

- 인지 기능 장애

- 심장 질환

- 비만

- 고콜레스테롤

- 건선

명상과 마음 챙김 습관은 마음을 회복시키고 상쾌하게 만든다. 연구에 따르면, 8주간 마음 챙김 프로그램을 집중적으로 실행한 후 학습과 기억력, 균형감, 감정 조절 등에 관여하는 부분의 뇌 크기가 실제로 커졌다. 그리고 그 효과도 오래 지속되었다. 만성 요통에 시달리는 성인을 대상으로 진행한 연구에 따르면, 8주간 마음 챙김 프로그램에 참여한 성인의 경우 통증이 완화되었을 뿐 아니라 프로그램 종료 후에도 1년 동안 효과가 지속되었다고 한다.

더 좋은 점은 명상과 마음 챙김에 많은 시간과 노력을 들이지 않아도 효과가 있다는 점이다. 그러니 일단 명상과 마음 챙김 기법을 제대로 학습하고 꾸준히 실행해보자. 매일 10~15분 정도만 투자해도 스트레스와 염증을 완화할 수 있다.

● 명상과 마음 챙김의 장점

- 통증 완화

- 근육 뭉침 감소

- 염증 완화

- 혈당 수치 감소

- 혈압 저하

- 스트레스 감소

- 불안감 완화

- 우울증 완화

- 수면의 질 향상

- 면역 기능 강화

- 텔로미어 건강 개선

- 집중력 및 주의력 향상

- 기분 개선

- 삶의 질 향상

- 수명 연장

- 건강 수명 연장

명상과 마음 챙김은 현재 나타나는 신체적·정신적·감정적 상태를 명확히 인식하도록 도와준다. 힘든 상황에 처했다면 부정적인 감정을 잠시 멈추고 상황을 찬찬히 돌아볼 수 있도록 해준다.

마음 챙김

마음 챙김은 우리가 현재 마주하고 있는 내·외부 상황을 확실히 이해하게 해준다. 그로 인해 스트레스 요인에 즉각 반응하지 않고 적절히 대응하여 외부 요인에 쉽게 방해받지 않는 평온한 마음을 유지하게 한다. 예를 들어, 누군가의 전화를 기다린다고 가정해보자. 시간이 지나면 우선 화나는 감정을 느낄 수 있다. 시간이 지날수록 '너무 화가 난다.'고 생각할 수도 있다. 그러다가 몇 분 후 헐크 모드로 전환되고, 스트레스 반응 스위치가 켜짐으로 바뀐다. 이윽고 생존 담당 뇌와 긴밀히 연결되며 싸울 태세가 갖춰진다. 막상 기다리던 전화가 왔을 때는 화나는 감정이 가득 찬 상태에서 통화하게 되고, 고함을 질러 관계가 나빠질 수도 있다.

하지만 감정에 사로잡힐 필요가 없다. 명상과 마음 챙김은 극도로 화나는 감정이 투쟁-도피 반응을 유발하기 전에 치솟는 분노를 인식하고 잠시 멈추게 돕는다. 그 순간 일시 정지는 상황에 더 차분하게 대응할 수 있게 해 스트레스 호르몬이 분비되는 것을 방지할 수 있다.

마음 챙김은 현재를 오롯이 즐기고, 지금의 감정을 활용할 수 있게 도와준다. 어린아이는 과거나 미래와 상관없이 현재를 즐기는 방법을 직관적으로 안다. 예를 들어, 모래 놀이터에서 놀고 있는 어린아이를 생각해보자. 아이는 전적으로 자신이 즐기고 있는 놀이에 몰입하면서 모래가 발가락을 간지럽히는 느낌을 고스란히 느낀다. 또 젖은 모래가 양동이에 떨어지는 소리에 깔깔깔 웃는다. 모래 놀이에 푹 빠진 그 아이는 숙제나 집안일, 어제 잃어버린 장난감 등을 걱정하지

통증 해방

않는다. 현재 경험하고 있는 놀이에 몰두할 뿐이다. 어른이 된 우리도 악기 연주나 운동, 요리 등 자신이 좋아하는 활동에 참여할 때 아이와 비슷한 경험을 할 수 있다. 이러한 상황을 흔히 '몰입 상태' 또는 '무아지경'이라고 한다.

마음 챙김에는 이완 운동, 전자 기기에서 벗어나 성인의 중간 휴식 즐기기, 동시에 여러 가지 업무 처리하지 않기 등이 있다. 전자 기기는 생각할 거리를 계속 머릿속으로 집어넣어 현재를 만끽하려는 의도를 방해한다. 또한 전자 기기 사용 시간이 길어질수록 비만과 염증이 증가한다. 식사 시간에 전자 기기를 이용하면 음식을 먹으면서 느끼는 즐거움과 연대감, 상호작용을 느낄 수 없게 되며, 그 순간에 몰입할 수 없게 된다. 뇌를 자동으로 조종해 무의식적으로 음식을 입에 쑤셔 넣게 만든다. 이런 현상을 해결할 수 있는 간단한 방법은 가족들과 식사 시간에는 전자 기기를 사용하지 않는 것이다. 그리고 가족들과 그날 일어났던 좋은 일들에 대해 대화하면서 식사를 즐긴다. 혹시라도 혼자 식사한다면 감사함을 느꼈던 순간이나 일상생활에서 일어난 긍정적인 사건을 떠올리자.

전자 기기를 응시하면서 음식을 먹는 행위는 효율성이라는 명목으로 여러 가지 업무를 동시에 수행하려는 멀티태스킹의 한 형태이다. 멀티태스킹은 하나의 컴퓨터가 한 가지 작업 이상을 동시에 수행한다는 의미의 컴퓨터 용어이다. 물론 컴퓨터는 여러 가지 작업을 동시에 효율적으로 수행할 수 있으나 우리 뇌는 그럴 수 없다. 우리는 몇 가지 업무를 동시에 처리할 수 있다. 좀 더 정확히 말해서 몇 가지 업무를 교대로 번갈아 신속하게 처리할 수 있다. 그렇다고 해서 동시에 수행하는 업무들을 모두 제대로 처리할 수는 없다. 여러 가지 업무를 동시에 처리하기 때문에 생산성이 떨어지는데 대부분 그 사실조차 인지하지 못하는 경우도 많다. 두 가지 업무를 신속하게 교대로 수행하는 상황을 정신적 저글링이라고 한다. 정신적 저글링은 한 번에 따로따로 한 가지 업무에만 집중하는 상황보다 훨씬 많은 에너지를 소비하고 처리 시간이 길어지며, 수행 능력에도 악영향을 미친다. 음악을 들으면서 채소를 썰고 있다면 손가락을 다치지 않을 수는 있지만 고차원적인 생각을 할 수는 없다. 이때 자칫 작은 한 가지 실수가 위험한 결과로 이어질 수도 있다. 결론적으로 정신적 저글링은 심각한 문제를 야기한다. 운전하면서 휴대전화를 사용하는 상황이 대표적인 예라고 할 수 있다. 상황적으로 여러 가지 업무를 동시에 수행하는 정신적 저글링이 치명적인 결과로 이어질 수 있다는 사실을 분명하게 보여주는 연구 자료는 많다.

여러 가지 업무를 동시에 수행하는 멀티태스킹은 업무 수행 능력을 떨어뜨릴 뿐만 아니라 신체 건강과 정신 건강에 악영향을 미친다. 또한 여러 자극에 동시 대응하는 멀티태스킹은 결국 스트레스를 유발하고 그 결과 심박수, 혈압은 물론 업무량 등을 증가시킨다. 멀티태스킹으로 인해 신체에 스트레스가 가해지면 우리의 뇌는 더 많이 일하고 있다고 느껴 번아웃이나 불안, 우울증 등을 일으킨다.

그러니 가능하다면 멀티태스킹을 피하는 것이 가장 좋다. 멀티태스킹을 피하는 방법은 아침에 조금 더 일찍 일어나거나 누군가에게 도움을 요청하고, 혹은 누군가의 요청을 거절하는 것이다. 때로는 스스로 느긋하게 여유를 부리는 것도 좋다. 특정 업무와 업무 전환, 휴식, 인간관계 등을 수행할 수 있게 여유를 두어 일정을 계획한다면 스트레스를 완화하고 일상에서 인간으로서의 품위도 지킬 수 있을 것이다.

마음 챙김을 실행하는 좋은 방법은 일상생활에 적용하는 것이다. 걷기 운동이나 음식을 먹을 때, 상대방이 하는 말을 들어줄 때, 집안 일을 할 때 등 일상적으로 움직일 때 들리는 소리와 느껴지는 감각에 주의를 기울이는 것이다. 이와 관련된 예시는 그림 6-3에서 확인할 수 있다. 때로 마음 챙김을 실행하는 동안에도 집중하지 못하고 산만하게 방황하기도 한다. 그때 부드럽지만 단호하게 타일러서 현재의 순간으로 마음을 다시 데려와야 한다. 그렇게 하면 비로소 어떠한 것에도 신경 쓰지 않고, 아무에게도 대답하지 않고, 정신적·정서적 여유를 누릴 수 있다. 그리고 이런 시간을 통해 고통을 더 잘 처리하고 없앨 수 있다.

명상

명상은 심박수, 호흡수, 스트레스 반응 등을 낮춘다. 무작위로 추출한 대조 연구에 따르면, 명상은 무릎 통증과 관절염 통증, 스트레스 수준 등을 감소시키고 신체 기능과 기분, 삶의 질을 향상시키는 것으로 나타났다. 이러한 명상은 무료로 자유롭게 실행할 수 있으며, 대부분 약물보다 훨씬 더 효과적이다.

명상 방법에는 여러 가지 유형이 존재하지만 가장 순쉬운 방식은

걸을 때

- 어떤 소리가 들리는가?
  (예: 새, 자동차, 사람)
- 어떤 냄새가 나는가?
  (예: 신선한 꽃, 소나무 수액, 노점 음식)
- 피부에 무엇이 느껴지는가?
  (예: 산들바람, 상쾌한 공기, 따뜻한 바람)
- 무엇이 보이는가?
  (예: 뛰노는 다람쥐, 기어오르는 개미)

식사할 때

- 치아와 혀에 어떤 느낌이 드는가?
- 어떤 소리가 들리는가?
- 어떤 냄새가 나는가?
- 어떤 맛이 나는가?
- 접시에 놓인 음식은 어떤 색인가?

대화할 때

- 목소리가 어떻게 들리는가?
- 어떤 표정과 몸짓으로 말하는가?
- 상대방의 말을 가만히 들어줄 수 있는가?
- 상대와 조용히 눈을 마주치거나, 고개를 끄덕이거나, 웃을 수 있는가?
- 상대가 말을 멈추고 대답을 요구할 때까지 기다릴 수 있는가?

앉아 있을 때

- 발을 바닥에 대고 편안한 자세로 의자에 앉는다.
- 눈을 감거나 시선을 아래로 낮게 드리운 채로 바닥을 응시한다.
- 의자와 바닥이 나를 지지하는 느낌을 느낄 수 있는가?
- 공기가 코로 들어오고 입으로 나가는 느낌은 어떤가?
- 몸이 어떻게 느끼는가?

| 그림 6-3 | 일상 속에서 마음 챙기는 법

52세 여성 아니타는 1년이 넘도록 목과 어깨 근육 경직과 경련 증상에 시달렸다. 뻣뻣하게 굳어 전혀 움직이지 않는 목 근육 경직 증상이 반복적으로 발생하면서 아니타는 지쳐갔다. 통증 때문에 차선을 바꾸기 전에 주변을 살피거나 주차하기 위해 고개를 돌려 후진하기도 매우 어려웠다. 몇 달 동안 아니타는 통증을 완화하고자 이부프로펜을 복용하고 온열 패드를 사용했지만 효과는 거의 없었다. 지속적인 통증으로 아니타는 재택근무를 하게 되었고, 평소 즐기던 테니스와 혼잡한 도로에서 운전하는 것도 그만두었다. 그 후에도 아니타는 언제 통증이 다시 시작될지 몰라 전전긍긍했다. 아니타는 항상 불안과 초조함을 느꼈고, 가족에게 화를 쏟아내기도 했다. 아니타의 삶은 완전히 무너져버렸다.

아니타는 물리치료를 한 번 받았지만 통증이 악화될까 두려워 그만두었다. 몇몇 전문의를 찾아가 MRI를 여러 번 촬영하고 증상을 자세히 검토한 결과 유일한 해결책으로 근육이완제와 진통제를 처방받았다. 아니타가 나를 만나러 올 무렵 그녀는 암울한 감정에 휩싸여 있었다. 통증은 아니타에게 기쁨과 신체 운동, 자유, 평화로운 가정생활 등을 빼앗았다.

아니타는 스트레스가 통증을 더욱 악화시킨다는 사실을 인지하고 있었다. 그래서 우리는 아니타가 직면한 스트레스 요인들, 즉 10대 자녀 돌봄과 새로 부임한 상사와의 관계 등의 문제를 다시 검토했다. 5R 통증 완화 프로그램을 진행하기로 논의하면서 스트레스와 염증의 연관성에 대해서도 설명했다. 아니타는 마침내 마음 챙김 프로그램을 시도하기로 마음먹었다.

아니타는 휴대전화 앱을 이용해 4주 동안 하루에 10분 정도 마음 챙김을 집중적으로 실행했다. 마음 챙김을 실행한 첫 주 동안 아니타는 별다른 차이점을 인지하지 못했으나 강한 매력을 느꼈다. 마음 챙김을 실행한 지 2주 후가 되자 아니타는 모든 신체 움직임을 멈추고 오로지 자신에게만 집중하는 마음 챙김 시간을 즐거운 마음으로 기다리게 되었다. 매일 아이들이 일어나기 전에 10분 정도 마음 챙김을 실행했다. 이런 성인의 중간 휴식 덕분에 아니타는 하루를 상쾌한 기분으로 시작하면서 자신이 수행해야 할 업무와 그 밖의 일들을 준비했다.

마음 챙김을 실행한 지 4주 후, 발작적인 통증이 대부분 사라졌고 더 이상 이부프로펜을 복용하지 않아도 된다고 나에게 말했다. 우리는 아니타의 아침 일과에 마음 챙김과 더불어 스트레칭, 국소 치료법을 추가로 적용했다. 그 후 나를 방문할 때까지 아니타에게는 갑작스러운 통증이 발생하지 않았다. 목과 어깨 근육의 경직과 경련 증상이 눈에 띄게 완화되었고 평소에는 통증을 느끼지 않게 되었다.

현재 아니타는 그동안 의존했던 진통제를 복용하지 않고 있으며, 혼잡한 도로를 운전하는 것도 문제가 없다. 또 테니스를 즐기고, 가족과 행복한 시간을 보내며 매일 마음 챙김을 실행하고 있다. 설령 통증이 느껴지기 시작해도 즉각 반응하지 않고 차분하게 대응할 수 있게 되었다. 아니타는 지금도 여전히 통증을 완화하고자 편안한 마음으로 마음 챙김을 열심히 실행하면서 행복한 삶을 살아가고 있다.

통증 해방

호흡에 집중하는 것이다. 열차를 타고 출근할 때나 식사하기 전, 퇴근 후 주차된 자동차 안에서, 걷기 운동 후, 잠자리에 들 때 등 아무 때나 어디에서든 호흡에 집중하면서 명상할 수 있다. 우선 규칙적인 하루 일과에 5분 명상을 덧붙이면 쉽다. 예를 들어, 자기 전 알람을 맞추고 침대에서 5분 동안 심호흡에 집중하면서 명상을 실행해도 된다.

먼저 조용하고 마음이 편안한 장소를 선택하여 바닥에 두 발을 대고 등을 편안하게 지지해주는 의자에 앉거나 등을 똑바로 세우고 바닥에 앉는다. 타이머를 설정해 호흡에 집중할 수 있도록 한다. 이때 눈을 감거나 시선을 아래로 낮게 드리운 채로 바닥을 응시한다. 숨을 깊게 들이마시고 내쉬면서 호흡에 집중한다. 배에 손을 얹고 숨을 깊게 들이마실 때 배가 점점 부풀어 올라 팽창하는 것과 숨을 깊게 내실 때 수축하는 것을 온전히 느껴보자.

많은 사람이 특정 단어나 문구 등을 조용히 반복하는 만트라 명상을 즐긴다. 내가 선호하는 만트라는 '아주 평온하다.'이다. 서서히 숨을 깊게 들이마시면서 마음속으로 '아주'를 반복하고, 3초 동안 숨을 잠시 멈춘 다음 서서히 숨을 깊게 내쉬면서 마음속으로 '평온하다.'를 반복한다. 여러분 모두 이 방법을 꼭 시도해보길 바란다. 심호흡에 집중하면서 만트라 명상을 5분 이상 실행한 후 기분이 어떻게 변했는지 스스로 평가해보자.

머리가 맑아진 느낌이 드는가?

몸의 근육이 더 이완되었는가?

명상에는 이미지를 시각화하는 명상과 호흡에 집중하는 명상 등 여러 가지 유형이 존재한다. 보통 이미지 시각화는 명상을 이끄는 사람의 안내에 따라 긍정적인 이미지를 떠올리는 방법이다. 요즘에는 녹화된 영상을 보거나 들으면서 실행하는 경우도 많다. 안내에 따라 눈을 감고 해변에 있는 모습을 시각화해보자. 우선 해변을 떠올리자. 푸른 파도를 보고, 숨을 깊게 쉬며, 짠 공기를 맛보자. 잠시 멈춰 물이 튀는 소리를 반복해서 듣고, 발에 닿는 모래도 느껴보자. 이 수련은 마음을 가다듬고 긍정적인 경험에 참여해 신체가 이완 반응을 일으키게 하는 것이다. 이런 명상법에 대해서는 이미 많은 온라인 영상이 있으니 참고하자.

또 다른 재미있는 명상 기법은 우리를 십대 시절로 돌아가게 하는 것이다. 눈을 감고 마음속에서 귀에 들릴 정도로 크게 세 번 깊은 한숨을 내쉬는 것이다. 한 번 시도해보자. 각자 눈을 감고 마음속에서 십대 시절로 되돌아가 당시 속이 뒤틀릴 정도로 몹시 괴롭던 자신의 모습을 떠올린다. 서서히 숨을 크게 들이마신 다음, 더 서서히 숨을 크게 내쉰다. 십대의 긴장하던 자신을 떠올리며 깊은 숨을 내쉰 뒤 부정적인 감정에서 자유로워진다. 이러한 명상 기법은 스트레스를 받기 직전 상황이나 직후에 몸을 이완하는 데 유용하다.

통증 해방

호흡 기법 집중적으로 다루기

마음 챙김, 명상, 호흡법은 우리가 스트레스를 받는 상황에서 벗어나고, 공황 상태에 빠지거나 비이성적인 생존 반응이 일어나는 상황에서 자유롭게 해준다. 미국 해군은 스트레스가 가득한 상황에서 일어나는 급성 스트레스 반응인 투쟁-도피 반응에 대응하도록 전술적 호흡이라는 기술을 가르친다. 이 호흡법은 4초 동안 숨을 깊게 들이마시고, 4초 동안 숨을 잠시 멈춘 다음 4초 동안 숨을 깊게 내쉬는 방식이며 3~5회 반복적으로 실행한다. 또한 숨을 깊게 들이마시는 들숨보다 숨을 깊게 내쉬는 날숨을 좀 더 길게 유지하는 호흡법은 이완 반응을 더 강화시킬 수 있다. 앤드루 와일 박사는 환자들에게 4-7-8 호흡법을 가르쳤다. 4-7-8 호흡법을 실행할 때는 등을 똑바로 세우고 앉아서 눈을 감거나 시선을 아래로 낮게 드리운 채로 바닥을 응시한다. 4-7-8 호흡법을 실행하는 내내 혀를 치아 뒤편 입천장에 계속 두도록 노력해야 한다. 그런 다음 4초 동안 코로 숨을 깊게 들이마시고, 7초 동안 숨을 잠시 멈추며, 8초 동안 입으로 숨을 깊게 내쉰다. 세 번 반복한다. 혹시라도 4-7-8 호흡법을 실행할 때 4초, 7초, 8초가 너무 길게 느껴진다면 본인에게 적합하게 시간을 조정할 수 있다. 주의할 것은 이때 들숨 후 숨을 멈추고 날숨을 더 천천히 내쉬는 방식을 따라야 한다. 호흡법을 매일 실행하려고 노력하자. 불쾌한 이메일이나 무례한 댓글 등에 스트레스 반응이 오면 4-7-8 호흡법을 실행한다. 4-7-8 호흡법은 긴장감과 불안감, 분노, 강한 욕구 등을 가라앉히고 수면의 질을 높이는 데 도움이 된다. 지속적으로

4-7-8 호흡법을 하루에 4회 실행하면 통증과 염증을 완화하고 삶의 질을 높일 수 있다. 4-7-8 호흡법을 실행할 준비가 되었는가?

또 다른 효과적인 다른 명상에는 점진적 근육 이완법이 있다. 점진적 근육 이완법은 흔히 발가락부터 정수리까지 전신에 분포하는 근육을 의도적으로 긴장시킨 다음 이완하는 방식이다. 이 방법이 좋은 것은 의식적으로 긴장된 근육이 다시 이완되는 것을 느낄 수 있기 때문이다. 반복적으로 실행하면 나중에 무의식적으로 긴장되는 순간에 그 감각을 떠올려 금세 이완시킬 수 있다.

통증 완화 명상과 다른 통증 완화 방법에 관한 예시는 다음과 같다. 추가적인 권장 사항은 웹사이트 www.salonisharmamd.com 에 게재되어 있으니 참고하기 바란다.

● **통증 완화를 위한 마음 챙김과 명상 실행 방법**
- 신체 활동 중 마음 챙김 연습하기(걷거나 식사하면서 또는 대화할 때)
- 호흡법 실행(4-7-8 호흡법, 전술적 호흡법, 십대 시절 회상)
- 만트라를 통한 명상(아래 예시 참고)
- 점진적 근육 이완법
- 이미지 시각화 명상

더불어 요가나 태극권, 기공 체조 등의 운동 수련 과정에 호흡에 대한 자각을 가르치는 명상적 요소를 추가할 수 있다.

- **명상을 위한 만트라**

- 스트레스 명상: 이것은 스트레스이다. 스트레스는 삶의 일부이다. 이제 안도감을 찾는다. 나 자신에게 더 친절해진다.

- 자애 명상: 나는 편안하다. 나는 더 행복해질 것이다. 당신이 안전하고, 건강하길. 당신의 인생이 행복하길.

- 안정 명상: 나는 괜찮다. 나는 괜찮아진다. 나는 차분하다.

- 평온 명상: '그래서'(숨을 들이마시고, 셋을 세며 잠시 멈춤), '진정'(숨 내쉬기)

통증에 대한 사고방식 전환하기

통증을 멈추기 위한 어떤 방법도 효과가 없었는데, 부정적인 생각하는 것에 왜 신경을 써야 할까? 환자들은 매일 이러한 두려움과 좌절감을 매일 나와 공유한다. 물론 이는 만성 통증을 앓는 사람들이 겪는 자연스러운 현상이며 편견 때문에 발생한다. 대부분의 사람들은 긍정적인 정보보다 부정적인 정보에 더 쉽게 집중하고, 기억하는 경향이 있다. 예를 들어, 나는 에드나 이모가 좌골신경통으로 고통스러워하는 모습을 애팔래치안 트레일Appalachian Trail(길이 3498킬로미터로 미국 조지아주 스피링어산에서 메인주 카타딘산까지 미국 동부에 자리 잡은 긴 트레일-옮긴이)을 하이킹하는 모습보다 더 강렬하게 기억한다. 이러한 부정적 편향은 일반적으로 부정적인 경험을 기억함으로써 비슷한 고통을 겪지 않기 위한 생존 본능일 수 있다. 하지만 부정적 편견이 존재하는 이유가 무엇이든 당신이 통증을 완화하고, 해결하는 것을 방해할 수 있다.

통증에 관한 신념, 생각, 감정은 통증에 관한 사고방식을 형성한다. 그리고 통증에 관한 사고방식은 통증을 대하는 행동과 결과에 지대한 영향을 미친다. 자, 이제 아주 신나는 소식을 들을 준비가 되어 있는가? 우리가 부정적인 사고방식을 통제하고, 긍정적으로 사고하는 능력을 갖춘다면 다시 예전처럼 통증 없이 건강하고 행복하게 살 수 있다.

기억, 경험, 문화적 규범, 살아온 배경, 가족과 지인 관찰 등이 통증에 관한 사고방식을 만들고 통증을 대하는 행동과 결과에 영향을 미친다. 통증에 시달릴 운명이라고 믿는다면 우리는 필연적으로 통증에 시달리면서 불행한 인생을 살아갈 것이다. 하지만 우리가 건강에 유익한 지침에 따라 통증을 완화하는 능력이 있다고 믿는다면 종국에는 건강을 되찾아 행복하게 인생을 즐길 것이다.

통증에 관한 여러분의 믿음은 무엇인가? 설정한 중대한 목표는 무엇이며, 왜 통증이 완화되길 바라는가? 통증에 관한 신념과 감정이 일상에서 5R 통증 완화 프로그램을 실행하는 데 도움이 되거나 방해가 되는가? 통증에 관한 신념이 통증 회복력에 어떤 영향을 미칠 수 있는지 파악하기 위해 다음 질문을 살펴보자.

- 통증을 줄여볼 마음이 있는가?
- 통증에서 벗어날 수 있다고 믿는가?
- 단계별로 설정한 목표가 통증 완화에 도움이 된다고 믿고 있는가?

- 5R 통증 완화 프로그램을 일상생활에 접목할 수 있는가?
- 건강해질 것이라고 믿는가?
- 진심으로 건강해지고 싶은가?

이 모든 질문에 크게 울려 퍼지도록 "그렇다!"라고 대답하지 못하거나 더 빨리 좋아지고 싶다면, 먼저 사고방식을 긍정적으로 바꾸고 통증 회복력을 높이자. 통증에 계속 시달릴지 말지는 우리 스스로 결정할 수 있다. 최근 입원한 환자를 대상으로 진행한 연구에 따르면, 신에게 버림받거나 벌을 받고 있다고 믿는 환자가 그렇지 않은 환자보다 사망할 확률이 훨씬 높았다. 이런 부정적인 믿음은 건강, 통증의 강도, 수명 등에 직접적으로 나쁜 영향을 미친다. 하지만 반대로 더 나아지고 덜 아플 수 있다고 믿는다면 고통은 해결될 것이다. 통증에 관한 긍정적인 신념은 염증을 완화·제거하는 방식으로 행동을 바꾸도록 동기를 부여한다. 종합 과학 저널 〈사이언스 Science〉에 수록된 한 기사에는 "통증 경험은 개인의 신념과 기대 등을 비롯한 심리적 요인과 생리적 요인에서 발생한다."라고 밝히고 있다.

이제 당신이 결정할 때이다. 계속 통증으로 고통스러워할지 말지 당신 스스로 결정할 수 있다. 당신의 관심이 통증 완화에 맞춰져 있다면 그 결과에도 영향을 미친다. 하지만 현재 느끼는 통증에 집중하고, 끝없이 지속될 거라고 믿으면 더 많은 스트레스와 염증 및 통증으로 이어질 것이다. 당신의 생각이 행동에 영향을 미친다는 것을 잊지 말아야 한다. 스스로 상황이 절망적이라고 믿는다면 아마 상황을 바꾸기 위해 아무것도 하지 않을 것이다.

반면에 회복에 집중한다면 통증 완화에 적극적으로 노력하게 될 것이고, 긍정적인 생각은 모두 현실로 이뤄질 것이다. 우리가 느끼는 감정의 스펙트럼은 넓다. 그 누구도 영원히 두려움이나 분노 없는 인생을 살 거라고 생각하지는 않는다. 연장선상에서 앞으로 절대로 아프지 않을 거라고 믿는 사람도 없다. 하지만 대부분의 감정, 생각, 행동 등을 좋은 방향으로 전환할 수는 있다. 그렇게 되면 우리는 통증에서 벗어날 수 있다. 사고방식은 우리가 통증에 갇히느냐 벗어나느냐를 결정할 중요한 나침반이다(그림 6-4).

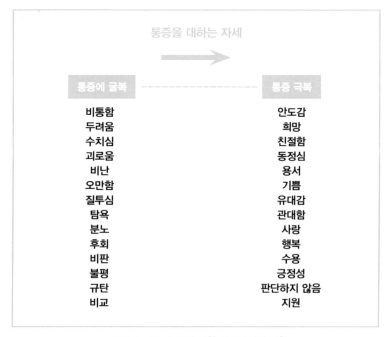

| 그림 6-4 | **통증에 대한 사고방식의 전환**

통증으로 인한 좌절을 극복하려는 긍정적인 사고방식과 대응 전략은 실제로 통증을 완화하고 제거한다. 통증 대응 전략은 우리가 통증을 다루는 방식이다. 통증을 극복하는 전략은 긍정적인 관점과 미래를 희망적으로 바라보는 인생관, 다양한 사회 활동 등을 포함한다. 반대로 통증에 굴복하는 전략은 부정적인 관점과 원만하지 못한 사회관계 등 최악의 결과에만 집중하게 한다. 미래를 비극적으로 바라보는 인생관을 포함해 통증이 나아지지 않도록 방해하고 계속 시달리게 만든다. 만성 통증 연구 결과에 따르면, 통증에 긍정적으로 대처하는 반응은 통증 회복 속도와 회복탄력성을 높이는 것으로 나타났다.

스트레스에 영향을 받은 감정과 신념은 이성을 왜곡하고 스트레스에 대처하는 능력을 떨어뜨린다. 인지 왜곡Cognitive Distortion이라는 말이 있는데, 생존 담당 뇌에서 발생하는 비이성적이고 신체 건강에 해로운 사고방식을 의미한다. 통증에 시달리는 많은 사람들에게 인지 왜곡이 가장 먼저 나타난다. 다음에 제시한 목록은 통증의 유형과 더불어 우리를 고통스럽게 하고 꼼짝 못하게 하는 부정적 사고의 종류이다. 5R 통증 완화 프로그램 중 스트레스를 완화하고 회복력을 높여 기분을 전환하려는 목표 설정은 이러한 문제를 극복하고 통증 회복력을 높이이는 데 도움이 된다.

◉ 통증 관련 일반적인 인지 왜곡

- 파국화: 미래를 비극적으로 바라보는 인생관으로 항상 최악의 시나리오

만 깊이 생각한다.

- 개인화하기: 통증에 시달리는 자기 자신을 탓한다.
- 양극화 사고: 통증에 시달리는 상황을 너무 심각하게 받아들이거나 아무 것도 아니라고 믿는다. 예를 들어, 완전히 고통 없이 살 수 없다면 통증을 운명으로 받아들인다.
- 독심술: 다른 사람이 나를 어떻게 생각하고 있는지를 이미 알고 있다고 가정한다. 예를 들어, 다른 사람이 어떻게 생각하든지 내 고통만 진짜라고 생각한다.
- 지나친 일반화: 모든 사건은 결국 한 가지 경험을 바탕으로 똑같은 결과로 이어지게 된다고 결정한다. 예를 들어, 물리치료는 과거에 도움이 되지 않았기에 현재에도 도움이 되지 못한다.
- 정신적 필터링: 부정적인 것에만 집중하고 긍정적인 결과를 무시한다.

통증을 유발하는 인지 왜곡과 부정적인 민음, 감정 등을 이겨내려면 우리는 적극적으로 각자의 사고방식을 다시 살펴야 한다. 연구에 따르면, 통증에 시달리지 않는 사람조차도 한 가지 부정적인 생각이나 평가의 영향을 상쇄하려면 세 가지 긍정적인 생각이나 의견이 필요하다고 한다. 꾸준히 연습하면 우리는 세 가지 긍정적인 생각을 통해 통증에 효과적으로 대처할 수 있다.

부정적 사고를 긍정적으로 바꾸기(예시)

- 부정적인 생각:

항상 이런 통증에 시달릴 것이다.

- 긍정적인 생각:

어떤 시간에는 통증이 가라앉는다.

통증을 완화하는 대처 방안을 다양하게 갖추고 있다.

통증은 흔하게 발생한다.

다른 사람도 통증을 극복했으니, 나도 할 수 있다.

이런 방식으로 통증에 관한 부정적인 생각을 긍정적으로 재구성하면 무기력감이나 절망감에 빠지는 대신 적극적으로 행동할 수 있게 된다. 이러한 긍정적인 생각은 통증으로 겪게 될 좌절에서 벗어나려는 의지가 만들어내는 것이며, 그 결과 완화된다. 그러니 만성 통증이나 급성 통증에 시달릴 때 자신이 통증에 어떻게 반응하는지가 회복력에 영향을 미친다는 점을 꼭 기억하자.

통증 관리와 제거

만성 통증에 시달리면서 자연스럽게 하게 되는 부정적인 사고방식은 절대로 우리 잘못이 아니다. 하지만 잘못된 사고방식은 내가 아니면 그 누구도 바꾸지 못한다. 통증에 관한 부정적인 사고방식을 바꿀 때 중요한 첫 번째 단계는 현재 우리가 통증에 시달리고 있음을 인정하는 것이다. 만약 이런 사실을 부인하거나 다른 원인으로 돌리면 우리는 계속 통증에 시달릴 수밖에 없다. 일단 사실을 인정하면 우리는 마음 챙김이나 명상, 호흡법 등을 이용해 통증을 관리하고, 줄일 수 있다.

누구나 인생의 어느 시점에서 고통을 겪으며, 어떤 사람들은 매일 통증을 경험하기도 한다. 하지만 통증은 삶의 일부로 정서적·정신적 고통으로 인한 부담을 갖거나 삶의 의욕까지 상실할 필요는 없다. 통증에 어떻게 반응하는지에 따라 그 여부를 결정할 수 있기 때문이다.

통증에 대한 긍정적인 사고방식 중 가장 먼저 해야 할 것은 통증과 우리의 정체성을 분리하는 것이다. 당뇨병에 걸린 사람이 꼭 당뇨병 환자가 아닌 것처럼, 통증이 우리를 정의할 수 없기 때문이다. 당뇨병에 걸린 사람은 '당뇨병 환자' 그 이상의 가치를 가지고 있다. 마찬가지로 우리는 사소하게 저지른 한 번의 실수가 있다고 해서 '망친 하루'로 정의해서는 안 된다. 하루 중 일정 시간 통증이 우리를 고통스럽게 할 수는 있지만 그럼에도 불구하고 나머지 시간에는 충분히 즐겁고 행복하게 지낼 수 있기 때문이다.

부정적인 사고방식을 허무는 훌륭한 명상 기법은 존재하지만, 통증은 흔히 감당하기 힘든 상황과 함께 다가오곤 한다. 따라서 우리는 먼저 감당하기 힘든 상황에서 통증이 발생하는 일을 예방하는 방법을 알아두는 것이 좋다. 타라 브랙Tara Brach이 RAIN(통증 인지Recognize, 통증 인정Allow, 통증 원인 조사Investigate, 긍정적인 감정 활성화Nurture)이라는 마음 챙김 도구를 만들었다. 나는 이를 조금 수정해서 새로운 마음 챙김 도구를 만들어냈다. PAIN(부정적 감정 멈춤Pause, 통증 인정Accept, 통증 원인 조사Inquire, 긍정적 결정Now Decide)이다.

고통에 시달리지 않는 삶을 사는 첫 번째 단계는 부정적 생각은 잠시 멈추고 지금 일어나고 있는 것을 그대로 느끼는 것이다. 이 방법은 순간적으로 발생하는 통증을 당장 제거하려고 애쓰는 대신 통증이 발생하고 있다는 사실을 그대로 깨닫게 도와준다. 통증과 관련된 감각을 무시하거나 저항하는 것은 좋지 않다. 어쨌든 통증은 지속되고, 점점 강해지며 또 다른 방식으로 재발하기 때문이다. 따라서 억누르는 대신 통증과 관련된 감각을 자연스럽게 받아들이고, 제대로 다뤄야 한다.

- **부정적 감정 멈춤과 통증 인정**
  "허리가 아파 불안하고 겁이 난다. 점점 더 심해질까 봐 걱정이다."
  : 부정적인 감정을 멈추고 그 느낌을 인정한다.
- **통증 원인 조사**
  "어떤 생각이 이런 느낌을 불러일으키는가?"
  "어떤 믿음이 이 느낌을 불러일으키는가?"
  : 요통이 생기면서 느끼게 된 감정의 원인을 생각해보고, 부정적인 생각은 흘려보낸다.
- **긍정적 결정**
  "내가 어떤 행동을 해야 하는가?"
  "어떤 조치를 취할 수 있는가?"
  : 통증이 악화되거나 활동에 지장을 주지 않도록 결정하면 생각과 행동을 통제할 수 있게 된다.

예를 들어, 요통이 갑작스레 발생할까봐 두려워서 저녁에 외출하기가 걱정된다면 부정적인 생각을 잠시 멈추고 걱정을 그대로 받아들인다. 아울러 이런 생각만으로도 이미 허리 근육이 굳어졌음을 깨닫는다. "나는 통증 때문에 항상 모든 일을 망친다. 재미있는 일을 하려고만 하면 늘 더 아프다. 나는 통증에 시달릴 운명이니 아예 외출하지 말아야 한다." 등 어떤 편견과 감정이 이 통증에 대한 우려를 촉발하는지 원인을 조사한다.

그런 다음 이제 더 나은 결과를 얻기 위해 무엇을 할 수 있는지 결정한다. '마음 챙김, 명상, 호흡법이 스트레스와 염증 및 통증을 완화하는 데 도움이 될까? 지금 당장 도움이 될까? 허리 지지대를 가지고 간다면 앉아 있을 때 덜 아플까? 허리에 파스를 붙이거나 (의사가 처방해준) 진통제를 복용하면 어떨까?'. 자, 통증을 완화하는 방법을 생각했다면 어떤 조치를 취할지 결정하면 된다. 생각과 감정이 자신을 정의하거나 통제할 수 없다는 사실을 기억하자. 통증을 인식하고, 반응하도록 수정된 마음 챙김 도구 PAIN, 성인의 중간 휴식, 호흡법 등을 이용해 부정적인 사고방식에서 벗어나 기분을 전환해보자.

플라세보와 노세보 효과

한번쯤 플라세보Placebo 효과라는 말을 들어본 적이 있을 것이다. 긍정적인 마음이 신체로 하여금 가짜 치료에 반응하게 하는 것이다. 이런 현상은 신체와 마음이 하나라는 증거이며 위약 효과라고도 한다.

통증 해방

설탕으로 만든 가짜 치료 약으로 실제 통증을 줄인 연구가 있다. 허리 수술과 관절 수술에 관한 연구 39개 이상을 검토한 결과 절개는 했지만 외과 수술을 시행하지 않은 채로 가짜 수술을 받은 환자 가운데 78퍼센트가 통증이 현저히 줄었다고 보고했다.

플라세보 효과는 실제적이고 복잡한 현상이며, 우리가 유용하게 사용할 수 있다. 연구에 따르면, 위약 효과는 천연 진통제(내인성 오피오이드)뿐만 아니라 기분 좋은 감정을 유지해주는 신경전달물질인 도파민과 세로토닌의 분비를 촉진한다. 마치 마음 챙김을 실행하면 통증을 완화하는 데 도움이 될 거라고 믿는 것과 마찬가지다. 통증이 완화되기를 기대하고 따르는 목표 설정이나 다양한 도구를 활용하며 믿고 기대한다면 천연 진통제의 분비가 촉발되고 긍정적인 신념이 강화될 가능성이 높다. 긍정적인 마음은 진통제, 중독성 물질, 정신 질환 약제처럼 비용과 부작용 없이 신체 건강에 유익한 점만을 이끌어내어 통증을 완화한다. 플라세보 효과는 신체를 생리적으로 변화시키고 치유 능력을 높인다. 나는 통증을 완화하고자 설탕으로 만든 위약 섭취를 권장하지는 않는다. 하지만 통증을 완화할 수 있다는 긍정적인 믿음은 강력히 지지한다. 이런 맥락에서 5R 통증 완화 프로그램을 전략적으로 꾸준히 실행한다면 분명히 좋은 결과를 얻을 수 있다.

그 반대도 마찬가지이다. 부정적인 믿음은 고통을 증가시키고 건강을 더 나쁘게 만들 수 있는 생리적 반응을 일으킨다. 일반적으로 잘 알려지지 않은 노세보Nocebo 효과는 우리가 경험하는 통증에 나쁜 영향을 미친다. 통증을 완화하는 방법을 전략적으로 실행하면서도 통증이 계속 지속되거나 더욱 악화될 거라고 생각하면 어떤 노력을 하든 효과가 없을 가능성이 크다. 통증에 관한 이런 굴복적인 사고 방식은 염세주의 같은 비판, 불안, 미래를 비극적으로 바라보는 인생관 등을 포함한다. "그런 방법은 통증을 줄이는 데 전혀 효과가 없어. 내 친구에게도 효과가 없었으니 나한테도 마찬가지야."를 암시하는 부정적인 생각과 말은 불안을 촉발한다. 이런 현상은 코르티솔 분비량을 급증시키고 스트레스와 고통스러운 염증을 증가시키며 뇌에서 분비하는 천연 진통제와 보상 경로를 차단한다. 연구에 따르면, 부정적인 관점은 우리를 실패로 이끈다(그림 6-5).

여러 연구에 따르면, 통증에 관한 긍정적인 전망은 통증을 완화하는 오피오이드 경로를 활성화하고, 불안감, 우울증, 스트레스 지

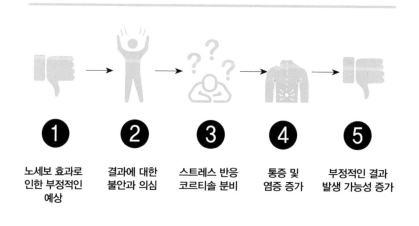

①	②	③	④	⑤
노세보 효과로 인한 부정적인 예상	결과에 대한 불안과 의심	스트레스 반응 코르티솔 분비	통증 및 염증 증가	부정적인 결과 발생 가능성 증가

| 그림 6-5 | **노세보 효과의 부정적인 결과**

수 등을 감소시킨다. 긍정적인 전망으로 인해 분비되는 천연 진통제 호르몬들이 마치 진통제, 항우울제, 통증 완화제와 동일한 역할을 하기 때문이다. 통증에 관한 긍정적인 예상과 신념은 실제로 통증을 완화한다. 이에 따라 우리는 통증에 관한 부정적인 사고방식을 긍정적으로 바꿔 통증을 완화하거나 제거하는 능력을 스스로 갖춰야 한다.

회복탄력성

회복탄력성이란 스트레스로 인한 좌절을 극복해 살아남을 수 있을 뿐 아니라 그로부터 배우고 성장하는 능력을 말한다. 물론 회복탄력성을 갖추고 있다고 해서 모든 문제에 대해 즉각적인 해답을 얻거나 잘 대처한다는 의미는 아니다. (우리는 사회적 관계의 힘에 대해 살펴볼 것이며, 고통을 완화하거나 악화시키는 사회적 관계의 힘에 대해 7장에서 살펴볼 것이다.) 회복탄력성이 강한 사람은 스트레스 요인을 인식하고, 대처 방안을 수립하며 필요에 따른 도구를 얻고 이를 사용해 결국 극복한다. 회복탄력성은 이렇게 우리가 스트레스 상황에서 다시 균형 상태(항상성)로 되돌아가게 해준다. 회복탄력성의 세 가지 구성 요소는 회복력, 지속 가능성, 성장이다.

- **회복력**: 균형 잡힌 상태로 빠르고, 완벽하게 복귀하는 능력
- **지속 가능성**: 긍정적인 사회적 관계와 활동을 유지하는 능력

- **성장**: 스트레스 요인을 처리하는 능력에 대해 인식하고 학습하는 능력

    누구나 어느 정도 회복탄력성을 갖추고 있다. 하지만 어렵고 힘든 상황에 직면할 때마다 완벽하게 대처할 수 있는 사람은 아무도 없다. 회복탄력성을 기르는 것은 스트레스 요인을 더 잘 처리하고 회복하는 데 도움이 된다. 또한 회복탄력성을 키운다면 신체 건강을 더욱 빨리 회복하고 미래에 불가피하게 닥칠 어렵고 힘든 상황에 더 잘 대비할 수 있다.

    회복탄력성을 높이는 방법은 5R 통증 완화 프로그램에 속한 다섯 가지 주된 요소를 모두 통합하는 것을 말한다. 리얼 푸드를 먹고, 신체 활동을 많이 하고, 충분한 수면 시간을 확보하기 위해 하루 일과에 우선순위를 정하고, 재충전을 위한 시간을 갖고, 다른 사람과 관계 맺는 것이 포함된다. 회복탄력성을 높이는 여러 가지 방법 중 그 시작은 자기관리, 강한 사회적 관계 맺기, 목적의식 갖기다. 그리고 매일 조금씩 실천하면 목표에 가까워질 수 있다. 이렇게 생긴 회복탄력성은 스트레스를 더 잘 처리하고, 회복할 수 있도록 뇌를 재구성한다.

    대부분의 사람들이 일상적으로 스트레스가 많은 도전에 직면한다. 이때 받는 스트레스를 좌절이나 원하지 않는 일, 신경이 곤두서는 일에 도전하기 때문에 필연적으로 따라오는 것으로 인정하면 그 과정에서 오히려 성장의 기회를 찾을 수 있다. 이런 탄력적인 접근 방식

은 결과적으로 좌절에서 더 빨리 회복하고, 장기적으로 더 나은 결과를 얻을 수 있으며, 무엇보다 스트레스를 덜 받는다. 우리 모두는 회복탄력성을 키우고, 통증을 줄일 수 있는 능력을 가지고 있음을 기억하자.

사고방식을 바꾸는 방법 중 중요한 부분은 어렵고 힘든 상황을 정체성의 일부가 아닌 지나가는 상황으로 인식하는 것이다. 부정적인 혼잣말을 되풀이하는 행동은 결국 자기 자신을 어려운 상황과 동일시하게 만든다. 하지만 통증과 힘든 상황, 실패 등으로 우리를 규정할 수는 없다. 실패할 수 있지만 우리 자신이 실패한 것은 아니기 때문이다. 예를 들어, 무릎 통증에 시달릴 수 있지만 무릎 통증이 우리의 운명이 될 수는 없는 것과 같다.

자신감과 회복력을 높이는 한 가지 방법은 부정적인 생각을 멈추고, 과거에 감당하기 힘든 상황을 성공적으로 극복했던 경험을 기억해내는 것이다. 이러한 성공은 우리가 살아남고 번영할 수 있다는 것을 상기해준다. 또한 이런 유형의 긍정적인 사고방식은 우리가 생존을 담당하는 뇌 모드에서 벗어나게 해준다.

흔히 우리는 도전적 상황에서 좌절하며 최악의 결과를 상상하는 경향이 있다. 최악의 상황에 것은 자연스럽고 때로는 도움이 될 수 있지만 너무 깊이 생각하는 것은 건강에 좋지 않다. 그럼에도 자꾸 그런 생각을 하게 된다면 잠시 멈추고, 감당하기 힘든 상황을 극복하는 계획을 찾는데 집중해보자. 여러분의 계획과 꿈이 부상이나 만성 통증 때문에 좌절되었다면, 그 슬픔에 잠식당하지 않는 선에서 비통함과 실망감, 좌절감 등을 느끼는 것 자체는 괜찮다. 일단 현실을 받아들이고 다시 계획을 세워 앞으로 나아가면 된다. 연구에 따르면, 긍정적인 사고방식을 가진 사람들은 신체적·정신적 스트레스 상황에서 훨씬 신속하고 완벽하게 회복한다. 이것이 바로 회복탄력성이다. 회복탄력성이 높은 사람은 미래를 낙관적이면서도 현실적인 태도로 바라보며, 감당하기 힘든 상황을 극복한 경험을 기억하고 스스로 자랑스러워한다.

회복탄력적 사고를 연습을 통해 몸에 익히면 무의식적으로 이루어진다. 그 결과 고통이 줄어들고 도전을 감당하고 극복할 수 있다는 자신감을 갖게 된다. 이러한 사고방식을 만성 통증을 다룰 때 적용해보면 다음과 같다. 우선 통증 상황을 인정하고 받아들인다. 통증이 개선될 수 있다는 것을 인정한다. 그리고 끊임없는 스트레스, 잘못된 식습관 및 수면 습관, 성인의 중간 휴식이 없는 상태에서 무리하게 내몰리고 있다면 다음과 같이 생각해보자. 통증의 부담이나 추가적인 좌절이 최후의 결정타처럼 느껴질 수 있다. 과부하가 걸리면 우리는 앞으로 나아갈 길을 선택할 수 있는 힘이 내 안에 있다는 사실을 잊게 된다.

회복탄력성을 키우는 주요 요소는 5R 통증 완화 프로그램 속에 있다. 그것은 사고방식을 개선하고, 삶의 목적과 주요 목표의 윤곽을 잡는 것도 포함된다(표 6-1). 더 자세한 방법은 7장에서 자세히 다룬다.

스스로 돌보기

- **에너지원 공급:** 리얼 푸드와 다양한 색깔의 식품 섭취하기
- **신체 기능 활성화:** 매일 더 자주 일어서서 움직이기
- **에너지 재충전:** 수면 과정의 우선순위 정하기
- **기분 전환:** 성인의 중간 휴식 실행하기

사회적 관계

- **관계 맺기:** 긍정적인 사회적 관계 형성하기
- **관계 맺기:** 감사하는 마음 표현하기
- **관계 맺기:** 공동체의 일원되기
- **관계 맺기:** 매일 시간을 마련해 사회적 관계 형성하기

목적

- **기분 전환:** 부정적인 감정을 잠시 멈추고 긍정적인 감정으로 되돌리기
- **기분 전환:** 현실적인 목표를 나열한 다음 세분화하기
- **기분 전환:** 현실적인 목표를 달성하도록 노력하기
- **관계 맺기:** 열정을 정의하기
- **관계 맺기:** 열정을 추구할 수 있는 의미 있는 방법 찾아보기

집중과 열중

- **기분 전환:** 신체 활동에 신중하게 참여하기
- **기분 전환:** 명상, 호흡법, 이와 비슷한 수행에 참여하기
- **기분 전환:** 전자 기기에서 벗어나 자신에게 열중하기
- **기분 전환:** 한 번에 한 가지 업무만 하기

뇌 기능 재구성

- **기분 전환:** 힘든 상황에서 부정적인 감정을 잠시 멈추고 긍정적으로 바꿀 기회 살펴보기
- **기분 전환:** 긍정적인 사고방식을 형성하여 더욱 행복한 미래를 맞이할 희망 품기
- **기분 전환:** 문제를 해결할 좋은 방법을 꾸준히 생각하기
- **기분 전환:** 목표를 성공적으로 달성하는 자신의 모습 시각화하기
- **기분 전환:** 특히 실수했을 때 자기 자신에게 친절하기
- **기분 전환:** 진행 상황과 과정을 인정하고 추적하기
- **관계 맺기:** 나를 다른 사람이 아닌 어제의 나하고만 비교하기

| 표 6-1 | 5R 통증 완화 프로그램으로 회복력 키우기

디즈니 영화 〈겨울왕국〉 주제곡 가사에 나오는 'Let It Go.'라는 말은 분노와 두려움, 걱정 등 인생에서 느끼는 여러 가지 감정에 적용된다. 이제 우리는 걱정하는 마음을 집중적으로 다룰 것이다. 좋은 결과와 나쁜 결과를 모두 고려해 미래를 대비하는 것이 무엇보다 중요하다. 하지만 마음속으로 부정적인 시나리오를 끊임없이 되뇌는 것은 힘든 상황을 성공적으로 극복하는 데 도움이 되지 않는다. 대신 여러분을 무기력하게 만들면서 생존 뇌 모드를 활성화하며 스트레스와 불안, 염증과 통증 등을 증폭시킨다.

　혹시라도 현재 어떤 걱정이 있고, 더 나은 결과를 위해 여러분이 할 수 있는 일이 있다면, 실행하자. 하지만 무언가를 걱정하면서도 마땅히 어떻게 할지 모른다면 일단 걱정부터 떨쳐버리자. 만약 여러분이 사람들 앞에서 연설하는 것이 불안하지만 어쩔 수 없이 실행해야 한다면 어떻게 하는 게 좋을까? 이때 경직되어 말을 더듬고, 실패하는 모습을 반복적으로 상상하는 것은 도움이 되지 않는다. 이렇게 여러분이 하는 일이 과연 실제로 도움이 되는지 스스로에게 물어보라. 만약 대답이 "아니요!"라면, 그냥 건너뛰면 된다. 대신 문제를 통제 가능한 단계로 나누어 결과를 개선할 간단한 방법에 초점을 맞추자. 이를테면 우선 발표할 내용을 세밀하게 기록하고, 거울이나 친구들 앞에서 기록한 내용을 발표해본다. 대중 연설 관련 앱을 이용하거나 온·오프라인 관련 동호회에 가입해 발표 기술을 단련하는 방법도 도움이 될 수 있다. 또는 연습 삼아 친한 친구 앞에서 계속 발표하면서 발표 모습과 내용에 대한 피드백을 받을 수도 있다.

이와 비슷하게 파티에서 무릎 통증이 갑자기 발생할까 봐 가야 할지, 말아야 할지 걱정하고 있다고 가정해보자. 마음속으로 파티에 참석하지 않거나 파티에서 다리를 절뚝거리는 부정적인 시나리오를 반복적으로 그리는 대신 잠시 멈춰 부정적인 생각이 과연 유익한지를 스스로에게 질문해야 한다. 아마도 "아니요!"라고 대답할 것이다. 이제 과연 어떤 방법이 자신에게 좋을지 물어보자. 무릎 보호대를 착용하거나 국소 통증 완화 패치를 사용하거나 무릎을 보호하기 위해 의자에 앉을 때 쿠션을 사용할 수도 있다. 또 예쁘지만 굽이 높아 불편한 구두 대신 무릎에 자극을 주지 않는 편안한 신발을 신거나 파티 시작 전에 약을 복용하고 다리를 충분히 쉬게 해주는 것도 좋다. 많이 걷지 않도록 가족에게 문 가까이에 위치한 자리를 예약해달라고 부탁하거나 앉아 있을 때 다리를 올려놓을 수 있는 받침대를 가져가는 것도 도움이 된다. 이렇게 문제를 작은 단계로 나누고, 이를 해결하면 최선의 결과를 얻을 가능성이 높아진다. 항상 기억하자. 과거에 다른 도전에 직면하고 극복한 적이 있다는 것을, 스트레스를 받더라도 그 고통을 결국 이겨냈다는 것을 말이다. 그리고 또 도전하자. 그로부터 다음에 올 스트레스 상황을 이겨낼 수 있는 힘을 얻을 수 있을 것이다.

때때로 우리는 감당하기 힘든 상황에서 서로 뒤엉켜 발생하는 부정적인 감정과 생각을 잠시 멈출 필요가 있다. PAIN 사고 도구 이외에도 더불어 힘겨운 상황을 성공적으로 극복하는 신체적 도구도 도움이 된다. 이를테면 표 6-2에서 설명하는 방법으로 PECC(부정적인 감정 멈춤Pause, 현재 만끽하기Engage in the Present, 부정적인 생각의 원인 파악Check Your Thoughts, 계획 설정Create a Plan) 프로그램을 진행해 문제 상황을 조절할 수 있다.

환경은 건강 관리에 중대한 영향을 미친다. 같은 맥락에서 PECC 프로그램을 진행할 때 편안한 환경에서 시작하는 것이 좋다. 대대수 연구에 따르면, 자연 경관이나 꽃, 바다 경치 등을 평온하게 5분이라도 바라본 환자의 경우 스트레스와 근육 경련이 완화되었다. 또한 창문으로 자연 경관을 바라볼 수 있는 입원 환자들은 그렇지 못한 환자보다 훨씬 회복 속도가 빠르고 진통제 복용량도 감소했다. 자연은 치유를 돕는다. 직장이나 가정에서 자연을 바라볼 수 없다면, 대신 3~5분 동안 녹음된 자연의 소리를 듣거나 실내에 있는 식물이나 멋진 자연을 담은 사진을 바라보는 것도 좋다.

환경을 어떻게 설계해야 통증 완화에 도움이 될까? 가능하다면, 직장과 가정에 존재하는 모든 방을 자연과 가깝게 만든다. 또한 기쁨을 느끼는 사람과 장소, 물건 등의 사진을 걸거나 놓아둔다. 아침에 일어나서 맨 먼저 무엇을 보는가? 밤에 잠자리에 들기 전에 맨 마지막으로 무엇을 보는가? 일어나서 맨 먼저 하는 일과 잠자리에 들기 전에 맨 마지막으로 하는 일은 통증 회복력을 높이고, 통증 완화와 예방에 도움이 되는가? 직장에서는 주변 환경을 제어하기 어렵기 때문에 '기분 전환' 등을 토대로 개인 맞춤 5R 통증 완화 프로그램이 제

- 현재 상황과 초기의 걱정스러운 대응을 인정한다.
- 최악의 결과를 가정하지 않는다.
- 힘들었던 상황을 긍정적으로 극복했던 때를 떠올린다.
- 지금 감사한 일 세 가지를 적는다.
- 기쁨의 원천(사람, 장소, 사물)을 상상한다.
- 숨을 깊게 들이마시고, 잠시 멈췄다가 길게 내쉬는 심호흡을 세 번 한다.
- 깊은 숨을 서서히 크게 세 번 내쉰다.
- 스트레스 완화 명상이나 즐거움을 주는 명상을 한다.

현재 만끽하기

- 애완동물이나 사랑하는 사람의 사진을 들여다보거나, 밖을 내다보고 자연을 있는 그대로 즐긴다.
- 싱그러운 꽃이나 신선한 공기, 아로마 테라피 에센셜 오일이나 향초의 향기에 집중한다.
- 껌, 부드러운 캐슈너트, 상쾌한 민트 같은 음식의 맛과 질감에 집중한다.
- 조개껍데기, 작은 장난감, 천 또는 손톱을 손가락으로 만져본다.
- 빗소리, 새소리, 선풍기 소리 등 주변의 소리에 집중한다.
- 좋아하는 노래를 감상한다.
- 친구, 동료, 사랑하는 사람과 소통한다.

부정적인 생각의 원인 파악

- 혼잣말 모니터링하기: 같은 상황에 처한 친구에게 어떻게 말해야 할까?
- 반복되는 걱정에 대해서는 "이것이 도움이 되는가?"라고 물어보자.
- 걱정을 행동으로 전환: "내가 무엇을 하면 도움이 될까"라고 물어보자.
- 잠시 휴식을 하자: "전체 또는 부분적인 성인의 중간 휴식이 필요할까?"라고 물어보자.

계획 설정

- 해결책을 브레인스토밍한다.
- 새로운 것을 배우거나 할 수 있는 기회인지 생각해본다.
- 세운 계획을 작은 단계로 나눈다.
- 우선 첫 단계부터 시작한다.

표 6-2 | PECC를 수행하는 실용적인 방법

공되어야 할 수도 있다. 자, 이제 통증을 완화하고, 치료하며, 건강 회복에 도움이 되도록 물리적·정신적·감정적 환경을 조성해보자.

통증 완화의 메커니즘을 이해하다

62세 여성인 크리스타는 지난 2년 동안 요통에 시달렸다. 크리스타는 퇴행성 디스크 질환을 진단받았고, 매일 비스테로이드성 항염증제와 근육이완제를 복용했다. 크리스타는 근육 긴장과 근육 통증, 근육 경련, 끝도 없이 지속되는 통증에 진저리가 났다. 처방 약은 크리스타가 일상적인 활동과 직장에서 일하는 데 도움은 되었지만 여전히 통증에 시달렸다. 크리스타가 처음 방문했을 때 우리는 보편적인 치료법에 대해 논의했다. 추가로 크리스타에게 적합한 5R 통증 완화 프로그램을 철저하게 분석했다. 크리스타가 다가오는 휴가를 즐기고 다음 약속 일정에 맞춰 다시 방문할 때까지 5R 통증 완화 프로그램을 완벽하게 실행하기로 약속했다.

그렇게 크리스타가 다시 방문했을 때, 바다 여행을 즐기는 5일 동안 모든 통증이 '마법에 걸린 듯이' 완전히 사라졌다고 흥분을 감추지 못했다. 크리스타는 토요일에 여행에서 돌아와 짐을 풀어놓는 등 매우 사소한 일을 했다. 일요일 오후에는 월요일 아침에 진행할 회의를 생각하기 시작했고, 그때 허리 근육이 긴장되는 증상을 느꼈다. 크리스타는 월요일 첫 회의를 진행한 후 다시 통증에 시달렸다.

크리스타는 스트레스가 통증의 원인이라는 사실을 스스로 발견했다. 정확히 말하자면, 크리스타는 여전히 퇴행성 디스크 환자였다. 이직이 이상적인 해결책이었을지도 모르지만 당시 크리스타에게 현실적인 선택은 아니었다. 대신 우리는 크리스타가 하루 종일 사용할 수 있는 통증 완화 방법을 찾아내는 데 집중했다. 마음 챙김 기법, 호흡 운동, 기분 전환을 위한 성인의 중간 휴식 등을 소개했다. 더 나아가 그의 스케줄을 검토해 스트레스를 많이 받는 활동 시간을 확인하고, 그때 빠르게 기분을 전환하고 통증을 완화할 수 있는 시간을 추가했다. 이렇게 해도 여전히 그의 업무는 혼란스럽다. 하지만 더 이상 스트레스가 그녀를 집어 삼키거나 고통을 유발하지 않는다. 이제 통증이 느껴지면 5R 통증 완화 프로그램을 사용해 진정시킨다. 크리스타는 더 이상 비스테로이드성 항염증제와 근육이완제가 필요하지 않게 되었고, 스트레스와 통증, 약물을 줄이면서 더 나은 삶을 살고 있다.

긍정적인 사고방식의 활성화

궁극적인 목표는 통증에 관한 부정적인 생각과 감정을 긍정적으로 바꾸는 것이다. 하지만 우리가 부정적인 생각과 감정에 취약하다면, 감당하기 힘든 상황에서 발생하는 부정적인 사고를 긍정적으로 바꾸기까지는 많은 시간이 걸린다. 때때로 우리는 신념보다 오히려 행동을 취해야 할 때도 있다. 설령 우리가 행동을 취할 마음이 없더라도 통증 때문에 소용돌이치듯 요란하게 서로 뒤엉켜 발생하는 부정적인 신념과 감정, 생각을 스스로 잠시 멈추거나 피해야 한다. 자리에서 일어나 움직이거나 걷자. 또 PAIN 도구를 사용하거나 지금까지 살펴본 기분을 전환할 수 있는 다양한 방법을 시도해보자.

이런 접근법은 부정적인 사고를 긍정적으로 바꾸기 위해 설정한 목표를 일상적인 습관과 연결하는 방식이다. 이렇게 하면 고통을 줄이고, 더 나은 삶을 위한 긍정적인 사고방식을 신속하게 구축할 수 있다.

우리는 힘든 상황을 완전히 피할 수 없지만 통증이 삶을 지배하지 못하도록 긍정적으로 생각하고, 염증을 완화하며 스트레스 요인에 명확하게 대처하는 방법을 학습할 수 있다. 우리는 통증과 염증에 시달릴 필요가 없다. 무엇보다 몸의 회복력을 높여 기분 전환할 시간을 충분히 갖는다면 스트레스 요인을 제대로 인식하고 용기 있게 역경을 헤쳐나갈 수 있다. 인생을 살아가면서 직면하는 어려움은 바다를 항해하면서 만나는 파도와 같다. 모든 파도는 균형력과 회복력을 시험한다. 파도가 거칠게 몰아치기도 하고 잔잔하기도 하지만 파도의 흐름은 결코 멈추지 않는 것처럼 우리는 오르락내리락 상승과 하강을 반복하는 파도에 몸을 맡기는 법을 배울 수 있다. 우리를 완전히 녹초로 만드는 거친 파도는 우리를 맥없이 주저앉게 만들 때도 있지만 스스로 일어서는 법을 가르쳐주기도 한다. 힘겨운 상황에서도 생존 담당 뇌의 반응을 중단시키도록 대응 능력을 구축한다면 통제력을 되찾을 수 있다. 통증 회복력을 구축하는 방법은 결국 통증을 완화하는 목표를 설정하는 단계부터 시작한다.

어떤 방법이 좋을까?

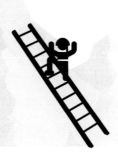

간단하게 일직선으로 올라가는 방법

현실적인 방법

단계별로 한 걸음씩 극복하는 방법

| 그림 6-6 | **고통에 직면하고 극복하는 법**

어려운 상황을 신속하게 극복하지 못하면 사흘이 멀다 하고 좌절하게 될 것이다. 또한 나한테만 이런 일이 생긴다고 분하고 억울하게 느낄 수도 있다. 이런 부정적인 사고방식은 우리에게 자기 회의감, 불안감, 분노, 슬픔, 괴로움 같은 부정적인 감정과 더불어 통증을 더욱 가중시킨다. 우리가 현재 상황을 정확히 인식할수록 비통함을 안도감으로, 격렬한 분노를 용기로 빠르게 전환할 수 있다. 앞으로 나아갈 방법은 많다. 물론 여러 가지 장비를 이용하여 암벽 등반을 하듯이 매우 복잡할 수 있다. 하지만 조금씩 천천히 극복하면 된다고 생각하고, 자기에게 맞는 방법과 속도로 주변 장애물을 하나씩 해결해 나가자(그림 6-6).

우리는 각 단계를 해결할 때마다 다음 단계를 더 원활하게 처리하도록 미리 대비하고, 설정한 목표에 더욱 가까이 다가갈 수 있다. 때때로 각 단계를 나누고 해결해 나가는 방식이 회피하거나 심지어 뒤로 물러나는 것처럼 느껴질 수도 있다. 하지만 각 단계마다 조금씩 앞으로 나아가고 있다는 사실을 기억하자. 이러한 단계에는 회복탄력성 구축, 자기 관리에 전념하기, 고통스러운 문제를 처리할 수 있는 실용적인 방법 찾기 등이 포함된다. 통증에 대한 저항과 두려움을 인정하는 수용적인 사고방식으로 전환하면 스트레스와 고통, 염증을 줄일 수 있다. 이제 우리가 가지고 있지 않거나 할 수 없는 것에 대해 걱정하는 대신 가지고 있는 것과 할 수 있는 것에 집중해보자. 다시 마음을 가다듬고 고통스러운 스트레스에 대처할 수 있는 역량을 키우자. 그러기 위해 그림 6-7을 참고해 통증 완화 계획을 세워보자.

성공적인 목표 설정 4: 기분 전환Refresh

장애물 제거하기
- **목적:** 앱을 이용해 마음 챙김을 실행한다.
- **목표 설정:** 무료로 마음 챙김 앱을 다운받아 실행하고 첫 번째 바탕 화면에 둔다.

집중하고 싶은 물건 눈높이에 맞춰 진열하기
- **목적:** 애착 물건을 가방 안에 넣어둔다.
- **목표 설정:** 애착 물건을 가방에 두었다가 저녁에 꺼내놓는다.

특정한 사회적 활동에 참여하기
- **목적:** 매일 성인의 중간 휴식을 완벽하게 실행한다.
- **목표 설정:** 양치한 후 침대에서 성인의 중간 휴식을 10분 실행한다.

'나는'으로 시작하는 목표를 외치면서 기록하기
- **목적:** 현재 상황에 집중하고, 멀티태스킹을 최소화한다.
- **목표 설정:** "나는 저녁 먹을 때 전자 기기를 멀리한다."라고 큰소리로 외치고, 메모지에 적는다.

과정을 검토하며 목표 달성을 위한 동기부여하기
- **목적:** 목표를 실행하는 과정을 계속 검토한다.
- **목표 설정:** 달력이나 앱을 이용하여 매일 성인의 중간 휴식을 실행하는 과정을 기록한다.

신체 회복력을 높이고 기분을 전환하기 위해 노력하기

| 그림 6-7 | 기분 전환을 위한 맞춤형 5R 통증 완화 프로그램

1. 설정한 주요 목표를 검토한다. 성공적으로 달성하거나 예방하고 싶은 부분을 수정한다.

2. 아래 목록에서 자기에게 적합한 목표를 향해 가는 데 도움되는 방법을 확인한다. 먼저 두 가지를 선택하면 수월하다.

3. 예시를 따라가면서 구체적인 실행 단계와 더불어 맞춤형 5R 통증 완화 프로그램으로 전환한다.

4. 주요 목표를 성공적으로 달성하고 있다는 사실을 인지한다.

5. 신체 회복력을 높이고 기분을 전환한다.

목표 설정 1단계

- 5분간 호흡에 집중하는 명상을 해보자. 만트라 없이 5분간 명상을 해보자. '그래서'(숨을 들이마시고, 셋을 세며 잠시 멈춤), '진정'(숨 내쉬기)

- 매일 4-7-8 호흡을 4회 반복하거나 고통스러운 스트레스 요인에 직면했을 때 연습하자.

- 매일 아침이나 저녁에 안내에 따라 마음 챙김을 해보자.(휴대전화 앱이나 웹사이트를 이용해) 매일 아침 또는 밤에 취침 전 휴식 루틴의 일부로 마음 챙김을 해보자.

- 업무 회의, 진료 예약 등 스트레스와 통증이 발생할 거라고 느껴지는 상황을 앞두었다면 애착 물건을 가방에 넣고 다닌다.

- 되도록 한 번에 한 가지 업무만 집중적으로 처리할 계획을 세운다.

- PECC 프로그램을 이용하여 감당하기 힘든 상황을 성공적으로 극복한다.
- 부정적인 사고방식을 긍정적으로 전환하거나 성인의 중간 휴식 실행하기, 긍정적인 사회적 관계 유지하기 등과 더불어 업무를 수행해야 할 특정 시간을 일정 목록에 추가로 작성한다.
- 습관적으로 발생하는 부정적인 생각을 구분하고 긍정적인 생각으로 재구성한다. 부정적인 생각이 습관적으로 발생할 때 스스로에게 물어본다.
  '지금 발생하는 이 부정적인 생각이 나에게 도움이 되는가?'
  그런 다음 스스로에게 또 물어본다. '무엇이 나에게 도움이 될까?'
  노세보 효과를 제외하고 플라세보 효과를 증폭시킨다.
- 부정적인 생각이 들면 자리에서 일어나 움직이거나 걷고, 마음 챙김을 실행해 떨쳐버린다.
- 이전에 힘겨운 상황을 성공적으로 극복했던 경험 목록을 꼼꼼하게 작성한다. 힘들 때마다 성공적으로 극복한 증거를 살펴보고 참고한다.
- 고통스러운 생각의 소용돌이에 빠져들고 있는 자신을 발견하면 마음 챙김 도구인 PAIN을 사용해 벗어난다.

목표 설정 2단계(고급자용)

- 행동이나 스트레스를 완화하기 위한 명상 중 하나를 골라 스스로 반복한다. 예를 들어, "나는 자유롭다. 나는 편안하다. 모두에게 평화가 깃들기를."이라고 되뇌인다.
- 자연 풍경이나 식물 등 자연을 느낄 수 있도록 주변 환경을 구축한다.
- 좋아하는 신체 활동을 선택해 언제, 어떻게 포함할지 계획한다.

◉ **목표 설정 방법(예시)**

· '나는' 오후 6시에 10분 동안 차 안에서 음악을 듣는다.

· '나는' 오전 7시 30분에 10분 동안 거실에서 마음 챙김을 실행한다.

· '나는' 오후 3시에 10분 동안 전자 기기에서 벗어나 공원을 걷는다.

· '나는' 안정감을 주는 장난감을 가방 안에 넣고 필요에 따라 이용한다.

· '나는' 좋아하는 자연 풍경이나 휴가지에서 찍은 사진 한 장을 집이나 사

무실 등 많은 시간을 보내는 공간에 붙여놓는다.

chapter 7

사회적 관계 맺기

RELATE

우리는 외로움과 사회적 관계,

신체 건강과 감정적 건강 사이의 관계를

더욱 깊숙하게 이해해야 한다.

— 비벡 H. 머시Vivek H. Murthy, 의학박사

오해: 사회적 관계와 통증은 서로 영향을 미치지 않는다.

사실: 외로움과 스트레스를 받는 관계는 통증과 염증을 악화한다.

5R 통증 완화 프로그램: 관계와 감정을 개선하면 통증에서 벗어날 수 있다.

우리가 회복력을 갖추고 있다면 스트레스 상황에서도 스스로 회복하고, 지탱하며 성장할 수 있다. 통증 회복력은 일반적으로 다른 사람과의 관계에 토대를 둔다. 규칙적이고 긍정적으로 다른 사람과 상호작용하면 신체적·정신적 건강을 끌어올릴 수 있다. 이와 반대로, 통증 때문에 사랑하는 사람과 친구들을 정기적으로 만나지 못하고 긍정적인 상호작용을 유지하지 못하면 통증이 더 심해질 수 있다. 긍정적인 상호작용은 통증 저항력과 회복탄력성을 키운다는 점을 기억하자.

인간은 본능적으로 소속감을 느끼도록 설계되어 있다. 인류의 진화 역사에서 부족이나 집단의 일원이 되는 것은 우리의 신체적 생존에 매우 중요했다. 또한 포식자와 자연 요소로부터 구성원들을 보호해 주었다. 그렇게 집단을 이루어 거주지를 형성한 후부터 농사를 짓고, 좀 더 안전하게 사냥을 할 수 있었다. 이를 통해 우리는 어린아이와 병자, 약자를 보호해야 한다는 역할과 목적의식을 갖게 되었다. 오늘 날에도 공동체의 일원이 된다는 것은 우리의 건강과 수명에 중요한 역할을 한다. 그리고 여전히 이러한 소속감은 우리에게 역할과 목적 의식을 부여한다.

건강한 소속감은 통증을 완화하고 회복력을 키우도록 뇌에서 기분을 좋게 해주는 화학물질을 분비한다. 실제로 사회적 관계를 유지하지 못하면 신체적·정신적 건강이 흔들리고 불안정해진다. 사회적으로 고립되거나 외로움을 느끼는 것은 하루에 담배를 15개비를 피우는 것만큼이나 치명적일 수 있다. 또한 고립된 감정은 신체 건강과 통증 저항력에 좋지 않은 영향을 미친다. 교도소에서 벌로 독방 수감을 이용하는 이유이다. 독방에서 격리된 채 보냈던 경험은 수감 기간이 끝난 후에도 영향을 미친다. 〈미국공중보건저널〉에 발표된 한 연구에 따르면, 독방에 수감된 경험이 있는 수감자의 경우 일반 감방 수감자보다 우울증, 불안감, 정체성 상실, 사회적 고립감, 통증을 훨씬 많이 경험했다. 또한 2020년 연구에 따르면, 독방 수감자는 일반 교도소 수

감자보다 정형외과적 통증에 훨씬 많이 시달렸다. 이는 너무 극단적인 사례이긴 하지만 사회적으로 고립되거나 외로운 감정이 신체 건강에 악영향을 미친다는 사실을 잘 알 수 있게 해준다.

사실 우리는 신체적·정신적 고립감이 얼마나 강력한 영향을 미치는지를 알고 있다. 코로나-19 팬데믹이 터지자 의무화된 사회적 거리 두기, 신체적 행동 제재, 재택근무, 격리 등이 강제되었다. 이때 대부분 사람은 고립되고 외로운 감정을 느껴보았을 것이다. 연구에 따르면, 자가 격리를 지시받은 사람은 3주 만에 외로움, 우울증, 자살 생각 등이 급증한 것으로 나타났다. 우리는 생존하고 번영하고자 사회적 상호작용에 의존하며, 사회적 관계를 유지하면서 스스로 통증 회복력을 높이는 능력을 갖추고 있다. 코로나-19 팬데믹에 관한 또 다른 연구에 따르면, 사회적으로 많은 지지를 받고, 밖에서 긴 시간을 보내고, 신체 운동을 많이 하며, 충분한 수면을 취한다고 느낀 사람은 그렇지 않은 사람보다 회복력이 훨씬 높았다. 이러한 연구 결과를 통해 5R 통증 완화 프로그램에서 '사회적 관계 맺기'의 중요성을 다시 한 번 확인할 수 있다.

가장 의미 있는 사회적 관계는 가까운 가족이다. 가까운 친구나 연인, 자원봉사 활동을 하면서 만난 사람, 종교적 단체를 포함하며, 이웃이나 직장 동료도 포함될 수 있다. 우리는 보통 가족이나 친한 친구가 직장, 학교, 자원봉사에서 만난 사회적 관계보다 중요하다고 생각할 수 있다. 그러나 사회 활동에서 접하는 관계 역시 우리와 자주 상호작용을 한다. 일상적으로 발생하는 긍정적인 인간관계, 심지어 우연히 발생하는 인간관계도 건강에 좋은 영향을 미친다.

고립감은 스트레스 반응을 활성화하고, 코르티솔이 염증 수치를 상승시키고, 방어적인 태도를 취하게 한다. 또 수면의 질을 떨어뜨린다. 불충분한 사회적 관계와 외로움은 나쁜 식품 섭취, 운동 부족, 수면 장애와 마찬가지로 스트레스 요인이다.

사회적으로 고립된 느낌은 일상적인 신체 기능에도 악영향을 미친다. 의학 저널 〈내과의학회보〉에서 연구한 결과에 따르면, 고립된 사람은 옷 입기, 식사하기, 걷기 운동 같은 신체 활동을 수행하는 데 어려움을 겪을 가능성이 크다. 또한 사회적 지지가 부족한 사람은 근골격계 질환이 발생할 위험이 매우 높아지게 된다. 많은 연구를 체계적으로 검토한 결과에 따르면, 사회적 지지가 부족할 경우 만성 요통에 걸릴 확률 역시 높은 것으로 나타났다. 게다가 사회적 고립감은 결과적으로 체중 증가를 불러오고, 정신 질환뿐만 아니라 당뇨병 같은 염증성 질환도 일으킬 수 있다.

또한 부족한 사회적 상호작용이 통증에 관한 사고방식에 악영향을 미친다는 사실도 절대 간과할 수 없다. 만약 이런 사고방식을 가진 사람들이 직장이나 커뮤니티에 있다면 거리를 두는 것이 좋다. 이러한 유형의 사고는 종종 전염되어 통증 완화에 전혀 도움되지 않기 때문이다. 그런 사람들과 거리를 둘 수 없다면 교류 후 마음 챙김이나 호흡법, 또는 성인의 중간 휴식을 통해 빠르게 기분을 전환하자. 다시 한번 말하지만 몸과 마음은 하나의 단위로 작용해 통증과 염증을 가라앉히거나 완화할 수 있다.

연구 자료에 따르면, 긍정적인 사회적 관계를 유지한다면 통증 수치는 줄어들고, 더불어 향후 근골격계 통증이 발생할 위험성을 낮출수 있다. 사회적 관계는 통증이나 염증에 직접적인 영향을 미치기도한다. 연구에 따르면, 긍정적인 사회적 관계는 염증 표지자 수치, 특히 고감도 인터루킨-6와 종양괴사인자-α 수치를 떨어뜨린다. 또한기사 41개를 검토 연구한 결과에 따르면, 사회적 지원과 통합은 염증 수치를 감소시켰다. 건강한 사회적 관계는 신체 건강과 행복, 통증 조절 능력을 높이는 데 매우 중요하다(표 7-1).

부족한 사회적 관계로 초래될 위험성	건강한 사회적 관계의 이점
통증 수치 증가	통증 수치 감소
염증 수치 증가	염증 수치 감소
비만 지수 증가	타인과 관계를 유지하려는 성향 증가
반사회적 행동 증가	타인과 관계를 유지하려는 성향 증가
집중력, 문제 해결 능력, 문제 대처 능력 저하	집중력, 문제 해결 능력, 문제 대처 능력 향상
우울증, 불안감, 자살 위험성 증가	우울증, 불안감, 자살 위험성 감소
술, 약물 남용	멍하게 무감각해지는 행동 감소
당뇨병 위험성 증가	당뇨병 위험성 감소
심장 질환 위험성 증가	심장 질환 위험성 감소
치매 위험성 증가	치매 위험성 감소
뇌졸중 위험성 증가	
두통 위험성 증가	종합적으로 신체 건강 향상
위장 질환 위험성 증가	
조기 노화	건강한 노화

| 건강 수명 감소 | | | 건강 수명 증가 |
| 수명 감소 | | | 수명 증가 |

표 7-1 사회적 관계와 신체 건강의 상관관계

모든 사회적 관계는 동일하지 않다

우리는 사람들과 많은 시간을 보낸다. 주변 사람을 포함하여 우리를 둘러싼 환경은 표현형Phenotype(관찰 가능한 유전적으로 나타내는 형태적·생리적 성질-옮긴이)에 영향을 미친다. 우리는 행동, 체중, 사회적 지위, 재정, 식습관, 수면 습관에서부터 회복력, 통증 저항력, 통증 대처 능력 등을 비슷하게 받아들이는 경향이 있다. 즉 인생의 모든 측면에서 '정상'이라고 믿는 가족, 친구, 이웃, 직장 동료, 또 다른 사회적 관계를 본보기로 삼는다는 뜻이다. 1만 2000명 이상의 사람을 대상으로 30년간 연구한 결과에 따르면, 친구가 비만이 되면 나 역시 비만이 될 위험성이 57퍼센트 증가하고, 형제자매가 비만이 되면 나 역시 비만이 될 위험성이 40퍼센트 증가했다. 마찬가지로 배우자가 비만이면 나의 비만 확률이 37퍼센트 증가했다. 이와 비슷한 금연에 관한 연구에 따르면, 배우자가 금연할 때 내가 흡연할 가능성은 67퍼센트 감소, 친구가 금연하면 내 흡연 가능성은 36퍼센트 감소, 형제자매가 금연하면 내 흡연 가능성은 25퍼센트 감소했다. 우리 삶 속에 존재하는 주변 사람은 신체 건강과 행복을 결정하는 신체적 행동에 영향을 미친다. 결국에는 우리도 삶 속에 존재하는 주변 사람의 신체적 행동에 영향을 미친다. 부정적인 사고를 지니고 신체적·

통증 해방

정신적으로 건강하지 못한 사람과 많은 시간을 보내면, 우리는 자연스럽게 신체 건강과 행복에 좋지 않은 영향을 받고 통증이 증가한다. 반대로 긍정적인 사고를 하며 신체적·정신적으로 건강한 사람과 집중적으로 많은 시간을 보내면 어떻게 될까? 당연히 신체적 행동과 태도, 신체 건강과 행복, 통증 회복력 등이 긍정적인 방향성을 갖게 된다. 이것이 우리가 원하는 긍정적인 도미노 효과이다.

행복한 사람들은 한군데로 모이거나 한마음으로 뭉친다. 4500명 이상을 대상으로 20년간 연구한 결과에 따르면, 주변에 행복한 사람들로 둘러싸인 사람은 그렇지 않은 사람보다 미래에 행복할 가능성이 훨씬 컸다. 행복한 친구와 어울리는 사람은 행복감을 느낄 가능성이 25퍼센트 정도 증가하기 때문이다. 유감스럽게도 이와 유사한 연구에 따르면, 불행한 사람들도 역시 한군데로 모이거나 한마음으로 뭉치고 주변 사람에게 매우 강력한 영향을 나쁜 쪽으로 미칠 수 있다.

통증과 사회적 관계의 연관성

왜 우리는 고통에 대한 생각에 사로잡히게 될까? 왜 우리는 통증에 대한 부정적인 면에 집착하는 걸까? 왜 통증은 우리 삶에 나타나는 걸까? 중요한 것은 그것이 우리의 잘못이 아니라는 점이다. 이러한 통증에 대한 부정적인 편견에 대해 6장에서 살펴봤다. 편견을 살펴보고, 그것이 생명을 위협하는 위험으로부터 우리를 보호하기 위해 진화했을지 모르지만 현대 사회에서 항상 유익한 것은 아니라는 것 또한 알게 되었을 것이다. 고통에 대한 부정적인 신념, 감정, 생각에 집중하는 것은 회복을 방해하기 때문이다. 이러한 생각은 우리의 세상을 고통만 존재하는 것처럼 축소하고, 우리를 지배하도록 허용한다. 이러한 사고방식은 명확하게 사고하고, 문제를 해결하고, 다른 사람과 소통하는 능력을 제한하기도 한다. 또 사회적 비교라는 독을 먹이기도 한다(그림 7-1). 그럴수록 우리는 스스로 회복탄력성을 키우고, 서로를 지지하는 상호작용을 통해 자신을 보호함으로써 이러한 문제를 극복해야 한다.

PAIN, 마음 챙김, 명상, 감사 일기 쓰기, 애착 물건 만지기 같은 활동을 통해 환기할 수 있다. 스트레스 상황에 집중하고, 분개하고, 탄식할 때 이런 방법을 사용해보자. 스트레스를 인정하고, 감당할 수 있다고 인식하면서 감사함을 느끼게 될 것이다. 또한 감사 일기 쓰기는 우리에게 독이 되는 사회적 비교를 방지한다. 또한 부정적인 사고방식에서 벗어나 다른 사람과 적극적으로 소통하고 긍정적인 사회적 관계를 유지하도록 도와준다. 결과적으로 긍정적인 관계는 우리를 기분 좋게 만든다.

부정적인 사람은 특징적으로 네 가지 C(비판Criticizing, 불평Complaining, 비난Condemning, 비교Comparing)로 알려진 일련의 행동 양식을 드러낸다. 이러한 행동 양식을 습관적으로 드러내는 사람이 주변에 있으면, 같이 부정적인 사고방식에 빠지게 될 가능성이 높다. 다른 사람을 있는 그대로 받아들이는 대신 좋고 나쁨을 판단하고자 우리의 소중한 두뇌를

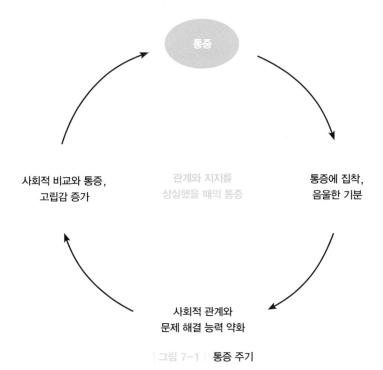

사회적 비교와 통증,
고립감 증가

관계와 지지를
상실했을 때의 통증

통증에 집착,
음울한 기분

사회적 관계와
문제 해결 능력 약화

│그림 7-1│ **통증 주기**

낭비하게 된다. 또한 과거에 집착하거나 미래를 걱정해 현재의 중요
성을 제대로 인식하지 못하고, 행복한 순간을 놓치게 된다. 우리가 부
정적인 네 가지 C에 대한 생각을 많이 실행할수록 더욱 강화되고, 염
증도 더 악화되며, 치유하고 성장하는 능력은 작아진다.

　때때로 우리는 부정적인 태도를 지닌 사람이 속한 환경에 노출되는
현상을 피할 수 없다. 그럴 때에는 현재 상황을 인식하고 감사하게 여
기며 긍정적인 감정을 일으켜 자각하도록 노력해야 한다. 의학 훈련
을 받던 당시에 나는 해로운 주변 사람들에게 쉽게 짓눌렸다. 주변에
는 언제나 화가 나 있는 레지던트, 의사, 간호사 등이 북적였으며, 상

대적으로 경험이 적은 나를 아주 못살게 굴었다. 그러던 어느 날 신장 투석실 앞을 지나칠 때였다. 그전에도 신장 투석실은 항상 나를 멈칫 거리게 만들었다. 신장병 환자는 투석 치료를 시행하는 데 하루에 몇 시간씩, 일주일에 며칠을 보냈다. 신장병 환자들은 신장이 제 기능을 못할뿐더러 신체에서 노폐물을 배출하는 소변을 충분히 생산할 수 없 기에 투석 치료를 받아야 했다. 소변을 보는 일은 보통 사람에게는 매 우 단순한 일이다. 나는 신장병 환자를 지켜보면서 연민이 생겼고, 그 들을 위해 기도했다. 그때였다. 나의 건강과 내가 사랑하는 사람들의 건강에 대한 감사가 급작스럽게 물밀듯이 밀려왔다. 신장 투석실 앞 에서 멈칫거리다가 부정적인 사고에서 벗어나 연민과 감사함을 느끼 던 바로 그 순간, 부정적인 동료에게 접근하는 방식과 환자를 대하는 방식이 긍정적인 감사로 바뀌었다. 이렇게 네 가지 부정적인 행동을 해소하는 수단은 수용과 긍정, 판단 회피, 타인 지원 같은 행동 양식 을 드러내는 방식이다. 마음 챙김과 감사하기, 봉사, 학습 등을 통해서

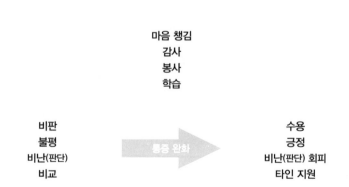

| 그림 7-2 | **사고방식의 경로를 통증 완화와 연결시키는 법**

실행하면 좋다(그림 7-2).

긍정적인 사고방식과 관계를 유지한다고 해서 절대로 고민을 털어놓지 말아야 한다는 뜻은 아니다. 직장에서 속내를 털어놓고, 어려운 상황을 되짚어 보고, 어려움을 통해 유대감을 형성하는 것은 때때로 관계를 구축하는 데 도움이 되기 때문이다. 다른 사람의 입장에서 상황을 파악하고 이해하려고 초점을 맞춘다면, 그리고 (타인과 자신을) 고양시키는 데 목적이 있는 대화는 관계 형성에 매우 유익하다.

주변에서 긍정적이며 수용적이고 함부로 타인을 비난하거나 판단하지 않고, 나를 지지해주는 사람을 멘토로 삼으면 좋다. 멘토는 우리가 성장하고 회복력을 키우고 치유하고 봉사하고 감사하는 마음을 갖게 도와주며, 긍정적으로 생각하고 행동할 수 있도록 격려하며 용기를 북돋는다. 멘토는 친절하고 다정한 가족 구성원이나 상냥한 직장 동료, 자선가 등 여러분이 잘 알고 있는 사람이 될 수도 있고, 테레사 수녀처럼 유명한 인물이 될 수도 있다. 심지어 텔레비전 속 가상의 인물이어도 좋다. 멘토와 직접 소통할 수 있다면 더할 나위 없이 좋지만 아니라도 괜찮다. 나의 멘토는 이 같은 상황에서 어떻게 할까를 차분하게 생각해보면 된다. 나의 멘토는 건강을 위해 어떤 방식을 택할까? 어떤 조언을 해줄까? 나의 멘토도 피곤하거나 시간이 없다는 핑계로 설정한 목표를 포기할까?

아니면 그저 단순하게 "나에게 도움이 되는가?"라고 자신에게 물어봐도 된다. 내가 취하는 모든 행동에 "나에게 도움이 되는가?"라고 물어보는 것이다. 소셜 미디어를 두루두루 보느라 밤늦게까지 못

자서 기진맥진한 상태로 내일을 맞이하는 상황이 나에게 도움이 되는가? 그 사람의 한 가지 면만 보고 나쁘게 판단하는 게 나에게 도움이 되는가? 이렇게 자신에게 물어보는 방법은 나와 다른 사람을 섬세하게 돌아보게 해준다. 비판하고, 불평하고, 비난하고, 비교하는 상황에서 벗어난다면 우리는 삶에 온전히 집중할 수 있다. 또한 이런 식으로 꾸준히 생각하고 행동한다면 머지않아 함께 소통하는 사람들도 같은 방식으로 변할 수도 있다. 나와 상호작용하는 사람이 내 긍정적인 태도를 수용하고, 다시 그대로 나에게 긍정적인 태도를 드러낼 것이다. 서로 진심으로 지지하는 건강하고 행복한 사회적 집단과 관계를 내가 원하는 방식으로 만들어낼 수 있다.

어떤 사람은 자기만 특별하게 통증에서 허우적거린다고 느낄 수 있다. 이런 사람은 자신의 신체 건강을 부정적으로 생각할 뿐만 아니라 통증에 관한 부정적인 생각을 긍정적으로 바꿀 강력한 동기도 없다. 하지만 주변에서 통증에 관한 생각과 감정을 긍정적으로 바꿀 수 있게 격려하고 용기를 북돋울 수 있다. 행복한 사회적 관계를 구축하기를 원하는가? 주변에 어떤 영향을 미치는 사람이 되고 싶은가? 내가 가지고 있는 것을 상대에게 줄 수 있다. 그게 부정적인 생각이라면 상대에게 줄 수 있는 선물은 부정적인 사고방식뿐이다. 우리가 통증과 통증에 관한 부정적인 사고방식에 집중할수록 이는 더 크게 성장한다. 만약 다른 사람에게 희망과 행복감을 선물하고 싶다면 우선 나 자신에게 희망과 행복감을 선물해야 한다.

웰빙Well-Being은 건강하고 행복한 상태를 의미한다. 긍정적인 사고방식은 우리가 통증을 다루고 조절하는 데 도움을 주며 웰빙을 이루는 데 매우 중요하다. 세계보건기구_{World Health Organization, WHO}는 건강을 '단순히 신체적으로 질병이 없거나 신체가 허약하지 않은 상태가 아니라, 신체적 · 정신적 · 사회적 웰빙을 모두 완벽하게 갖춘 상태'라고 정의한다. 이 접근은 통증 관리의 핵심이다. 실제로 통증을 진정으로 완화하고 고통을 끝내기 위해서는 신체적 측면을 포함한 정신적·감정적·사회적 측면의 문제를 해결해야 하기 때문이다. 미국 질병통제예방센터는 웰빙의 정의를 신체 및 정신 건강뿐만 아니라 우리가 삶 속에서 느끼고 생각하는 행복감도 포함해 상세히 설명한다.

- **질병통제예방센터에서 정의하는 웰빙**
- 질병을 예방하고 신체적·정신적 건강을 높이는 접근
- 질적으로 우수한 사회적 관계
- 부정적인 감정보다 긍정적인 감정
- 삶의 만족
- 잠재력과 생산성 실현
- 사회적 관계

미국 질병통제예방센터가 추구하는 웰빙에 따라 몸와 마음을 챙긴다면 질병과 부상이 발생할 위험률을 낮추고 회복 기간도 줄일 수 있다. 긍정적인 믿음을 가지고 자기 대화를 통해 삶의 목적을 파악하고, 나와 타인의 사회적 관계를 이해해보자.

통증에 관한 긍정적인 믿음과 마찬가지로 자기 자신과 이야기하는 방식도 매우 중요하다. 유감스럽게도 통증으로 유발된 생존 모드의 사고방식과 편견은 부정적인 자기 대화를 이끌어내는 경향이 있다. 일상생활 속에서 일어난 모든 실수에 대해 끊임없이 자신을 질책한다면 분노, 두려움, 수치심, 비통함 같은 부정적인 감정이 증가해 통증은 악화된다. 우리는 다른 사람뿐만 아니라 자신에게도 친절, 용서, 인정 같은 긍정적인 감정을 표출해야 한다. "친절한가?"라는 질문은 다른 사람을 대할 때처럼 자기와의 대화에서도 중요하다.

자기 대화를 점검하는 방법은 다른 사람의 관점에서 생각해보는 것이다. 어린아이나 사랑하는 사람이 실수를 저질렀다면 어떻게 대응하는가? 아마도 그렇게 비판적으로 대응하지 않을 것이다. 불쾌함을 사랑과 친절, 자녀에 대한 관심으로 바꿀 것이다. 이런 연민을 자기 자신에게까지 확장할 수 있을까? 만약 비판적이고, 부정적인 자기 대화 패턴을 끊기 어렵다면 멘토 같은 인물에게 도움을 요청하자. 그들은 상황을 귀담아 듣고, 우리가 과거에 성취했던 훌륭한 일들을 상기시켜주며, 앞으로 나아갈 방향을 찾도록 도와줄 것이다. 또한 감사 일기 쓰기, 마음 챙김, 명상, 요가 등 스트레스를 완화하는 신체 활동 역시 부정적인 자기 대화를 피하는 데 도움이 될 것이다.

우리를 부당하게 비난하는 타인의 목소리를 심각하게 들을 필요가 없다. 대중매체, 소셜 미디어, 때때로 선의를 가진 친구와 가족마저

넘치는 은행 잔고 승진
매력적인 외모 날씬한 외모
좋고 화려한 옷 좋고 화려한 옷 넘치는 은행 잔고
넘치는 은행 잔고 **승진** **큰 집** 넘치는 은행 잔고
날씬한 외모 매력적인 외모
큰 집

타인 지지 마음 챙김 실행
인생의 목표·목적 긍정적 사고방식 인생의 목표·목적
가족, 친구와 시간 보내기
마음 챙김 실행 즐거운 경험
즐거운 경험 인생의 목표·목적
가족, 친구와 시간 보내기

| 그림 7-3 | **우리가 기대하는 웰빙(위)과 실제 웰빙(아래) 비교**

건강과 행복을 높이는 방법이 특정 직업을 갖는 것이나 완벽한 사회적 관계, 충분한 은행 잔고, 눈에 띄는 외모에 달렸다는 등의 그릇된 논쟁을 해 힘을 빼기도 한다. 하지만 이런 논쟁은 사실이 아니다. 연구에 따르면, 더 높은 수준의 행복감은 서로를 지지하는 관계, 사랑하는 사람들과 시간 보내기, 감사함 느끼기, 긍정적인 사고방식과 마음 챙김, 현재 즐기기, 위기 상황에 신속하고 정확하게 대처하는 능력 개발하기, 인생의 목표 추구하기 등에서 비롯된다(그림 7-3).

우리가 스스로를 위해 할 수 있는 최고의 일 중 하나는 '나'에 관한 것이 아니다. 우울하고 기분이 좋지 않을 때 좋게 만드는 가장 쉬운 방법 중 하나가 다른 사람을 돕는 것이라는 것에서 힌트를 얻을 수 있다. 이를 친사회적 행동이라고 하며, 꼭 암 환자를 돌보거나 호스피스 병동에 가야 한다는 말이 아니다. 지역 아동을 가르치거나, 쓰레기를 줍거나 지역사회를 사회 활동 프로젝트에 연결하여 내 능력으로 사회 공동체에 기여할 수 있다. 공익을 위해 직장 동료와 함께 자신이 가진 기술로 자원봉사를 할 수도 있다. 빵 굽는 일을 좋아한다면 일주일에 한 번씩 재활센터나 보육원, 양로원 등에 보내는 건 어떤가. 온라인 요리 교실을 운영하거나 지역 도서관을 위해 미리 예약한 책을 차로 배달해주는 서비스를 조직해볼 수도 있다. 다른 사람에게 봉사하는 이런 종류의 목표는 통증과 스트레스 상황을 완전히 어느 정도 줄일 수는 있으며, 회복과 성장의 원동력이 된다.

사회적 관계와 봉사에 부담스러울 정도로 많은 시간을 들일 필요는 없다. 짧은 시간이라도 만족하고 행복감을 느낄 수 있는 작은 행위를 친절하고 다정하게 실행하면 된다. 직장에서 최근 남편이 사망한 동료의 이야기를 3분 정도 더 들어줄 수도 있다. 지역 문화센터나 병원 또는 기타 단체에서 몇 시간만 봉사해도 된다. 신장 결석 때문에 넋두리하는 이웃의 이야기를 그저 가만히 들어주거나 진료실에서 누군가를 위해 문을 열어줄 수도 있다.

타인을 세심하게 배려하는 이런 작은 몸짓은 기분을 더욱 좋게 하고 통증을 완화하는 통로를 열어준다. 4주간 진행한 한 연구에서, 식사 때마다 특별한 디저트를 먹고 동시에 자신에게 완전히 집중하는 그룹과 이웃을 돕는 등 친사회적인 활동을 실행한 그룹을 상대로 건강 지수와 행복 지수를 비교했다. 그 결과 친사회적 활동을 실행한 그룹의 경우 긍정적인 감정을 많이 느끼고 건강 지수와 행복 지수가 큰 폭으로 향상되었다. 그러나 오로지 자신에게만 집중한 그룹은 건강 지수와 행복 지수에 변화가 없었다. 조사를 끝마친 지 2주 후에도 친사회적 활동을 한 그룹은 여전히 긍정적인 변화를 느끼고 있다고 보고되었다. 결국 타인을 돕는 행위는 실제로 자기 자신에게 도움이 된다.

신체 에너지가 낮고 이동이 불편한 사람도 친사회적 행동을 할 수 있는 기회가 많다. 내 친구 중 한 명은 매일 잔돈을 저금통에 넣고, 한 달에 한 번 자선 단체에 기부한다. 그는 심지어 온라인상에서 다른 친구들을 초대해 자신이 기부할 자선 단체를 투표하기도 한다. 또 이런 방식도 있다. 식료품점에서 통조림이나 그래놀라 영양 바를 추가로 몇 개 더 구매해 지역 무료 급식소에 기부하는 방식이다. 건널목을 건너려는 어린아이를 위해 지나가는 차를 잠시 멈추게 하는 행동, 상점 직원에게 진심으로 감사함을 표현하는 행동은 쉬운 일이지만 다른 사람의 기분을 좋게 한다. 스트레스 상황에서 부정적인 생각에 깊이 빠져들 때 다른 사람에게 베풀었던 친절을 기억해보자. 적절한 친사회적 활동은 나와 타인의 건강과 감정이 모두 긍정적으로 변화할 수 있게 한다.

창의적인 활동 프로젝트에 참여하는 방식도 건강한 사회적 관계를 만드는 데 도움이 된다. 인간은 결과물을 창조하고 만드는 과정에서도 즐거움을 발견해낸다. 그림 그리기, 요리하기, 글쓰기, 목공예나 디자인, 스크랩북 만들기, 사진 찍기, 새로운 운동 루틴 찾기 등 창의성을 발휘하기도 한다. 이렇게 하면 정신에 활력을 불어넣고, 통증에서 벗어날 수 있다. 물론 급성 통증이 발생한다면 응급 치료를 받아야 하지만 참고 견딜 수 있는 수준으로 안정된 후 프로젝트로 돌아가서 마음을 다시 집중하도록 노력하면 된다. 긍정적인 사고방식이 통증과 염증을 완화한다는 사실을 반드시 기억하자. 한 걸음 더 나아가 긍정적인 사고방식과 인생의 목적까지 세웠다면 통증과 염증을 완화하고 기쁨과 행복감을 회복할 수 있다.

봉사와 창의적인 활동 프로젝트를 실행할 때 좋은 점은 자신의 노력이 다른 사람에게 어떤 혜택을 주는지 돌아보는 데서 비롯된다. 예를 들어, 세 사람이 자선 바자회를 돕기 위해 쿠키를 굽는다면 같은 행동에 대해 서로 다른 관점을 가질 수 있다. 첫 번째 사람은 "나는 쿠키를 굽고 있어.", 두 번째 사람은 "나는 자선 단체가 돈을 많이 모으도록 돕고 있어.", 세 번째 사람은 "나는 장애가 있는 아이들이 예전보다 훨씬 좋은 교육적인 환경을 갖출 수 있도록 돕고 있어."라고 말한다. 두 번째, 세 번째 사람은 자신이 더 큰 목적을 달성하기 위해 다른 사람을 돕는다고 생각한다. 이렇게 자신이 세상을 변화시키고 있다는 사실을 알게 되면 뇌가 기분을 좋게 하고, 염증을 완화시키는 물질을 분비시킨다. 마찬가지로 뇌졸중을 진단받아 다리가 점점 약

272

통증 해방

해지는 환자를 치료하는 물리치료사 세 명을 예로 들어보자. 첫 번째 물리치료사는 "나는 뇌졸중 환자에게 다리 강화 운동을 가르치고 있어.", 두 번째는 "나는 뇌졸중 환자가 예전보다 훨씬 편하게 걸을 수 있도록 돕고 있어.", 세 번째는 "우리는 뇌졸중 환자가 걸어서 딸의 결혼식에 참석하도록 도와주고 있어."라고 말한다. 물리치료사 셋이 모두 뇌졸중 환자에게 같은 운동을 가르치고 있지만 오직 세 번째 물리치료사만이 치료 활동이라는 자신이 추구한 삶의 목적을 뛰어넘어, 환자의 삶의 목적을 달성하도록 도와주는 관점을 가지고 있다. 세 번째 물리치료사는 뇌졸중 환자가 차도를 보일수록 더 많은 시간과 노력을 투자하고, 스스로도 더 큰 만족감을 느낄 것이다. 이렇게 다른 사람을 돕는 일은 곧 나를 돕는 일이다.

이제 타인을 돕기 위한 열정을 갖게 되었나? 활동을 수정해야 하더라도 매일 봉사하겠다는 열정을 실천하고 있나? 우리의 목표는 더 많은 기쁨을 주고, 긍정적인 사고방식을 지원하며, 고통을 멈추게 하는 것이다. 이에 타인 및 자기 자신과의 긍정적인 관계는 우리의 회복과 성장에 도움이 된다.

경외심과 감사하는 마음

성인의 중간 휴식, 마음 챙김, 명상, 감사 일기 쓰기, 산림욕, 호흡법 같은 방법 이외에도 건강과 행복감을 높이는 다른 방법으로는 활동뿐만 아니라 경외심과 감사하는 마음을 키우는 것도 포함된다.

경외심은 일부 대상을 자기 자신보다 훨씬 위대하고 경이롭게 느끼는 마음이다. 경외심을 느끼면 긍정적인 관점을 갖게 되고 고통스러운 감정과 우울에서 벗어날 수 있다. 2020년 한 연구에서는, 매일 15분간 야외에서 산책하며 셀카 사진을 찍는 사람들과 걷기만 하는 사람들을 두 그룹으로 나눠 분석했다. 한 그룹은 산책하면서 경외심을 느끼는 대상을 찾도록 지시받았고, 다른 그룹은 그저 단순하게 걷기만을 지시받았다. 경외심을 찾으며 산책한 그룹은 그냥 걷기만 한 그룹보다 행복감, 즐거움 같은 긍정적인 감정을 더 많이 느꼈고, 걷고 난 후 스트레스를 덜 받았다고 보고했다. 흥미롭게도 경외심을 느끼며 산책한 그룹은 사진 속 자기 모습처럼 환하게 웃었다. 몇 주간 분석 연구를 진행하는 동안 그 미소는 점점 더 환해졌다. 더 재미있는 사실은 경외심을 느끼며 산책한 그룹의 사진에서 자신의 얼굴 비중이 점점 줄었다는 것이다. 이는 초점이 자기 자신에서 주변을 감상하는 것으로 바뀐 것을 의미한다. 이 목표 설정은 의도적으로 우리의 주의를 '나'에서 '외부'로 바꿀 수 있다는 것을 알려준다.

또 다른 통증과 염증, 스트레스를 완화시키는 방법으로 '감사한 마음 키우기'를 들 수 있다. 하루의 시작과 끝에 '감사한 마음'을 키워보자. 모호하고 과장되게 들릴 수 있지만 매일 '감사 일기'를 쓰면 기분이 좋아지며, 염증과 스트레스도 완화된다. 물론 이 모든 방법들은 정해지거나 강제적인 것이 아니라 자기 자신에게 적합한 것으로 선택하고, 맞춤 설정하면 된다.

● 감사한 마음 키우기 목표 설정하기

- 감사 일기: 매일 밤 휴대전화 메모나 종이에 감사한 마음이 들었던 세 가지에 대해 적는다. 이 습관을 활성화하는 한 가지 방법은 사람이나 장소, 감사한 일(나는 이것을 구체적인 세 가지라고 부른다.)을 적는 것이다.

- 감사 동기부여: 그 물건을 보면 그 장소를 떠올리게 하는 특별한 장소의 기념품처럼 감사한 마음을 불러일으키는 물건을 가지고 다닌다.

- 감사 나누기: 매일 감사했던 내용을 나누는 의식을 만들어본다. 저녁 식탁에 모인 사람에게 감사한 일에 대해 가족이나 친구와 공유할 수 있도록 요청해 공유한다.

- 감사에 집중하기: 매일 사랑하는 사람에게 성격이나 재능, 감사함을 느꼈던 부분을 매일 말한다. 그리고 사랑하는 사람에게도 요청한다.

- 감사 표현하기: 매일 누군가에게 문자나 이메일 또는 메모로 감사함을 표현한다.

감사한 마음을 공유하는 것처럼 사회적 관계 맺기를 높이는 실천은 감사에 집중하거나 표현하는 것처럼 매우 유익하다.

우리는 저마다 인생의 중대한 목표를 정확하게 설정해 실행하고, 긍정적인 사회적 관계와 사고방식을 가져야 한다. 그러면 감당하기 힘든 상황도 성공적으로 다루고 통증과 염증을 완화하는 데 큰 효과를 볼 수 있다. 또한 긍정적인 사고방식과 중대한 인생의 목표 의식은 우리가 부정적인 편견, 통증과 염증을 이겨내는 능력을 키우게 한다. 우리는 모두 통증과 염증, 스트레스 요인 때문에 힘들지만 이를 어떻게 다루느냐에 따라 삶은 달라진다. 다음 목표 실행 계획서는 우리가 통증과 염증을 제거하고 건강과 행복을 향상할 수 있는 방법을 알아보도록 도와준다(그림 7-4).

인생의 목표가 무엇인가? 인생의 중요한 부분은 무엇인가? 내게 중요한 사람은 누구인가? 인생의 목표는 나이가 지긋한 노인들을 사회적 활동에 참여시키거나 주변 환경을 아름답게 꾸미는 프로그램을 체계적으로 운영하는 일일 수도 있다. 아이들에게 모범을 보이거나 많은 사람에게 교육받을 기회를 제공하거나 의료 산업에 대변혁을 일으키며 사회를 개선하는 활동일 수도 있다. 어찌되었든 인생의 목표는 세상 모든 사람을 향한 마음이며, 내 자신에게도 의미있는 활동이어야 한다.

자, 이제 다음 질문을 적용해 목표 실행 계획서를 완성해보자.

- 설정한 목표 실행 계획을 수행할 수 있다고 믿는가? 스트레스 상황을 받아들이고 긍정적인 사고방식을 유지하려면 어떤 실행 계획을 세워야 하는가? 여기에 멘토나 친구들과 이야기하고, 과거에 성공적으로 극복했던 경험을 기억해내는 방법도 포함될 수 있다.
- 무엇에 감사함을 느끼는가? 매일 감사 일기를 어떻게 쓸 계획인가?

통증 해방

인생의 목표

신념과 자기 대화

감사 일기

친사회적 활동

기쁨과 경외심

창의적인 활동 프로젝트

| 그림 7-4 | **사회적 관계 맺기 실행 계획서**

- 현재 실행하고 있는 친사회적 활동에는 무엇이 있는가? 크고 작은 친사회적 우리가 가진 것에 대한 관점과 감사를 제공한다.
- 매일 기쁨과 경외심을 느끼는가? 어디에서, 어떻게 염증과 싸울 묘약을 더 많이 느낄 수 있을까?
- 주기적으로 창의적인 활동 프로젝트에 적당히 참여하는가? 기쁨을 얻는 방식으로 시간을 보내는가? 예를 들면, 새로운 음식 요리하기, 바느질하기, 목공예, 그림 그리기, 작곡하기, 글쓰기 등이 있다.

인생의 목표는 대부분 몸과 마음의 건강과 행복에 관련되어 있다. 자, 이제 우리는 긍정적인 관점을 가지고 통증과 염증을 완화하자.

스트레스를 받아들이고, 회복하고, 완화하는 데 집중하면 긍정적인 관점이 생겨나며, 중대한 인생 목표에 집중할 수 있다. 더불어 통증과 염증 완화를 위해 자기에게 적합한 5R 통증 완화 프로그램을 체계적으로 계획하면 완벽하다(그림 7-5).

다음 단계

1. 설정한 주요 목표를 검토한다. 성공적으로 달성하거나 예방하고 싶은 부분을 수정한다.
2. 아래 목록에서 자신의 삶에 적합하고 목표 달성에 도움이 되는 두 가지를 찾는다.

성공적인 목표 설정 5: 관계 개선_{Relate}

장애물 제거하기
- **목적**: 경외심을 느끼는 대상을 찾으면서 걷는다.
- **목표 설정**: 퇴근한 다음 걷기 운동 시간에 맞춰 휴대전화 알람을 설정한다.

집중하고 싶은 물건 눈높이에 맞춰 진열하기
- **목적**: 즐거움을 느낄 수 있는 창의적인 활동 프로젝트에 참여한다.
- **목표 설정**: 컴퓨터 앞에 스케치북과 연필을 놓아둔다.

특정한 사회적 활동에 참여하기
- **목적**: 가족과 친구에게 자주 연락한다.
- **목표 설정**: 저녁을 먹고 사랑하는 사람들에게 연락한다.

'나는'으로 시작하는 목표를 외치면서 기록하기
- **목적**: 나와 다른 사람에게 마음을 더 많이 쓴다.
- **목표 설정**: "나는 친절한가?"라고 큰 소리로 외치고, 메모지에 적는다. "나는 친절한가?"라고 적어서 욕실 거울에 붙인다. 휴대전화 홈 화면에 "나는 친절한가?"라고 적고, 스트레스를 받을 때 잠시 멈춰서 생각한다.

과정을 검토하며 목표 달성을 위한 동기부여하기
- **목적**: 감사와 사회적 관계 맺기에 대한 과정을 계속 추적한다.
- **목표 설정**: 감사 일기를 매일 쓴다.

신체 회복력을 높이고 기분을 전환하기 위해 노력하기

| 그림 7-5 | 사회적 관계 맺기를 위한 맞춤형 5R 통증 완화 프로그램

3. 예시를 따라가면서 구체적인 실행 단계와 구체적인 실천 단계가 포함된 맞춤형 5R 통증 완화 프로그램을 계획한다.
4. 주요 목표를 구상하고 달성하기 위해 노력한다.
5. 신체 회복력을 높이고 기분을 전환한다.

목표 설정 1단계

- 부정적인 영향을 주는 사람들을 대할 때는 잠시 멈춰, 마음 챙김이나 호흡법을 실행한다.

- 자신이나 다른 사람과 대화할 때 연민과 감사하는 마음을 연습한다.

- "나의 모든 행동이 과연 나와 타인에게 친절을 베푸는 행동인가?"라고 자신에게 질문한다.

- 주기적으로 친사회적인 활동을 한다. 특히 기분이 우울할 때 이러한 활동을 떠올려본다.

- 이웃, 공동체, 영적인 단체, 직장 사람들과 활발하게 교류한다. 활력 넘치는 사람들과 함께 있으면 기분이 좋아진다.

- 도움을 주고 본보기가 되는 멘토를 찾는다.

- 뇌 기능을 향상시키고 긍정적인 관점을 가질 수 있도록 새로운 책을 읽거나 기술을 학습한다.

- 예술, 음악, 음식, 가구, 담요, 책 등 나와 다른 사람에게 즐거움을 주는 것들을 만들어본다.

- 주변 사람에게 행복감을 선사하는 긍정적인 사고방식을 갖는 방법을 깊이 생각하며, 자신에게 동기를 부여한다.

- 무엇이 '나를 움직이게 하는지, 다른 사람에게 기쁨과 안도감을 가져다주는지'를 꼼꼼히 파악하여 인생의 목표를 설정한다.
- 성인의 중간 휴식, 마음 챙김, 명상, 산림욕, 호흡법 등을 통해 자신을 단련한다.
- 매일 15분 정도 시간을 내서 경외심을 느끼는 대상을 찾으면서 걷는다.
- 기분이 좋아지도록 매일 감사를 기록한다. 감사 일기, 감사 나누기, 감사에 집중하기, 구체적인 세 가지 기록하기 등 감사한 마음을 가질 수 있도록 동기부여 또는 감사 표현을 생각해본다.

목표 설정 2단계(고급자용)

- 즐거움을 느끼는 신체 활동은 무엇인가? 그것들을 나열하고 하루 스케줄과 비교해본다. 하루에 15~30분 정도 자신에게 기쁨을 주는 활동을 한다.
- 즐거움을 느끼는 사람은 누구인가? 가능하다면 매주 시간을 따로 내서 기쁨을 주는 사람과 함께 시간을 보낸다.(가능하면 직접 만나고 안 될 경우 영상 통화라도 한다.)
- 사랑하는 사람에게 매일 안부 전화를 하거나 문자 메시지를 보낸다.

목표 설정 방법(예시)

- '나는' 저녁 식사 후 20분 동안 뜨개질을 한다.
- '나는' 저녁 식사 후 20분 동안 재미있는 책이나 잡지를 읽는다.
- '나는' 일주일 동안 저녁 식사 후 매일 사랑하는 사람과 친구에게 문자 메

시지를 보낸다.

- '나는' 오늘 매장이나 직장 등에서 만나는 모든 사람에게 환하게 웃는다.

- '나는' 이번 주 토요일에 지역 복지관에서 자원봉사한다.

행복한 삶을 위한
미래 설계

THE PATH

미래를 예측하는 것은 불가능하다.

하지만 미래를 어느 정도 설계한다면,

그것으로도 미래를 바꿀 수 있다.

—빌 버넷Bill Burnett과 데이브 에번스Dave Evans

이제 우리는 통증을 완화해 건강을 회복하고 삶의 질을 높여 더욱 행복한 인생을 즐길 수 있도록 미래를 설계해야 한다. 이는 통증과 스트레스 상황에서 회복력을 강화하는 방식으로 다뤄야 한다. 통증과 염증은 신체적·감정적·정신적 스트레스 요인이 유발하는 위험 신호이기 때문이다. 우리가 이 위험 신호를 무시하면 통증과 염증은 결국 더욱 악화되고 더 고통스러운 방식으로 분명하게 자신을 드러낸다. 급박한 위험 신호에 대응하는 방법에 따라 통증과 염증 완화의 성패가 갈리는 것도 바로 이 때문이다.

우리가 두려움, 저항력, 비관적인 생각 등에 반응하면 통증과 염증은 더욱 기승을 부린다. 통증은 행복한 삶을 빼앗아가고 미래에 대한 희망을 잃게 만들어 일시적이고 인위적인 통증 완화 방법에 의존하게 한다. 하지만 우리는 메시지를 인식하고 신중하게 5R 통증 완화 프로그램으로 고통을 잠재우고, 결국 멈출 수 있다. 우리는 스스로 통증 회복력을 키우고, 통증을 예방할 수 있다. 우리는 생존하는 것이 아니라 성장하기 때문이다. 유감스럽게도 기존 의료 시스템은 질병 치료에 초점이 맞춰져 만성 통증을 제대로 관리하지 못한다. 통증을 신체의 특정 부위에서만 발생하는 증상으로 간주한다. 그래서 기존 의료 시스템에서는 통증 회복력을 증가시키거나 예방하거나 건강과 행복을 증진하기 위한 계획이 부족하다. 5R 통증 완화 프로그램은 통증을 완화하고, 건강과 행복감, 편안함 등을 향상시킨다는 점에서 매우 색다른 해결책이다(그림 8-1).

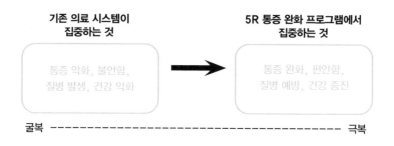

| 그림 8-1 | **5R 통증 완화 프로그램 접근법**

지속적인 통증 완화를 위해서는 몸과 마음, 즉 몸 전체를 치료해야 한다는 사실을 우리는 잘 알고 있다. 5R 통증 완화 프로그램은 신체 기능 활성화, 사회적 관계 맺기, 에너지 재충전, 기분 전환하기, 에너지원 공급의 다섯 가지 큰 목표를 설정한 후 이를 통해 마음을 편

에너지원 공급	신체 기능 활성화	에너지 충전	기분 전환	관계 개선
일주일에 한 번씩 같은 요일에 동물성에서 식물성 단백질로 대체한다.	상점에서 멀리 떨어진 장소에 차를 주차하고 걸어간다.	자기 전에 휴식을 취하는 시간과 방법을 마련한다.	성인의 중간 휴식을 실행한다.	"나에게 도움이 되는가?"라고 적은 메모지를 휴대전화 위에 붙인다.
주방에서 잘 보이는 위치에 견과류, 사과, 후무스, 채소 등 신체 건강에 유익한 음식을 놓아둔다.	직장이나 집에서 휴식 시간에 신체 움직임을 짧게 실행한다.	하루 일정 중 충분한 수면 시간 확보에 우선순위를 둔다.	마음 챙김 활동을 실행한다.	불안이나 답답함 같은 부정적인 감정에 휩싸일 때 멘토와 대화한다.
당류가 다량 첨가된 식품을 피한다.	야외에서 친구와 함께 걷는다.	침실을 쾌적하고, 조용하고, 어두운 안식처로 만든다.	잠시 멈춘다. 인식한다. 조사한다. 결정한다.	타인에게 친절하게 대한다. 친사회적으로 행동한다.
하루 주기 생체리듬에 따라 식품을 섭취한다.	일상적으로 척추 강화 스트레칭을 실행한다.	자기 30분 전부터 전자 기기를 보지 않는다.	애착 물건을 가방에 넣어둔다.	하루에 15~20분 새로운 무언가를 창작하거나 학습한다.

표 8-1 | 목표 설정 예시

안하고, 안정적으로 조절할 수 있도록 해준다. 또 자신이 세운 목표를 달성하기 위해 행동을 취하도록 동기를 부여하고, 구체적인 실천 방법들을 제시해 앞으로 나아갈 길을 만들어준다. 하지만 처음부터 다섯 가지를 한꺼번에 모두 실행에 옮기는 것은 오히려 스트레스를 일으킬 수 있다. 그러니 다섯 가지 목표를 하루에 한 가지씩 추가하는 것부터 시작하는 것이 가장 좋다(표 8-1). 설정한 목표를 성공적으로 달성하려면 5R 통증 완화 프로그램과 일상적인 활동을 연결 짓는 것이 무엇보다 중요하다. 아무리 의지력이 강해도 설정한 목표를 달성하지 못할 수도 있다. 그럴 때는 마음을 차분하게 하고 건강에 유익한 새로운 습관을 형성하고 성실하게 꾸준히 노력하면 된다. 그러면 결국 목표를 성공적으로 달성할 수 있다.

R   장애물 제거하기
E   집중하고 싶은 물건을 눈높이에 맞춰 진열하기
L   특정한 사회 활동에 참여하기
I   '나는'으로 시작하는 목표를 외치면서 기록하기
E   과정을 검토하며 목표 달성을 위한 동기부여하기
F   신체 회복력을 높이고 기분을 전환하기 위해 노력하기

하루에 달성할 목표를 추가할 때는 단순하게 유지하는 것이 중요하다. 어렵게 느껴지거나 일상에 잘 녹아들지 않으면 꾸준히 실천하기 어려울 수 있다. 또한 통증을 대하는 사고방식도 매우 중요하다. 어느 순간에 우리는 모두 통증에 시달릴 수 있지만, 통증과 스트레스 상황을 다루는 방법에 따라 충분히 달라진다(표 8-2). 긍정적인 사고방식과 부정적인 사고방식은 통증 완화와 통증 악화의 차이를 드러낸다.

부정적인 사고방식	긍정적인 사고방식
• 건강을 회복하고 나아질 수 없다.	• 건강을 회복하고 나아질 수 있다.
• 나을 거라고 믿지 않는다.	• 곧 낫는다.
• 건강이 점점 나빠질 것이다.	• 건강이 점점 좋아진다.
• 통증 때문에 너무 고통스럽고 힘들다. 인생은 실패할 것이다.	• 통증 때문에 힘들지만 결국 이겨낼 수 있다.
• 통증은 절대로 완화되지 않을 것이다.	• 통증은 완화될 것이다.
• 통증에 시달릴 운명이다.	• 통증에 시달릴 운명이 아니다.
• 평생 통증에 시달릴 것이다.	• 평생 통증에 시달릴 필요가 없다.
• 통증을 치료하려고 노력해봤자 소용없다.	• 반드시 통증은 치료된다.

| 표 8-2 | 통증에 관한 접근법에 따른 차이

5R 통증 완화 프로그램 시작하기

더 체계적인 방법으로 새로운 습관을 만들어 더 건강해지는 방법이 있다. 우선 14일간 5R 통증 완화 프로그램을 완벽하게 실행하는 것이다. 이를테면 프로그램의 다섯 개의 요소마다 각기 다르게 설정한 목표를 자세히 검토하고(맞춤형 5R 통증 완화 프로그램은 3장~7장 마지막 부분 참고), 설정한 목표들 가운데 각각 두 개씩 선택한다. 첫 번째 주에는 다섯 개의 요소 중에 한 가지 목표를 설정해 일상생활에 추가하고 집중적으로 실행하도록 노력한다. 그다음 두 번째 주에는 첫 번째 주에 실행한 한 가지 목표에 추가로 목표를 하나 더 설정하는 셈이다. 그렇게 두 가지 목표를 집중적으로 실행한다. 목표 실행 계획서는 목표 설정과 실행 과정을 관찰하는 데 도움이 된다(그림 8-2). 선택한 목표를 각각 목표 실행 계획서에 기록하고, 요일이 표시된 동그라미에 선택한 목표를 실행했는지 여부를 매일 표시(V)한다. 이런 방법은 14일간 5R 통증 완화 프로그램을 실행하기 전, 도중, 후에 통증 수치와 일상적인 신체 활동 수준, 즐거움을 느끼는 정도 등의 변화를 관찰하고 평가하는 데 효과적이다. 이 평가는 프로그램 실행 일주일 전부터 관찰하기 시작해 14일간 프로그램을 실행한 후에도 일주일 동안 관찰해야 한다. 관찰 과정을 앱이나 달력, 일기장, 목표 실행 계획서 등에 기록한다. 몇 달 혹은 몇 년 동안 괴롭히던 통증과 염증이 단 14일 만에 완전히 사라질 거라고 기대할 수 없지만 그래도 통증 수치와 일상은 긍정적으로 변화되어 있을 것이다.

혹시라도 긍정적인 신체 변화와 줄어든 통증 수치가 나오지 않는다면 5R 통증 완화 프로그램의 다섯 가지 요소마다 또 다른 목표를 설정해 실행하거나 하루 중 각기 다른 시간에 목표를 실행해보자. 결과적으로 성실하게 노력하는 태도는 설정한 목표를 성공적으로 달성하는 데 무엇보다 중요하다. 그럼에도 불가피하게 좌절하거나 힘든 날이 올 수 있다. 이런 날에는 회복력을 높여 빠르게 기분 전환하는 방법을 적용하자. 부정적인 감정을 잠시 멈추고, 자신에게 친절함을 베풀며 설정한 목표를 다시 적극적으로 시도하자.

5R 통증 완화 프로그램을 실행하는 여러분에게 진심으로 응원의 말을 전한다. 또한 이 책이 진통제 없이 통증을 완화하고 예방할 수 있는 세계로 여러분을 안내하길 바란다.

	에너지원 공급	신체 기능 활성화	에너지 재충전	기분 전환	사회적 관계 맺기
1주	목표 설정:	목표 설정:	목표 설정:	목표 설정:	목표 설정:
2주	○○○○ ○○○ ——— 목표 설정 1단계:	○○○○ ○○○ ——— 목표 설정 1단계:	○○○○ ○○○ ——— 목표 설정 1단계:	○○○○ ○○○ ——— 목표 설정 1단계:	○○○○ ○○○ ——— 목표 설정 1단계:
	○○○○ ○○○ 목표 설정 2단계:	○○○○ ○○○ 목표 설정 2단계:	○○○○ ○○○ 목표 설정 2단계:	○○○○ ○○○ 목표 설정 2단계:	○○○○ ○○○ 목표 설정 2단계:
	○○○○ ○○○	○○○○ ○○○	○○○○ ○○○	○○○○ ○○○	○○○○ ○○○

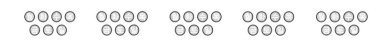

| 그림 8-2 | 14일 목표 실행 계획서

chapter 8 행복한 삶을 위한 미래 설계

모든 의료 종사자분들께
감사의 마음을 전합니다

환자와 사람을 돌보는 일을 하는 모든 분께 감사와 존경의 마음을 전한다. 모든 의료 종사자는 영웅이며, 내가 더 많은 일을 할 수 있는 원동력과 영감을 준다. 또한 LGA와 EWP, LMP, PMG, PPMG, FPE, WPW, SAWPNA, DPM, KevinMD, WP, WPPM 등 내게 동기를 부여해 주는 훌륭한 의료 분야의 많은 분께도 감사의 뜻을 표한다.

애리조나 대학교 앤드루 와일 통합의학센터의 설립자이자 센터장인 앤드루 와일 박사와 모든 교수, 의료진, 동료들은 내가 이 책을 집필하도록 격려하고 지지를 아끼지 않았다. 정말 고맙게 생각한다. 또한 이 책을 쓰는 과정 내내 나를 도와준 출판사 뉴월드라이브러리 New World Library 담당자 모두에게 고마움을 전한다. 특히 배려심이 깊고 인내심이 강한 조지아 휴즈 Georgia Hughes에게 고맙다는 말을 전한다. 내가 이 책을 집필하도록 기회를 마련해준 에이전트 질 마셜 Jill Marshall

또한 정말 고맙다.

인생의 오르막과 내리막을 함께 겪으면서 행복을 빌어준 비영리 단체 ROI 커뮤니티와 TE 커뮤니티, 피츠버그 커뮤니티에게 진심으로 고마운 마음을 전한다.

나를 믿고 자신들의 환자와 가족, 친구를 위해 항상 더 노력해준 의대 친구들, 특히 SP와 SS에게 특별한 마음을 표한다.

행복한 시간과 힘든 시간 동안 항상 멀리서 나를 응원하고 이 책을 지지해준 PMRD(MD, GT, KH, NA, VV, PO)에게도 고마운 마음을 전한다.

20년이 넘도록 항상 밝고, 활기차고, 자부심이 강한 모습을 유지하며, 이 책을 집필하는 나를 격려해준 F&M 레이디스(MB, PA, KM, SP, DE, AM, SM)에도 고마운 마음을 전한다.

어머니로서의 의무와 문화, 우정, 직장 생활 등을 모두 한꺼번에 실행하려고 노력하는 나에게 조언해준 나의 최신 커뮤니티 BMML(SH, AJ, ALP, CD, DGM, DG, JL, MM, PG, YB, ZS)도 빠뜨릴 수 없이 고맙다.

새디사이드를 비롯해 허쉬 메디컬센터, 토마스 제퍼슨 대학, 특히 SW와 VG, MF까지 세상을 좀 더 나은 곳으로 만들고 있고 교수진과 멘토 모두에게 고마움을 표한다. 추가로 제프 트라이앵글(RA와 JT), OIHC 팀, JS, JV에게도 고마운 마음을 전한다.

이 책을 집필하는 과정 내내 나를 지지해준 재능 있는 저자이자 의사, 마음이 잘 맞는 나의 동지, 아주 멋진 여성, 창의력이 뛰어난 천재, 영원한 일인자, 닥터 S, 고맙다.

끊임없이 나를 사랑하고 지지해준 샤르마 가족, 웰스 가족, 자이틀리 가족에게 따뜻한 마음을 전한다. 또한 언제나 내 인생을 사랑과 빛으로 가득 채워 준 어머니, 아버지, MS, PS에게 영원한 감사의 뜻을 전한다.

이 책을 출간하기 오래전부터 나를 저자라고 부르고, 애정으로 꼭 안아주며 입 맞추고, 사랑해준 MW와 LW는 내 인생 최고의 선물이다.

마지막으로 빼놓을 수 없는 그 사람, 내가 이 책을 집필할 수 있도록 거의 모든 것과 무한한 신뢰를 보내준 MW에게 사랑과 고마운 마음을 전한다.

모두에게 사랑과 감사를 전하며
살로니 샤르마

들어가기 전에

p. 14 미국인 가운데 대략 80퍼센트 정도는 인생에서 어느 시점에 도달하면 요통을 경험한다: Devon I. Rubin, "Epidemiology and Risk Factors for Spine Pain," Neurologic Clinics 25, no. 2 (2007): 353–71.

Chapter 1 통증 문제의 현주소

p. 28 현대 의학의 작동 방식에 관해 좀 더 파악하고 싶다면: Mark Hyman, The Blood Sugar Solution: The Ultrahealthy Program for Losing Weight, Preventing Disease, and Feeling Great Now! (New York: Little, Brown Spark, 2012)를 살펴보라.

p. 32 미국인의 54퍼센트 이상은 관절염과 요통, 경부통을 비롯한 근골격계 통증에 시달리고 있다: T. C. Clarke, R. L. Nahin, P. M. Barnes, and B. J. Stussman, Use of Complementary Health Approaches for Musculoskeletal Pain Disorders among Adults: United States, 2012. National Health Statistics Report no. 98 (2016), 1–8.

p. 32 중독의 위기에 관해 좀 더 파악하고 싶다면: National Institute on Drug Abuse, "Overdose Death Rates," www.drugabuse.gov/drug-topics/trends-statistics/over-dose-death-rates.

p. 32 비스테로이드성 항염증제 같은 진통제는 신체 내부 장기(내장)를 손상하고, 연간 1만 명 이상의 생명을 빼앗아간다: Marie R. Griffin, "Epidemiology of Nonsteroidal Anti-inflammatory Drug–Associated Gastrointestinal Injury," American Journal of Medicine 104, no. 3 (1998): 23S–29S

p. 32 통증은 자신을 돌보지 못할 정도로 무력감을 주며, 더 나아가: Stephen S. Lim, Theo Vos, Abraham D. Flaxman, Goodarz Danaei, Kenji Shibuya, Heather Adair-Rohani, Markus Amann, et al., "A Comparative Risk Assessment of Burden of Disease and Injury Attributable to 67 Risk Factors and Risk Factor Clusters in 21 Regions, 1990–2010: A Systematic Analysis for the Global Burden of Disease Study 2010," Lancet 380, no. 9859 (2012): 2224–60.

p. 34 미국의 성인 다섯 명 중 한 명은 매일 통증을 호소한다: R. Jason Yong, Peter M. Mullins, and Neil Bhattacharyya, "Prevalence of Chronic Pain among Adults in the United States," Pain (April 2, 2021).

p. 37 미국인의 68퍼센트 이상, 65세 이상인 경우 90퍼센트 이상이 매년 적어도 한 가지 이상의 약을 처방받아 복용하고 있다: Wenjun Zhong, Hilal Maradit-Kremers, Jennifer L. St Sauver, Barbara P. Yawn, Jon O. Ebbert, Véronique L. Roger, Debra J. Jacobson, Michaela

E. McGree, Scott M. Brue, and Walter A. Rocca, "Age and Sex Patterns of Drug Prescribing in a Defined American Population," Mayo Clinic Proceedings, 88, no. 7 (2013): 697–707.

p. 37 심지어 약 40퍼센트는 다섯 가지 이상의 약을 복용하고 있다: Elizabeth D. Kantor, Colin D. Rehm, Jennifer S. Haas, Andrew T. Chan, and Edward L. Giovannucci, "Trends in Prescription Drug Use among Adults in the United States from 1999–2012," JAMA 314, no. 17 (2015): 1818–30.

p. 37 연구에 따르면, 식습관과 생활 습관 변화로 당뇨병, 뇌졸중, 조기 심장병 같은 염증성 질환의 80퍼센트 정도를 예방할 수 있다: World Health Organization, Preventing Chronic Diseases: A Vital Investment, 2005, www.who.int/chp/chronic_disease_report/full_report.pdf.

p. 40 건강한 체중을 유지하고 활동적이며 금연과 절주하는 생활 습관을 가진 사람들의 건강 수명은 길었다: Solja T. Nyberg, Archana Singh-Manoux, Jaana Pentti, Ida E. H. Madsen, Severine Sabia, Lars Alfredsson, Jakob B. Bjorner, et al., "Association of Healthy Lifestyle with Years Lived without Major Chronic Diseases," JAMA Internal Medicine 180, no. 5 (2020): 760–68.

Chapter 2 5R 통증 완화 프로그램이란

p. 46 원하는 결과에 관해 좀 더 파악하고 싶다: James Clear, "3–2–1: Starting from Zero, and How to Choose What to Work On,"

June 24, 2021, https://jamesclear.com/3-2-1/june-24-2021.

p. 48 오늘날 6000만 명 이상의 미국인이 최근 요통에 시달리고 있다: Georgetown University, Health Policy Institute, Chronic Back Pain, https://hpi.georgetown.edu/backpain/#.

p. 55 과체지방은 신체의 항상성을 방해한다: Noriyuki Ouchi, Jennifer L. Parker, Jesse J. Lugus, and Kenneth Walsh, "Adipokines in Inflammation and Metabolic Disease," Nature Reviews Immunology 11, no. 2 (2011): 85– 97.

p. 55 뱃살은 비활성 세포가 아니라 종양괴사인자-α나 인터루킨-6 같은 염증 분자를 생성하는 활성세포로 구성된다: Hye Soon Park, Jung Yul Park, and Rina Yu, "Relationship of Obesity and Visceral Adiposity with Serum Concentrations of CRP, TNF-α and IL-6," Diabetes Research and Clinical Practice 69, no. 1 (2005): 29–35.

p. 55 활성세포로 구성된 뱃살은 신체 전체가 염증 상태로 뒤덮일 정도로 신호를 쏟아낸다: Binwu Sheng, Chaoling Feng, Donglan Zhang, Hugh Spitler, and Lu Shi, "Associations between Obesity and Spinal Diseases: A Medical Expenditure Panel Study Analysis," International Journal of Environmental Research and Public Health 14, no. 2 (2017): 183; Rebecca Wilson Zingg and Richard Kendall, "Obesity, Vascular Disease, and Lumbar Disk Degeneration: Associations of Comorbidities in Low Back Pain," PM&R 9, no. 4 (2017): 398–402.

p. 60 비스테로이드성 항염증제 이부프로펜, 나프록센, 아스피린 같은 약물은 인터루킨과 종양괴사인자-α를 포함한 사이토카인의 생성

을 차단한다: L. Gallelli, O. Galasso, D. Falcone, S. Southworth, M. Greco, V. Ventura, P. Romualdi, et al., "The Effects of Nonsteroidal Anti-inflammatory Drugs on Clinical Outcomes, Synovial Fluid Cytokine Concentration and Signal Transduction Pathways in Knee Osteoarthritis: A Randomized Open Label Trial," Osteoarthritis and Cartilage 21, no. 9 (2013): 1400–1408.

p. 62 91퍼센트 정도가 가벼운 수술임에도 오피오이드를 처방받은 것으로 나타났다: Haytham M. A. Kaafarani, Kelsey Han, Mohamad El-Moheb, Napaporn Kongkaewpaisan, Zhenyi Jia, Majed W. El-Hechi, Suzanne van Wijck, et al., "Opioids after Surgery in the United States versus the Rest of the World: The International Patterns of Opioid Prescribing (iPOP) Multicenter Study," Annals of Surgery 272, no. 6 (2020): 879–86.

p. 63 오피오이드 장기 복용과 염증 증가 사이에 밀접한 관계가 있다는 사실이 밝혀졌다: Catherine M. Cahill and Anna M. W. Taylor, "Neuroinflammation: A Co-occurring Phenomenon Linking Chronic Pain and Opioid Dependence," Current Opinion in Behavioral Sciences 13 (2017): 171–77.

p. 63 오피오이드를 복용하는 사람의 골절률이 일반인보다 더 높은 것으로 확인되었다: Fumin Ping, Ying Wang, Jing Wang, Jie Chen, Wenxian Zhang, Hua Zhi, and Yugang Liu, "Opioids Increase Hip Fracture Risk: A Meta-analysis," Journal of Bone and Mineral Metabolism 35, no. 3 (2017): 289–97.

p. 63 호르몬 변화는 전당뇨병을 일으킬 수 있다: Cassidy Vuong, Stan H.

M. Van Uum, Laura E. O'Dell, Kabirullah Lutfy, and Theodore C. Friedman, "The Effects of Opioids and Opioid Analogs on Animal and Human Endocrine Systems," Endocrine Reviews 31, no. 1 (2010): 98–132.

p.63   오피오이드를 장기간 복용하는 사람의 건강 상태가 전반적으로 나빠진다는 결과가 나타났다: AnGee Baldini, Michael Von Korff, and Elizabeth H. B. Lin, "A Review of Potential Adverse Effects of Long-Term Opioid Therapy: A Practitioner's Guide," Primary Care Companion to CNS Disorders 14, no. 3 (2012); Mark D. Sullivan, Michael Von Korff, Caleb Banta-Green, Joseph O. Merrill, and Kathleen Saunders, "Problems and Concerns of Patients Receiving Chronic Opioid Therapy for Chronic Non-cancer Pain," PAIN 149, no. 2 (2010): 345–53.

Chapter 3 에너지원 공급

p.72   자연에서 먹을거리가 나왔다면, 먹어도 좋다: Michael Pollan, Food Rules: An Eater's Manual (New York: Penguin, 2013).

p.74   〈바삭바삭 소리가 나는 감자칩〉 연구에 관해 좀 더 파악하고 싶다면: Massimiliano Zampini and Charles Spence, "The Role of Auditory Cues in Modulating the Perceived Crispness and Staleness of Potato Chips," Journal of Sensory Studies 19 (February 2005): 347–63.

p.75   가공되지 않은 자연식품을 섭취하면 염증 및 세포 손상이 감소해 통

증이 완화된다고 한다: Ashish S. Kaushik, Larissa J. Strath, and
Robert E. Sorge, "Dietary Interventions for Treatment of Chronic
Pain: Oxidative Stress and Inflammation," Pain and Therapy 9,
no. 2 (2020): 487–98.

p. 76 다이어트 탄산음료 섭취가 염증을 비롯해 당뇨병, 대사증후군, 신부전
발생 위험을 증가시켰다: J. A. Nettleton, P. L. Lutsey, Y. Wang, J. A.
Lima, E. D. Michos, and D. R. Jacobs Jr., "Diet Soda Intake and
Risk of Incident Metabolic Syndrome and Type 2 Diabetes in
the Multi-ethnic Study of Atherosclerosis (MESA)," Diabetes Care
32, no. 4 (2009): 688–94.

p. 76 신부전 발생 위험을 증가시켰다: Casey M. Rebholz, Morgan
E. Grams, Lyn M. Steffen, Deidra C. Crews, Cheryl A. M.
Anderson, Lydia A. Bazzano, Josef Coresh, and Lawrence J.
Appel, "Diet Soda Consumption and Risk of Incident End Stage
Renal Disease," Clinical   Journal of the American Society of
Nephrology 12, no. 1 (2017): 79–86.

p. 76 당류가 다량 함유된 음료와 다이어트 탄산음료 모두 비만과 관련 있
다는 사실을 인지하지 못했다: D. Ruanpeng, C. Thongprayoon,
W. Cheungpasitporn, and T. Harindhanavudhi, "Sugar and
Artificially Sweetened Beverages Linked to Obesity: A Systematic
Review and Meta-analysis," QJM: An International Journal of
Medicine 110, no. 8 (2017): 513–20.

p. 77 미국인의 단 1.5퍼센트만이 이상적인 식단으로 음식물을 섭취한다:
Dariush Mozaffarian, Emelia J. Benjamin, Alan S. Go, Donna K.

Arnett, Michael J. Blaha, Mary Cushman, Sandeep R. Das, et al., "Heart Disease and Stroke Statistics — 2016 Update: A Report from the American Heart Association," Circulation 133, no. 4 (2016): e38–e360.

p. 77 애석하게도 미국 표준 식단은 질환 등을 일으킨다: S. K. Totsch, R. Y. Meir, T. L. Quinn, S. A. Lopez, B. A. Gower, and R. E. Sorge, "Effects of a Standard American Diet and an Anti-inflammatory Diet in Male and Female Mice," European Journal of Pain 22, no. 7 (2018): 1203–13.

p. 77 영양분이 부족한 가공식품으로 구성된 미국 표준 식단은 통증과 염증을 일으킨다: Stacie K. Totsch, Tammie L. Quinn, Larissa J. Strath, Laura J. McMeekin, Rita M. Cowell, Barbara A. Gower, and Robert E. Sorge, "The Impact of the Standard American Diet in Rats: Effects on Behavior, Physiology and Recovery from Inflammatory Injury," Scandinavian Journal of Pain 17, no. 1 (2017): 316–24.

p. 78 영양 부족은…… 심장 질환을 일으키기도 한다: World Health Organization. Diet, Nutrition, and the Prevention of Chronic Diseases: Report of a Joint WHO/FAO Expert Consultation (Geneva: World Health Organization, 2003), 916.

p.80 미국 농무부에서 권고하는 식단: US Department of Agriculture, A Brief History of USDA Food Guides, June 2011, available at https://myplate-prod.azureedge.net/sites/default/files/2020-12/ABriefHistoryOfUSDAFoodGuides.pdf.

p.83   (미국 표준 식단 같은) 염증을 일으킬 수 있는 식단은 고통, 불안, 우울감을 높여 통증을 악화시킨다: Guo-Qiang Chen, Chun-Ling Peng, Ying Lian, Bo-Wen Wang, Peng-Yu Chen, and Gang-Pu Wang, "Association between Dietary Inflammatory Index and Mental Health: A Systematic Review and Dose-Response Meta-analysis," Frontiers in Nutrition 8 (2021): 662357.

p.83   건강한 음식을 섭취하면 우리 몸을 더 건강하게 만들어 통증과 염증을 줄일 수 있게 된다: Elizabeth Dean and Rasmus Gormsen Hansen, "Prescribing Optimal Nutrition and Physical Activity as 'First-Line' Interventions for Best Practice Management of Chronic Low-Grade Inflammation Associated with Osteoarthritis: Evidence Synthesis," Arthritis 2012 (December 31, 2012): 560634.

p.83   미국인은 다른 나라 사람들보다 1인당 당 섭취량이 더 많다: WorldAtlas, "Countries That Eat the Most Sugar," March 19, 2019, www.worldatlas.com/articles/top-sugar-consuming-nations-in-the-world.html.

p.84   당은 다른 중독성 물질과 마찬가지로 우리 뇌의 보상 중추를 활성화한다: Rudolph Spangler, Knut M. Wittkowski, Noel L. Goddard, Nicole M. Avena, Bartley G. Hoebel, and Sarah F. Leibowitz, "Opiate-Like Effects of Sugar on Gene Expression in Reward Areas of the Rat Brain," Molecular Brain Research 124, no. 2 (2004): 134–42.

p.84   날트렉손 복용에 관해 좀 더 파악하고 싶다면: Ileana Morales, Ileana, Olga Rodríguez-Borillo, Laura Font, and Raúl Pastor,

"Effects of Naltrexone on Alcohol, Su-crose and Saccharin Binge-Like Drinking in C57BL/6J Mice: A Study with a Multiple Bottle Choice Procedure," Behavioural Pharmacology 31, nos. 2–3 (2020): 256–71.

p. 84 당은 실제로 미각을 변화시킨다: Paul M. Wise, Laura Nattress, Linda J. Flammer, and Gary K. Beauchamp, "Reduced Dietary Intake of Simple Sugars Alters Perceived Sweet Taste Intensity but Not Perceived Pleasantness," American Journal of Clinical Nutrition 103, no. 1 (2016): 50–60.17.

p. 86 미국심장협회는 첨가당 섭취를 제한할 것을 권장하고 있다: Rachel K. Johnson, Lawrence J. Appel, Michael Brands, Barbara V. Howard, Michael Lefevre, Robert H. Lustig, Frank Sacks, Lyn M. Steffen, and Judith Wylie-Rosett, "Dietary Sugars Intake and Cardiovascular Health: A Scientific Statement from the American Heart Association," Circulation 120, no. 11 (2009): 1011–20.

p. 90 인공감미료가 장내 미생물군을 변화시킨다는 연구 결과에 관해 좀 더 파악하고 싶다면: Francisco Javier Ruiz-Ojeda, Julio Plaza-Díaz, Maria Jose Sáez-Lara, and Angel Gil, "Effects of Sweeteners on the Gut Microbiota: A Review of Experimental Studies and Clinical Trials," Advances in Nutrition 10, no. 1 (2019): S31–S48.19.

p. 91 섬유질 섭취량이 많을수록 관절염성 무릎 통증이 줄어들었다고 한다: Zhaoli Dai, Jingbo Niu, Yuqing Zhang, Paul Jacques, and David T Felson, "Dietary Intake of Fibre and Risk of Knee

Osteoarthritis in Two US Prospective Cohorts," Annals of the Rheumatic Diseases 76, no. 8 (2017): 1411–19.

p. 91 만성 통증을 비롯해 대사증후군, 당뇨병과 심장 질환의 위험도 줄여 준다: Mark A. Pereira, Eilis O'Reilly, Katarina Augustsson, Gary E. Fraser, Uri Goldbourt, Berit L. Heitmann, Goran Hallmans, et al., "Dietary Fiber and Risk of Coro-nary Heart Disease: A Pooled Analysis of Cohort Studies," Archives of Internal Medicine 164, no. 4 (2004): 370–76; Shiu-Ming Kuo, "The Interplay between Fiber and the Intestinal Microbiome in the Inflam-matory Response," Advances in Nutrition 4, no. 1 (2013): 16–28.

p. 94 베리류······ 발견되는 폴리페놀: Hui-Ying Luk, Casey Appell, Ming-Chien Chyu, Chung-Hwan Chen, Chien-Yuan Wang, Rong-Sen Yang, and Chwan-Li Shen, "Impacts of Green Tea on Joint and Skeletal Muscle Health: Prospects of Translational Nutrition," Antioxidants 9, no. 11 (2020): 1050.

p. 94 폴리페놀 섭취가 증가하면: Chwan-Li Shen, Brenda J. Smith, Di-Fan Lo, Ming-Chien Chyu, Dale M. Dunn, Chung-Hwan Chen, and in-Sook Kwun, "Dietary Polyphenols and Mechanisms of Osteoarthritis," Journal of Nutritional Biochemistry 23, no. 11 (2012): 1367–77.

p. 98 코코아는 기분을 좋게 하고, 강력한 항염증제 및 진통제 역할을 한 다: Martina De Feo, Antonella Paladini, Claudio Ferri, Augusto Carducci, Rita Del Pinto, Giustino Varrassi, and Davide Grassi, "Anti-inflammatory and Anti-nociceptive Effects of Cocoa: A

Review on Future Perspectives in Treatment of Pain," Pain and Therapy 9, no. 1 (2020): 231–40.

p. 99 오메가-3 필수지방산은 항염증제 역할을 한다: Marcelo Macedo Rogero and Philip C. Calder, "Obesity, Inflammation, Toll-Like Receptor 4 and Fatty Acids," Nutrients 10, no. 4 (2018): 432.

p. 99 오메가-3 지방산 보충제가 통증 수준을 감소시키는 것으로 나타났다: Young-Ho Lee, Sang-Cheol Bae, and Gwan-Gyu Song, "Omega-3 Polyunsaturated Fatty Acids and the Treatment of Rheumatoid Arthritis: A Meta-analysis," Archives of Medical Research 43, no. 5 (2012): 356–62.

p. 99 오메가-3 지방산 보충제가 척추 디스크 손상을 줄인다: Zachary NaPier, Linda E. A. Kanim, Yasaman Arabi, Khosrowdad Salehi, Barry Sears, Mary Perry, Sang Kim, Dmitriy Sheyn, Hyun W. Bae, and Juliane D. Glaeser, "Omega-3 Fatty Acid Supplementation Reduces Intervertebral Disc Degeneration," Medical Science Monitor: International Medical Journal of Experimental and Clinical Research 25 (2019): 9531.

p. 99 오메가-3 지방산은 근육이 위축되는 것을 줄여준다: Chris McGlory, Philip C. Calder, and Everson A. Nunes, "The Influence of Omega-3 Fatty Acids on Skeletal Muscle Protein Turnover in Health, Disuse, and Disease," Frontiers in Nutrition 6 (2019): 144.

p. 99 항산화 비타민이 함유된 오메가-3 보충제는 신체 건강을 강화한다: Pinelopi S. Stavrinou, Eleni Andreou, George Aphamis, Marios Pantzaris, Melina Ioannou, Ioannis S Patrikios, and Christoforos

D Giannaki, "The Effects of a 6-Month High Dose Omega-3 and Omega-6 Polyunsaturated Fatty Acids and Antioxidant Vitamins Supplementation on Cognitive Function and Functional Capacity in Older Adults with Mild Cognitive Impairment," Nutrients 12, no. 2 (2020): 325.

p. 99 오메가-3 지방산을 섭취하면 통증이 감소한다: Robert J. Goldberg and Joel Katz, "A Meta-analysis of the Analgesic Effects of Omega-3 Polyunsat-urated Fatty Acid Supplementation for Inflammatory Joint Pain," Pain 129, no. 1–2 (2007): 210–23.

p. 101 오메가-3 보충제 섭취로 인한 통증 감소 효과: Joseph Charles Maroon and Jeffrey W. Bost, "ω-3 Fatty Acids (Fish Oil) as an Antiinflammatory: An Alternative to Nonsteroidal Anti-Inflammatory Drugs for Discogenic Pain," Surgical Neurology 65, no. 4 (2006): 326 – 31.

p. 102 무릎 관절액에 존재하는 염증종결인자에 관해 좀 더 파악하고 싶다면: Anne E. Barden, Mahin Moghaddami, Emilie Mas, Michael Phillips, Leslie G. Cleland, and Trevor A. Mori, "Specialised Pro-Resolving Mediators of Inflammation in Inflammatory Arthritis," Prostaglandins, Leukotrienes and Essential Fatty Acids 107 (2016): 24–29.

p. 103 염증종결인자는 염증을 완화한다: Nan Chiang and Charles N Serhan, "Spe-cialized Pro-resolving Mediator Network: An Update on Production and Actions," Essays in Biochemistry 64, no. 3 (2020): 443–62.

p. 103 염증종결인자는 만성 통증과 염증을 예방하는 미래의 치료법으로 떠오르고 있다: Mervin Chávez-Castillo, Ángel Ortega, Lorena Cudris-Torres, Pablo Duran, Milagros Rojas, Alexander Manzano, Bermary Garrido, et al, "Spe-cialized Pro-resolving Lipid Mediators: The Future of Chronic Pain Therapy?," International Journal of Molecular Sciences 22, no. 19 (2021): 10370.

p. 103 염증 표지자 수치가 감소: Joel C. Craddock, Elizabeth P. Neale, Gregory E. Peoples, and Yasmine C. Probst, "Vegetarian-Based Dietary Patterns and Their Relation with Inflammatory and Immune Biomarkers: A Systematic Review and Meta-analysis," Advances in Nutrition 10, no. 3 (2019): 433–51.

p. 103 동물성 단백질의 단 3퍼센트만 식물성 단백질로 대체하기: Jiaqi Huang, Linda M. Liao, Stephanie J. Weinstein, Rashmi Sinha, Barry I. Graubard, and Demetrius Albanes, "Association between Plant and Animal Protein Intake and Overall and Cause-Specific Mortality," JAMA Internal Medicine 180, no. 9 (2020): 1173–84.

p. 107 과다한 양은 염증을 유발한다: Claudio Luevano-Contreras, and Karen Chapman-Novakofski, "Dietary Advanced Glycation End Products and Aging," Nutrients 2, no. 12 (2010): 1247–65.

p. 107 요통과 하지 통증에 시달리는 삶은 최종당화산물 수치가 높았다: Tomotaka Umimura, Sumihisa Orita, Kazuhide Inage, Yasuhiro Shiga, Satoshi Maki, Masahiro Inoue, Hideyuki Kinoshita et al, "Percutaneously-Quantified Advanced Glycation End-Products Accumulation Associates with Low Back Pain and Lower

Extremity Symptoms in Middle-Aged Low Back Pain Patients," Journal of Clinical Neuroscience 84 (2021): 15–22.

p. 107 최종당화산물은 노화를 일으킨다: Richard D. Semba, Emily J. Nicklett, and Luigi Ferrucci, "Does Accumulation of Advanced Glycation End Products Contribute to the Aging Phenotype?," Journals of Gerontology Series A: Biomedical Sciences and Medical Sciences 65, no. 9 (2010): 963–75.

p. 108 높은 식이 최종당화산물은 허리 디스크에 축적된다: Divya Krishna-moorthy, Robert C. Hoy, Devorah M. Natelson, Olivia M. Torre, Damien M. Laudier, James C. Iatridis, and Svenja Illien-Jünger, "Dietary Advanced Glycation End-Product Consumption Leads to Me-chanical Stiffening of Murine Intervertebral Discs," Disease Models and Mechanisms 11, no. 12 (2018): dmm036012.

p. 110 탈수는 통증 활동을 급증시킨다: Yuichi Ogino, Takahiro Kakeda, Koji Nakamura, and Shigeru Saito, "Dehydration Enhances Pain-Evoked Activation in the Human Brain Compared with Rehydration," Anesthesia and Analgesia 118, no. 6 (2014): 1317–25.

p. 110 탈수는 또한 뇌 기능과 기분에도 영향을 미친다: Barry M. Popkin, Kristen E. D'Anci, and Irwin H. Rosenberg, "Water, Hydration, and Health," Nutrition Reviews 68, no. 8 (2010): 439–58.

p. 110 녹차는 염증 표지자 수치를 감소시킨다: Luk, Appell, Chyu, et al., "Impacts of Green Tea."

p. 115 장내 미생물 생태계는 만성 근골격계 통증과 관련 있다: Marta Anna Szychlinska, Michelino Di Rosa, Alessandro Castorina, Ali

Mobasheri, and Giuseppe Musumeci, "A Correlation between Intestinal Microbiota Dysbiosis and Osteoarthritis," Heliyon 5, no. 1 (2019): e01134; Maxim B. Freidin, Maria A. Stalteri, Philippa M. Wells, Genevieve Lachance, Andrei-Florin Baleanu, Ruth C. E. Bowyer, Alexander Kurilshikov, Alexandra Zhernakova, Claire J. Steves, and Frances M. K. Williams, "An Association between Chronic Widespread Pain and the Gut Microbiome," Rheumatology (2020).

p. 116   비스테로이드성 항염증제는 장내 미생물군 구성을 변화시킨다: Xianglu Wang, Qiang Tang, Huiqin Hou, Wanru Zhang, Mengfan Li, Danfeng Chen, Yu Gu et al., "Gut Microbiota in NSAID Enteropathy: New Insights from Inside," Frontiers in Cellular and Infection Microbiology 11 (2021): 572.

p. 118   영양 보충제는 항염증 및 항산화 효과를 발휘한다: Cindy Crawford, Courtney Boyd, Charmagne F. Paat, Karin Meissner, Cindy Lentino, Lynn Teo, Kevin Berry, and Patricia Deuster, "Di-etary Ingredients as an Alternative Approach for Mitigating Chronic Musculoskeletal Pain: Evidence-Based Recommendations for Practice and Research in the Military," Pain Medicine 20, no. 6 (2019): 1236–47; Bharat B. Aggarwal, Wei Yuan, Shiyou Li, and Subash C. Gupta, "Curcumin-Free Turmeric Exhibits Anti-inflammatory and anticancer Activities: Identification of Novel Components of Turmeric," Molecular Nutrition and Food Research 57, no. 9 (2013): 1529–42.

p. 119 향신료는 염증성 사이토카인을 감소시킨다: Tzung-Hsun Tsai, Po-Jung Tsai, and Su-Chen Ho, "Antioxidant and Anti-inflammatory Activities of Several Commonly Used Spices," Journal of Food Science 70, no.1 (2005): C93–C97;52. Monika Mueller, Stefanie Hobiger, and Alois Jungbauer, "Anti-Inflammatory Activity of Extracts from Fruits, Herbs and Spices," Food Chemistry 122, no. 4 (2010): 987–96.

p. 120 간헐적 단식은 통증 조절에 도움이 된다: Rafael de Cabo and Mark P. Mattson, "Effects of Intermittent Fasting on Health, Aging, and Disease," New England Journal of Medicine 381, no. 26 (2019): 2541–51.

p. 120 종교적인 이유로 단식하는 사람에 관해 좀 더 파악하고 싶다면: Mohammad Adawi, Abdulla Watad, Stav Brown, Khadija Aazza, Hicham Aazza, Mohamed Zouhir, Kassem Sharif, et al., "Ramadan Fasting Exerts Immunomodulatory Effects: In-sights from a Systematic Review," Frontiers in Immunology 8 (2017): 1144.

p. 120 주기적인 단식은 관절염 통증을 감소시킨다: Aliki I. Venetsano-poulou, Paraskevi V. Voulgari, and Alexandros A. Drosos, "Fasting Mimicking Diets: A Literature Review of Their Impact on Inflammatory Arthritis," Mediterranean Journal of Rheumatology 30, no. 4 (2019).

p. 120 간헐적 단식은 오피오이드 진통제에 대한 민감성을 높인다: David I. Duron, Filip Hanak, and John M. Streicher, "Daily Intermittent Fasting in Mice Enhances Morphine-Induced Antinociception

While Mitigating Reward, Tolerance, and Constipation," Pain 161, no. 10 (2020): 2353–63.

p. 120 저칼로리 식단은 통증을 완화한다: Ana Rita Silva, Alexandra Bernardo, João Costa, Alexandra Cardoso, Paula Santos, Maria Fernanda de Mesquita, José Vaz Patto, Pedro Moreira, Maria Leonor Silva, and Patrícia Padrão, "Dietary Interventions in Fibromyalgia: A Systematic Review," Annals of Medicine 51, supp. 1 (2019): 2–14.

p. 120 간헐적 단식은 건강 수명을 연장시킨다: Iftikhar Alam, Rahmat Gul, Joni Chong, Crystal Tze Ying Tan, Hui Xian Chin, Glenn Wong, Radhouene Doggui, and Anis Larbi, "Recurrent Circadian Fasting (RCF) Improves Blood Pressure, Biomarkers of Cardiometabolic Risk and Regulates Inflammation in Men," Journal of Translational Medicine 17, no. 1 (2019): 1–29.

p. 121 간헐적 단식……의 효과는 여러 차례 입증되었다: Mohammad Bagherniya, Alexandra E. Butler, George E Barreto, and Amirhossein Sahebka, "The Effect of Fasting or Calorie Restriction on Autophagy Induction: A Review of the Literature," Ageing Research Reviews 47 (2018): 183–97; 61; Luigi Fontana, Jamil Nehme, and Marco Demaria, "Caloric Restriction and Cellular Senescence," Mechanisms of Ageing and Development 176 (2018): 19–23.

p.122 간헐적 단식은 좀비 세포의 활성을 억제한다: in Young Choi, Changhan Lee, and Valter D. Longo, "Nutrition and Fasting Mimicking

Diets in the Prevention and Treatment of Autoimmune Diseases and Immunosenescence," Molecular and Cellular Endocrinology 455 (2017): 4–12.

p. 124 하루 주기 생체리듬과 만성 통증에 관해 좀 더 파악하고 싶다면: Andrew E. Warfield, Jonathan F. Prather, and William D. Todd, "Systems and Circuits Linking Chronic Pain and Circadian Rhythms," Frontiers in Neuroscience 15 (2021): 829.

p. 125 이른 시간 제한 단식: Humaira Jamshed, Robbie A. Beyl, Deborah L. Della Manna, Eddy S. Yang, Eric Ravussin, and Courtney M. Peterson, "Early Time-Restricted Feeding Improves 24-Hour Glucose Levels and Affects Markers of the Circadian Clock, Aging, and Autophagy in Humans," Nutrients 11, no. 6 (2019): 1234.

p. 126 저탄수화물 식단을 채택한 결과 통증이 감소되었다: Larissa J. Strath, Catherine D. Jones, Alan Philip George, Shannon L. Lukens, Shannon A. Morrison, Taraneh Soleymani, Julie L. Locher, Barbara A. Gower, and Robert E. Sorge, "The Effect of Low-Carbohydrate and Low-Fat Diets on Pain in Individuals with Knee Osteoarthritis," Pain Medicine 21, no. 1 (2020): 150–60.

p. 126 지중해식 식단에 관해 좀 더 파악하고 싶다면: Casuarina Forsyth, Matina Kouvari, Nathan M. D'Cunha, Ekavi N. Georgousopoulou, Demosthenes B. Panagiotakos, Duane D. Mellor, Jane Kellett, and Nenad Naumovski, "The Effects of the Mediterranean Diet on Rheumatoid Arthritis Prevention and Treatment: A Systematic

Review of Human Prospective Studies," Rheumatology International 38, no. 5 (2018): 737–47.

p. 138 신체 활동이 주는 즐거움: Kelly McGonigal, The Joy of Movement: How Exercise Helps Us Find Happiness, Hope, Connection, and Courage (New York: Avery, 2019).

p. 140 운동을 규칙적으로 실행한 사람들은 만성 근골격계 통증이 적었다: Helene Sulutvedt Holth, Hanne Kine Buchardt Werpen, John-Anker Zwart, and Knut Hagen, "Physical Inactivity Is Associated with Chronic Musculoskeletal Complaints 11 Years Later: Results from the Nord-Trøndelag Health Study," BMC Musculoskeletal Disorders 9, no. 1 (2008): 1–7.

p. 141 신체 활동이 적은 사람에게 발생하는 증상에 관해 좀 더 파악하고 싶다면: Andrew J. Teichtahl, Donna M. Urquhart, Yuanyuan Wang, Anita E. Wluka, Richard O'Sullivan, Graeme Jones, and Flavia M. Cicuttini, "Physical Inactivity Is Associated with Narrower Lumbar Intervertebral Discs, High Fat Content of Paraspinal Muscles and Low Back Pain and Disability," Arthritis Research and Therapy 17, no. 1 (2015): 1–7.

p. 141 장시간 앉아서 생활하는 습관은 생화학적 염증 표지자와 관련이 있다: Thomas Yates, Kamlesh Khunti, Emma G. Wilmot, Emer Brady, David Webb, Bala Srinivasan, Joe Henson, Duncan

Talbot, and Melanie J. Davies, "Self-Reported Sitting Time and Markers of Inflammation, Insulin Resistance, and Adiposity," American Journal of Preventive Medicine 42, no. 1 (2012): 1–7.

p. 141 앉아서 생활하는 시간이 길수록 심장 질환이나 대사 질환, 당뇨병 같은 염증성 질환이 발생할 확률이 매우 높았다: Teruhide Koyama, Nagato Kuriyama, Etsuko Ozaki, Satomi Tomida, Ritei Uehara, Yuichiro Nishida, Chisato Shimanoe, et al., "Sedentary Time Is Associated with Cardiometabolic Diseases in a Large Japanese Population: A Cross-Sectional Study," Journal of Athero-sclerosis and Thrombosis 27, no. 10 (2020): 1097–1107.

p. 141 암으로 인한 사망 위험 증가: Susan C. Gilchrist, Virginia J. Howard, Tomi Akinyemiju, Suzanne E. Judd, Mary Cushman, Steven P. Hooker, and Keith M. Diaz, "Association of Sedentary Behavior with Cancer Mortality in Middle-Aged and Older US Adults," JAMA Oncology 6, no. 8 (2020): 1210–17.

p. 142 신체 활동을 뇌신경 보호제라고 강조: Cristy Phillips and Atoossa Fahimi, "Immune and Neuroprotective Effects of Physical Activity on the Brain in Depression," Frontiers in Neuroscience 12 (2018): 498.

p. 142 신체 운동은 그 자체만으로도 만성 통증을 완화할 수 있다: David Rice, Jo Nijs, Eva Kosek, Timothy Wideman, Monika I. Hasenbring, Kelli Koltyn, Thomas Graven-Nielsen, and Andrea Polli, "Exercise-Induced Hypoalgesia in Pain-Free and Chronic Pain Populations: State of the Art and Future Directions," Journal of Pain 20, no. 11 (2019): 1249–66.

p. 144 신체 운동은 통증 저항력을 높인다: Daniel L. Belavy, Jessica Van Oosterwijck, Matthew Clarkson, Evy Dhondt, Niamh L. Mundell, Clint T. Miller, and Patrick J. Owen, "Pain Sensitivity Is Reduced by Exercise Training: Evidence from a Systematic Review and Meta-analysis," Neuroscience and Biobehavioral Reviews 120 (2021): 100–108.

p. 144 마약성 진통제 같은 위험한 약제의 효과적 대안으로 훨씬 안전하고 유익하다: Allan H. Goldfarb, Robert R. Kraemer, and Brandon A. Baiamonte, "Endogenous Opiates and Exercise-Related Hypoalgesia," in Endocrinology of Physical Activity and Sport., ed. A. Hackney and N. Constantini (New York: Springer, 2020), 19–39.

p. 144 운동 효과 약물에 관해 좀 더 파악하고 싶다면: Davide Guerrieri, Hyo Youl Moon, and Henriette van Praag, "Exercise in a Pill: The Latest on Exercise Mimetics," Brain Plasticity 2, no. 2 (2017): 153–69.

p. 145 중간 강도의 신체 운동은 통증을 효과적으로 완화한다: Kelly M. Naugle, Keith E. Naugle, Roger B. Fillingim, Brian Samuels, and Joseph L. Riley III, "Intensity Thresholds for Aerobic Exercise– Induced Hypoalgesia," Medicine and Science in Sports and Exercise 46, no. 4 (2014): 817.

p. 145 다리 운동을 함으로써 어깨 통증을 감소시킬 수 있다: Craig A. Wassinger, Logan Lumpkins, and Gisela Sole, "Lower Extremity

Aerobic Exercise as a Treatment for Shoulder Pain," International Journal of Sports Physical Therapy 15, no. 1 (2020): 74.

p. 145 의료용 마리화나는 통증을 줄이는 데 도움이 된다: Bjorn Jensen, Jeffrey Chen, Tim Furnish, and Mark Wallace, "Medical Marijuana and Chronic Pain: A Review of Basic Science and Clinical Evidence," Current Pain and Headache Reports 19, no. 10 (2015): 1–9.

p. 145 적당히 강렬한 활동을 하면 엔도칸나비노이드 생성이 활성화된다: P. B. Sparling, A. Giuffrida, D. Piomelli, L. Rosskopf, and A. Dietrich, "Exercise Activates the Endocannabinoid System," Neuroreport 14, no. 17 (2003): 2209–11.

p. 146 신체 운동은 세로토닌 수치를 높인다: Lucas V. Lima, Thiago S. S. Abner, and Kathleen A. Sluka, "Does Exercise Increase or Decrease Pain? Central Mechanisms Underlying These Two Phenomena," Journal of Physiology 595, no. 13 (2017): 4141–50.

p. 146 마이오카인은 근육 소모를 예방하는 데 효과적이다: Marta Gomarasca, Giuseppe Banfi, and Giovanni Lombardi, "Myokines: The Endocrine Coupling of Skeletal Muscle and Bone," Advances in Clinical Chemistry 94 (2020): 155–218.

p. 146 운동을 염증 치료법으로 추천한다: Fabiana B. Benatti and Bente K. Pedersen, "Exercise as an Anti-Inflammatory Therapy for Rheumatic Diseases: Myokine Regulation," Nature Reviews Rheumatology 11, no. 2 (2015): 86–97.

p. 146 중간 강도의 걷기 운동은 염증을 감소시킨다: Yunsuk Koh and

Kyung-Shin Park, "Responses of Inflammatory Cytokines Following Moderate Intensity Walking Exercise in Overweight or Obese Individuals," Journal of Exercise Rehabilitation 13, no. 4 (2017): 472.

p. 146 적당한 강도로 단 20분 동안 걷는 것만으로도 급성 염증 수치가 급격히 감소했다: Stoyan Dimitrov, Elaine Hulteng, and Suzi Hong, "Inflammation and Exercise: Inhibition of Monocytic Intracellular TNF Production by Acute Exercise Via B2-Adrenergic Activation," Brain, Behavior, and Immunity 61 (2017): 60–68.

p. 151 여성들의 수명 증가: I-Min Lee, Eric J. Shiroma, Masamitsu Kamada, David R. Bassett, Charles E. Matthews, and Julie E. Buring, "Association of Step Volume and Intensity with All-Cause Mortality in Older Women," JAMA Internal Medicine 179, no. 8 (2019): 1105–12.

p. 151 스마트폰 앱이나 기타 운동 추적 장치를 이용하는 것에 대해 좀 더 파악하고 싶다면: Wouter M. A. Franssen, Gregor H. L. M. Franssen, Jan Spaas, Francesca Solmi, and Bert O. Eijnde, "Can Consumer Wearable Activity Tracker-Based Interventions Improve Physical Activity and Cardiometabolic Health in Patients with Chronic Diseases? A Systematic Review and Meta-analysis of Randomised Controlled Trials," International Journal of Behavioral Nutrition and Physical Activity 17 (2020): 1–20.

p. 151 중간 템포의 음악은 즐거움을 더한다: Costas I. Karageorghis, Leighton Jones, Luke W. Howard, Rhys M. Thomas, Panayiotis

Moulashis, and Sam J. Santich, "When It Hiits, You Feel No Pain: Psychological and Psychophysiological Effects of Respite-Active Music in High-Intensity Interval Training," Journal of Sport and Exercise Psychology 43, no. 1 (2021): 41–52.

p. 155 '올바른 자재 취급 매뉴얼'을 무료로 제공하는 기관에 관해 좀 더 파악하고 싶다면: Centers for Disease Control and Prevention, National Institute for Occupational Safety and Health, Ergonomic Guidelines for Manual Material Handling, April 2007, www.cdc. gov/niosh/docs/2007-131/default.html.

p. 159 고강도 인터벌 트레이닝은 염증을 완화한다: Ljiljana Plavsic, Olivera M. Knezevic, Aleksandar Sovtic, Predrag Minic, Rade Vukovic, Ilijana Mazibrada, Olivera Stanojlovic, Dragan Hrncic, Aleksandra Rasic-Markovic, and Djuro Macut, "Effects of High-Intensity Interval Training and Nutrition Advice on Cardiometabolic Markers and Aerobic Fitness in Adolescent Girls with Obesity," Applied Physiology, Nutrition, and Metabolism 45, no. 3 (2020): 294–300.

p. 160 류머티즘성 관절염에 시달리는 노인을 대상으로 진행한 연구에 관해 좀 더 파악하고 싶다면: David B. Bartlett, Leslie H. Willis, Cris A. Slentz, Andrew Hoselton, Leslie Kelly, Janet L. Huebner, Virginia B. Kraus, et al., "Ten Weeks of High-Intensity Interval Walk Training Is Associated with Reduced Disease Activity and Improved Innate Immune Function in Older Adults with Rheumatoid Arthritis: A Pilot Study," Arthritis Research and

Therapy 20, no. 1 (2018): 1–15.

p. 160   고강도 인터벌 트레이닝과 만성 요통과 관련된 연구에 관해 좀

더 파악하고 싶다면: Jonas Verbrugghe, Anouk Agten, Sjoerd

Stevens, Dominique Hansen, Christophe Demoulin, Bert O.

Eijnde, Frank Vandenabeele, and Annick Timmermans, "High

Intensity Training to Treat Chronic Nonspecific Low Back Pain:

Effectiveness of Various Exercise Modes," Journal of Clinical

Medicine 9, no. 8 (2020): 2401.

p. 161   야외 운동을 할 경우 긴장감과 분노, 우울증이 감소했다: Jo Thompson

Coon, Kate Boddy, Ken Stein, Rebecca Whear, Joanne Barton,

and Michael H. Depledge, "Does Participating in Physical

Activity in Outdoor Natural Environments Have a Greater

Effect on Physical and Mental Wellbeing Than Physical Activity

Indoors? A Systematic Review," Environmental Science and

Technology 45, no. 5 (2011): 1761–72.

p. 161   산림욕은 신체적·정신적·감정적 스트레스를 완화한다: Yuko

Tsunetsugu, Bum-Jin Park, Juyoung Lee, Takahide Kagawa, and

Yoshifumi Miyazaki, "Psychological Relaxation Effect of Forest

Therapy: Results of Field Experiments in 19 Forests in Japan

Involving 228 Participants," Nihon eiseigaku zasshi (Japanese

Journal of Hygiene) 66, no. 4 (2011): 670–76; 30; Bum Jin Park,

Yuko Tsunetsugu, Tamami Kasetani, Takahide Kagawa, and

Yoshifumi Miyazaki, "The Physiological Effects of Shinrin-Yoku

(Taking in the Forest Atmosphere or Forest Bathing): Evidence from Field Experiments in 24 Forests Across Japan," Environmental Health and Preventive Medicine 15, no. 1 (2010): 18–26.

p. 168   얽히고설킨 실타래를 풀어주는 잠: William Shakespeare, MacBeth. (London: Macmillian Collector's Library, 2016), act II, scene 2.

p. 170   수면이 부족하면 더 큰 장애를 유발할 수 있다: Joanna Lowrie and Helen Brownlow, "The Impact of Sleep Deprivation and Alcohol on Driving: A Comparative Study," BMC Public Health 20, no. 1 (2020): 1–9.

p. 171   수면 부족은 실제로 뇌를 위축시키며 최악의 경우 대뇌피질 위축증을 발병시킬 가능성이 매우 높다: Claire E. Sexton, Andreas B. Storsve, Kristine B. Walhovd, Heidi Johansen-Berg, and Anders M. Fjell, "Poor Sleep Quality Is Associated with Increased Cortical Atrophy in Community-Dwelling Adults," Neurology 83, no. 11 (2014): 967–73.

p. 171   수면 부족은 회복력을 떨어뜨린다: S. Hakki Onen, Abdelkrim Alloui, Annette Gross, Alain Eschallier, and Claude Dubray, "The Effects of Total Sleep Deprivation, Selective Sleep Interruption and Sleep Recovery on Pain Tolerance Thresholds in Healthy Subjects," Journal of Sleep Research 10, no. 1 (2001): 35–42.

p. 172   수면 시간이 6시간 이하로 줄어들면 염증이 증가한다: Martica H. Hall, Stephen F. Smagula, Robert M. Boudreau, Hilsa N.

Ayonayon, Suzanne E. Goldman, Tamara B. Harris, Barbara L. Naydeck, et al., "Association between Sleep Duration and Mortality Is Mediated by Markers of Inflammation and Health in Older Adults: The Health, Aging and Body Composition Study," Sleep 38, no. 2 (2015): 189–95.

p. 172 수면 시간 부족은 비만과도 관련이 있다: Gregor Hasler, Daniel J. Buysse, Richard Klaghofer, Alex Gamma, Vladeta Ajdacic, Dominique Eich, Wulf Rössler, and Jules Angst, "The Association between Short Sleep Duration and Obesity in Young Adults: A 13-Year Prospective Study," Sleep 27, no. 4 (2004): 661–66.

p. 172 수면의 질에 관해 좀 더 파악하고 싶다면: Eileen B. Leary, Kathleen T. Watson, Sonia Ancoli-Israel, Susan Redline, Kristine Yaffe, Laurel A. Ravelo, Paul E. Peppard, et al., "Association of Rapid Eye Movement Sleep with Mortality in Middle-Aged and Older Adults," JAMA Neurology 77, no. 10 (2020): 1241–51.

p. 172 통증의학 전문의에게 진료를 받은 사람을 대상으로 한 연구. A study of people sent to pain physicians: Issy Pilowsky, I. Crettenden, and M. Townley, "Sleep Disturbance in Pain Clinic Patients," Pain 23, no. 1 (1985): 27–33.

p. 173 수면 부족은 류머티즘성 관절염을 가진 사람들에게도 나타난다: Lynette A. Menefee, Mitchell J. M. Cohen, Whitney R. Anderson, Karl Doghramji, Evan D. Frank, and Hochang Lee, "Sleep Disturbance and Nonmalignant Chronic Pain: A Comprehensive Review of the Literature," Pain Medicine 1, no. 2 (2000): 156–72.

p. 173 하루 5시간 이하의 수면: Sleeping for five hours or less per night: Min Young Chun, Bum-Joo Cho, Sang Ho Yoo, Bumjo Oh, Ju-Seop Kang, and Cholog Yeon, "Association between Sleep Duration and Musculoskeletal Pain: The Korea National Health and Nutrition Examination Survey 2010–2015," Medicine 97, no. 50 (2018).

p. 173 연이어 열흘 동안 밤에 충분한 수면을 취하지 못한 사람: Monika Haack, Elsa Sanchez, and Janet M. Mullington, "Elevated Inflammatory Markers in Response to Prolonged Sleep Restriction Are Associated with Increased Pain Experience in Healthy Volunteers," Sleep 30, no. 9 (2007): 1145–52.

p. 173 부족한 수면 시간을 보충하는 방식: Onen, Alloui, Gross, et al., "The Effects of Total Sleep Deprivation.".

p. 174 다양하고, 건강한 장내 미생물군은 수면의 질을 높이는 것과 관련이 있다: Robert P. Smith, Cole Easson, Sarah M. Lyle, Ritishka Kapoor, Chase P. Donnelly, Eileen J. Davidson, Esha Parikh, Jose V. Lopez, and Jaime L. Tartar, "Gut Microbiome Diversity Is Associated with Sleep Physiology in Humans," PLoS One 14, no. 10 (2019): e0222394.

p. 176 수면 부족과 체중 증가의 상관관계: Shahrad Taheri, Ling Lin, Diane Austin, Terry Young, and Emmanuel Mignot, "Short Sleep Duration Is Associated with Reduced Leptin, Elevated Ghrelin, and Increased Body Mass Index," PLoS Medicine 1, no. 3 (2004): e62.

p. 177 주중에 부족했던 잠을 보충하려고 애쓴 사람을 살펴본 한 연구에 관

해 좀 더 파악하고 싶다면: People who slept less during the week: Christopher M. Depner, Edward L. Melanson, Robert H. Eckel, Janet K. Snell-Bergeon, Leigh Perreault, Bryan C. Bergman, Janine A. Higgins, et al., "Ad Libitum Weekend Recovery Sleep Fails to Prevent Metabolic Dysregulation During a Repeating Pattern of Insufficient Sleep and Weekend Recovery Sleep," Current Biology 29, no. 6 (2019): 957–67을 살펴보라.

p. 178 불면증 인지행동 치료는 수면 시간을 연장시킨다: Kyla Petrie and Elizabeth Matzkin, "Can Pharmacological and Non-Pharmacological Sleep Aids Reduce Post-Operative Pain and Opioid Usage? A Review of the Literature," Orthopedic Reviews 11, no. 4 (2019): 8306.

p. 179 취침 시간에 가까워졌을 때 음식을 섭취하면 칼로리 소비가 증가한다: Kathryn J. Reid, Kelly G. Baron, and Phyllis C. Zee, "Meal Timing Influences Daily Caloric Intake in Healthy Adults," Nutrition Research 34, no. 11 (2014): 930–35.

p. 183 취침하기 2시간 전부터 호박색 보안경을 착용한 사람들에 관해 좀 더 파악하고 싶다면: People who wore amber lenses two hours before bedtime: Ari Shechter, Elijah Wookhyun Kim, Marie-Pierre St-Onge, and Andrew J. Westwood, "Blocking Nocturnal Blue Light for Insomnia: A Randomized Controlled Trial," Journal of Psychiatric Research 96 (2018): 196–202.

p. 184 자기 전에 감사 일기를 쓰는 습관에 관해 좀 더 파악하고 싶다면: Alex M. Wood, Stephen Joseph, Joanna Lloyd, and Samuel Atkins,

"Gratitude Influences Sleep Through the Mechanism of Pre-Sleep Cognitions," Journal of Psychosomatic Research 66, no. 1 (2009): 43–48.

p. 185 자기 전에 실행하는 마음 챙김과 명상에 관해 좀 더 파악하고 싶다면: David S. Black, Gillian A. O'Reilly, Richard Olmstead, Elizabeth C. Breen, and Michael R. Irwin, "Mindfulness Meditation and Improvement in Sleep Quality and Daytime Impairment among Older Adults with Sleep Disturbances: A Randomized Clinical Trial," JAMA Internal Medicine 175, no. 4 (2015): 494–501.

Chapter 6 기분 전환

p. 196 수년간 만성 통증에 시달리는 동안: Martha Beck, The Way of Integrity: Finding the Path to Your True Self (New York: Viking, 2021), 89.

p. 198 고통은 부정적인 의미로 해석된다: Auro del Giglio, "Suffering-Based Medicine: Practicing Scientific Medicine with a Humanistic Approach," Medicine, Health Care and Philosophy 23, no. 2 (2020): 215–19.

p. 202 요통 발생의 가장 큰 원인은 스트레스이다: "Perceived Causes of Back Pain among U.S. Adults as of 2017," Statista, September 3, 2019, www.statista.com/statistics/680812/self-reported-causes-of-back-pain-adults-us.

p. 202 사회 심리적 스트레스는 체중을 증가시키고 염증 표지자 수치를 높인

다: Jason P. Block, Yulei He, Alan M. Zaslavsky, Lin Ding, and John Z. Ayanian, "Psychosocial Stress and Change in Weight among US Adults," American Journal of Epidemiology 170, no. 2 (2009): 181–92; Andrew H. Miller, Vladimir Maletic, and Charles L. Raison, "Inflammation and Its Discontents: The Role of Cytokines in the Pathophysiology of Major Depression," Biological Psychiatry 65, no. 9 (2009): 732–41.

p. 202   건강한 사람이 급성 심리·사회적 스트레스를 받았을 때: Michel Mertens, Linda Hermans, Jessica Van Oosterwijck, Lotte Meert, Geert Crombez, Filip Struyf, and Mira Meeus, "The Result of Acute Induced Psychosocial Stress on Pain Sensitivity and Modulation in Healthy People," Pain Physician 23, no. 6 (2020): E703–E712.

p. 203   수면 부족은 코르티솔 수치를 더 높인다: Mathieu Nollet, William Wisden, and Nicholas P. Franks, "Sleep Deprivation and Stress: A Reciprocal Relationship," Interface Focus 10, no. 3 (2020): 20190092.

p. 203   스트레스를 많이 받았을 때에 대해 좀 더 알고 싶다면: Norman Pecoraro, Faith Reyes, Francisca Gomez, Aditi Bhargava, and Mary F. Dallman, "Chronic Stress Promotes Palatable Feeding, Which Reduces Signs of Stress: Feedforward and Feedback Effects of Chronic Stress," Endocrinology 145, no. 8 (2004): 3754–62.

p. 204   만성 스트레스는 장내 미생물군을 변화시킨다: Ryan Rieder, Paul

J. Wisniewski, Brandon L. Alderman, and Sara C. Campbell, "Microbes and Mental Health: A Review," Brain, Behavior, and Immunity 66 (2017): 9–17.

p. 204 스트레스와 흡연, 비만, 운동 부족, 건강에 해로운 식단은 텔로미어 손상을 가속화한다: Masood A. Shammas, "Telomeres, Lifestyle, Cancer, and Aging," Current Opinion in Clinical Nutrition and Metabolic Care 14, no. 1 (2011): 28.

p. 205 명상 등은 텔로미어의 길이를 늘린다: Nicola S. Schutte and John M. Malouff, "A Meta-Analytic Review of the Effects of Mindfulness Meditation on Telomerase Activity," Psychoneuroendocrinology 42 (2014): 45–48.

p. 209 명상은 염증 표지자 수치를 감소시켰다: Lara Hilton, Susanne Hempel, Brett A. Ewing, Eric Apaydin, Lea Xenakis, Sydne Newberry, Ben Colaiaco, et al., "Mindfulness Meditation for Chronic Pain: Systematic Review and Meta-analysis," Annals of Behavioral Medicine 51, no. 2 (2017): 199–213.

p. 209 미국 해병대를 대상으로 진행한 연구에 관해 좀 더 파악하고 싶다면: Johnson, Douglas C. Johnson, Nathaniel J. Thom, Elizabeth A. Stanley, Lori Haase, Alan N. Simmons, Pei-an A. Shih, Wesley K. Thompson, Eric G. Potterat, Thomas R. Minor, and Martin P. Paulus, "Modifying Resilience Mechanisms in At-Risk Individuals: A Controlled Study of Mindfulness Training in Marines Preparing for Deployment," American Journal of Psychiatry 171, no. 8 (2014): 844–53.

p. 209   마음 챙김과 명상 기법으로 요통을 줄이는 법: Linda E. Carlson, "Mindfulness-Based Interventions for Physical Conditions: A Narrative Review Evaluating Levels of Evidence," ISRN Psychiatry 2012 (November 2012): 651583.

p. 210   학습에 관여하는 뇌 부위에 더 알고 싶다면: Britta K. Hölzel, James Carmody, Mark Vangel, Christina Congleton, Sita M. Yerramsetti, Tim Gard, and Sara W. Lazar, "Mindfulness Practice Leads to Increases in Regional Brain Gray Matter Density," Psychiatry Research: Neuroimaging 191, no. 1 (2011): 36–43; Bolton K. H. Chau, Kati Keuper, Mandy Lo, Kwok-Fai So, Chetwyn C. H. Chan, and Tatia M. C. Lee, "MeditationInduced Neuroplastic Changes of the Prefrontal Network Are Associated with Reduced Valence Perception in Older People," Brain and Neuroscience Advances 2 (2018): 2398212818771822.

p. 210   만성 요통에 시달리는 성인을 대상으로 진행한 연구에 관해 좀 더 파악하고 싶다면: Daniel C. Cherkin, Karen J. Sherman, Benjamin H. Balderson, Andrea J. Cook, Melissa L. Anderson, Rene J. Hawkes, Kelly E. Hansen, and Judith A. Turner, "Effect of Mindfulness-Based Stress Reduction Vs Cognitive Behavioral Therapy or Usual Care on Back Pain and Functional Limitations in Adults with Chronic Low Back Pain: a Randomized Clinical Trial," JAMA 315, no. 12 (2016): 1240–49.

p. 213   전자 기기 사용 시간과 비만의 상관관계에 대해 더 알고 싶다면: Thomas N. Robinson, Jorge A. Banda, Lauren Hale, Amy

Shirong Lu, Frances Fleming-Milici, Sandra L. Calvert, and Ellen Wartella, "Screen Media Exposure and Obesity in Children and Adolescents," Pediatrics 140, supp. 2 (2017): S97–S101.

p. 214 운전하면서 휴대전화를 사용하는 상황에 따른 위험한 결과에 관해 좀 더 파악하고 싶다면: Jon Atwood, Feng Guo, Greg Fitch, and Thomas A. Dingus, "The Driver-Level Crash Risk Associated with Daily Cellphone Use and Cellphone Use While Driving," Accident Analysis and Prevention 119 (2018): 149–54.

p. 214 여러 자극에 동시에 대응하는 멀티태스킹에 관해 좀 더 파악하고 싶다면: Mark A. Wetherell and Kirsty Carter, "The Multitasking Framework: The Effects of Increasing Workload on Acute Psychobiological Stress Reactivity," Stress and Health 30, no. 2 (2014): 103–9.

p. 215 명상은 무릎 통증을 감소시킨다: Kim E. Innes, Terry Kit Selfe, Sahiti Kandati, Sijin Wen, and Zenzi Huysmans, "Effects of Mantra Meditation versus Music Listening on Knee Pain, Function, and Related Outcomes in Older Adults with Knee Osteoarthritis: an Exploratory Randomized Clinical Trial (RCT)," Evidence-Based Complementary and Alternative Medicine 2018 (August 2018): 7683897.

p. 222 전술적 호흡법에 관해 좀 더 파악하고 싶다면: Stefan Röttger, Dominique A. Theobald, Johanna Abendroth, and Thomas Jacobsen, "The Effectiveness of Combat Tactical Breathing as Compared with Prolonged Exhalation," Applied

Psychophysiology and Biofeedback 46, no. 1 (2021): 19–28.

p. 225 신에게 버림받거나 벌을 받고 있다고 믿는 환자를 대상으로 진행한 연구에 관해 좀 더 파악하고 싶다면: Kenneth I. Pargament, Harold G. Koenig, Nalini Tarakeshwar, and June Hahn, "Religious Struggle as a Predictor of Mortality among Medically Ill Elderly Patients: A 2-Year Longitudinal Study," Archives of Internal Medicine 161, no. 15 (2001): 1881–85.

p. 225 "통증 경험은 개인의 신념과 기대 등을 비롯한 심리적 요인과 생리적 요인에서 발생한다": Tor D. Wager, James K. Rilling, Edward E. Smith, Alex Sokolik, Kenneth L. Casey, Richard J. Davidson, Stephen M. Kosslyn, Robert M. Rose, and Jonathan D. Cohen, "Placebo-Induced Changes in FMRI in the Anticipation and Experience of Pain," Science 303, no. 5661 (2004): 1162–67.

p. 227 통증에 긍정적으로 대처하는 반응은 통증 회복 속도와 회복탄력성을 높이는 것으로 나타났다: John A. Sturgeon and Alex J. Zautra, "Resilience: A New Paradigm for Adaptation to Chronic Pain," Current Pain and Headache Reports 14, no. 2 (2010): 105–12.

p. 228 세 가지 긍정적인 생각이나 의견이 필요하다: Barbara L. Fredrickson and Marcial F. Losada, "Positive Affect and the Complex Dynamics of Human Flourishing," American Psychologist 60, no. 7 (2005): 678.

p. 233 가짜 수술을 받은 환자 가운데 78퍼센트: Wayne B. Jonas, Cindy Crawford, Luana Colloca, Ted J. Kaptchuk, Bruce Moseley, Franklin G. Miller, Levente Kriston, Klaus Linde, and Karin

Meissner, "To What Extent Are Surgery and Invasive Procedures Effective Beyond a Placebo Response? A Systematic Review with Meta-analysis of Randomised, Sham Controlled Trials," BMJ Open 5, no. 12 (2015): e009655.

p. 233 위약 효과는 천연 진통제의 분비를 촉진시킨다: Zev M. Medoff and Luana Colloca, "Placebo Analgesia: Understanding the Mechanisms," Pain Management 5, no. 2 (2015): 89–96; Beth D. Darnall and Luana Colloca, "Optimizing Placebo and Minimizing Nocebo to Reduce Pain, Catastrophizing, and Opioid Use: A Review of the Science and an Evidence-Informed Clinical Toolkit," International Review of Neurobiology 139 (2018): 129–57.

p. 234 부정적인 관점은 우리를 실패로 이끈다: Nicole Corsi and Luana Colloca, "Placebo and Nocebo Effects: The Advantage of Measuring Expectations and Psychological Factors," Frontiers in Psychology 8 (2017): 308.

p. 234 통증에 관한 긍정적인 전망은 통증을 완화하는 오피오이드 경로를 활성화한다: Damien G. Finniss, Ted J. Kaptchuk, Franklin Miller, and Fabrizio Benedetti, "Biological, Clinical, and Ethical Advances of Placebo Effects," Lancet 375, no. 9715 (2010): 686–95; 31. Thompson, Kathryn A. Thompson, Hailey W. Bulls, Kimberly T. Sibille, Emily J. Bartley, Toni L. Glover, Ellen L. Terry, Ivana A. Vaughn, et al., "Optimism and Psychological Resilience Are Beneficially Associated with Measures of Clinical and Experimental Pain in Adults with or At Risk for Knee Osteoarthritis," Clinical Journal of Pain 34, no. 12 (2018): 1164; Emily J. Bartley, Shreela Palit, Roger B. Fillingim, and Michael E. Robinson, "Multisystem Resiliency as a Predictor of Physical and Psychological Functioning in Older Adults with Chronic Low Back Pain," Frontiers in Psychology 10 (2019): 1932.

p. 238　긍정적인 사고방식을 가진 사람은 신체적·정신적 스트레스 상황에서 훨씬 신속하고 완벽하게 회복한다: Michele M. Tugade and Barbara L. Fredrickson, "Resilient Individuals Use Positive Emotions to Bounce Back from Negative Emotional Experiences," Journal of Personality and Social Psychology 86, no. 2 (2004): 320–33.

p. 242　자연 경관을 바라본 환자에 대해 좀 더 알고 싶다면: Erin Largo-Wight, "Cultivating Healthy Places and Communities: Evidenced-Based Nature Contact Recommendations," International Journal of Environmental Health Research 21, no. 1 (2011): 41–61.

p. 242　창문으로 자연 경관을 바라볼 수 있는 입원 환자들을 대상으로 한 연구에 관해 좀 더 파악하고 싶다면: Hospitalized patients with windows offering a view of nature: Sara Malenbaum, Francis J. Keefe, Amanda Williams, Roger Ulrich, and Tamara J. Somers, "Pain in Its Environmental Context: Implications for Designing Environments to Enhance Pain Control," Pain 134, no. 3 (2008): 241–44.

p. 254 우리는 더욱 깊숙하게 이해해야 한다: Vivek H. Murthy, Together: The Healing Power of Human Connection in a Sometimes Lonely World (New York: Harper Wave, 2020).

p. 256 사회적으로 고립되거나 외로움을 느끼는 것은 치명적일 수 있다: Julianne Holt-Lunstad, Timothy B. Smith, Mark Baker, Tyler Harris, and David Stephenson, "Loneliness and Social Isolation as Risk Factors for Mortality: A Meta-Analytic Review," Perspectives on Psychological Science 10, no. 2 (2015): 227–37.

p. 256 신체 건강과 통증 저항력에 좋지 않은 영향을 미친다: John T. Cacioppo and Stephanie Cacioppo, "Social Relationships and Health: The Toxic Effects of Perceived Social Isolation," Social and Personality Psychology Compass 8, no. 2 (2014): 58–72.

p. 256 독방에 수감된 경험이 있는 수감자의 경우 일반 감방 수감자보다 우울증, 불안감, 정체성 상실, 사회적 고립감, 통증을 훨씬 많이 경험했다: Keramet Reiter, Joseph Ventura, David Lovell, Dallas Augustine, Melissa Barragan, Thomas Blair, Kelsie Chesnut, et al., "Psychological Distress in Solitary Confinement: Symptoms, Severity, and Prevalence in the United States, 2017–2018," American Journal of Public Health 110, supp. 1 (2020): S56–S62.

p. 256 독방 수감자는 일반 교도소 수감자보다 정형외과적 통증에 훨씬 많이 시달렸다: Justin D. Strong, Keramet Reiter, Gabriela Gonzalez, Rebecca Tublitz, Dallas Augustine, Melissa Barragan,

Kelsie Chesnut, Pasha Dashtgard, Natalie Pifer, and Thomas R. Blair, "The Body in Isolation: The Physical Health Impacts of Incarceration in Solitary Confinement," PloS One 15, no. 10 (2020): e0238510.

p. 257 자가 격리를 지시받은 사람은 3주 만에: William D. S. Killgore, Sara A. Cloonan, Emily C. Taylor, and Natalie S. Dailey, "Loneliness: A Signature Mental Health Concern in the Era of COVID-19," Psychiatry Research 290 (2020): 113117.

p. 257 사회적으로 많은 지지를 받는다고 느낀 사람은 그렇지 않은 사람보다 회복력이 훨씬 높았다: William D. S. Killgore, Emily C. Taylor, Sara A. Cloonan, and Natalie S. Dailey, "Psychological Resilience during the COVID-19 Lockdown," Psychiatry Research 291 (2020): 113216.

p. 258 고립된 사람은 옷 입기, 식사하기, 걷기 운동 같은 신체 활동을 수행하는 데 어려움을 겪을 가능성이 크다: Carla M. Perissinotto, Irena Stijacic Cenzer, and Kenneth E. Covinsky, "Loneliness in Older Persons: A Predictor of Functional Decline and Death," Archives of Internal Medicine 172, no. 14 (2012): 1078–84.

p. 258 사회적 지지가 부족할 경우 만성 요통에 걸릴 확률이 높은 것으로 나타났다: Gabriele Buruck, Anne Tomaschek, Johannes Wendsche, Elke Ochsmann, and Denise Dörfel, "Psychosocial Areas of Worklife and Chronic Low Back Pain: A Systematic Review and Meta-analysis," BMC Musculoskeletal Disorders 20, no. 1 (2019): 1–16.

p. 258 사회적 고립감은 결과적으로 체중 증가를 불러온다: Kassandra I. Alcaraz, Katherine S. Eddens, Jennifer L. Blase, W. Ryan Diver, Alpa V. Patel, Lauren R. Teras, Victoria L. Stevens, Eric J. Jacobs, and Susan M. Gapstur, "Social Isolation and Mortality in US Black and White Men and Women," American Journal of Epidemiology 188, no. 1 (2019): 102–9; Nonogaki Katsunori, Kana Nozue, and Yoshitomo Oka, "Social Isolation Affects the Development of Obesity and Type 2 Diabetes in Mice," Endocrinology 148, no. 10 (2007): 4658–66.

p. 259 긍정적인 사회적 관계는 염증 표지자 수치를 떨어뜨린다: Jodi Ford, Cindy Anderson, Shannon Gillespie, Carmen Giurgescu, Timiya Nolan, Alexandra Nowak, and Karen Patricia Williams, "Social Integration and Quality of Social Relationships as Protective Factors for Inflammation in a Nationally Representative Sample of Black Women," Journal of Urban Health 96, no. 1 (2019): 35–43; Eric B. Loucks, Lisa M. Sullivan, Ralph B. D'Agostino Sr, Martin G. Larson, Lisa F. Berkm, and Emelia J. Benjamin, "Social Networks and Inflammatory Markers in the Framingham Heart Study," Journal of Biosocial Science 38, no. 6 (2006): 835–42.

p. 259 사회적 지원과 통합은 염증 수치를 감소시켰다: Bert N. Uchino, Ryan Trettevik, Robert G. Kent de Grey, Sierra Cronan, Jasara Hogan, and Brian R. W. Baucom, "Social Support, Social Integration, and Inflammatory Cytokines: A Meta-analysis," Health Psychology 37, no. 5 (2018): 462.

p. 260   배우자가 비만이면 나의 비만 확률이 37퍼센트 증가했다: Nicholas
A. Christakis and James H. Fowler, "The Spread of Obesity in a
Large Social Network Over 32 Years," New England Journal of
Medicine 357, no. 4 (2007): 370–79.

p. 260   배우자가 금연할 때 내가 흡연할 가능성은 67퍼센트 감소했다:
Nicholas A. Christakis and James H. Fowler, "The Collective
Dynamics of Smoking in a Large Social Network," New England
Journal of Medicine 358, no. 21 (2008): 2249–58.

p. 261   주변에 행복한 사람들로 둘러싸인 사람은 그렇지 않은 사람들보다 미
래에 행복할 가능성이 훨씬 컸다: James H. Fowler and Nicholas
A. Christakis, "Dynamic Spread of Happiness in a Large
Social Network: Longitudinal Analysis Over 20 Years in the
Framingham Heart Study," BMJ (2008): 337:a2338.

p. 267   WHO의 웰빙 정의에 관해 좀 더 파악하고 싶다면: World Health
Organization, "Constitution," www.who.int/about/governance/
constitution을 살펴보라.

p. 267   미국 질병통제예방센터는 웰빙의 정의에 대해 좀 더 자세히 알고 싶
다면: Centers for Disease Control and Prevention, "Health-Related
Quality of Life, Well-Being Concepts," www.cdc.gov/hrqol/
wellbeing.htm.

p. 269   더 높은 수준의 행복감을 추구한다: Sonja Lyubomirsky, The Myths
of Happiness: What Should Make You Happy but Doesn't, What
Shouldn't Make You Happy but Does (New York: Penguin,
2013).

p. 271 4주간 신체 건강 지수와 행복 지수를 비교했다: S. Katherine Nelson, Kristin Layous, Steven W. Cole, and Sonja Lyubomirsky, "Do Unto Others or Treat Yourself? The Effects of Prosocial and SelfFocused Behavior on Psychological Flourishing," Emotion 16, no. 6 (2016): 850.

p. 274 매일 15분간 야외에서 걷는 사람들을 두 그룹으로 나눠 연구한 결과에 관해 좀 더 파악하고 싶다면: Virginia E. Sturm, Samir Datta, Ashlin R. K. Roy, Isabel J. Sible, Eena L. Kosik, Christina R. Veziris, Tiffany E. Chow, et al., "Big Smile, Small Self은 Awe Walks Promote Prosocial Positive Emotions in Older Adults," Emotion (2020).

p. 274 매일 감사 일기를 쓰면 기분이 좋아지며, 염증과 스트레스도 완화된다: Randy A. Sansone and Lori A. Sansone, "Gratitude and Well Being: The Benefits of Appreciation," Psychiatry (Edgmont) 7, no. 11 (2010): 18.

p. 284 미래를 예측하는 것은 불가능하다. Bill Burnett and Dave Evans, Designing Your Life: How to Build a Well-Lived, Joyful Life (New York: Alfred A. Knopf, 2016), 26.

339

통증 해방

진통제 없이 통증을 완화하는 14일의 기적

초판 1쇄 인쇄 2024년 8월 21일
초판 1쇄 발행 2024년 9월 4일

지은이 살로니 샤르마
옮긴이 윤혜영
펴낸이 고영성

책임편집 황남상 **디자인** 이화연 **저작권** 주민숙

펴낸곳 주식회사 상상스퀘어
출판등록 2021년 4월 29일 제2021-000079호
주소 경기도 성남시 분당구 성남대로 52, 그랜드프라자 604호
팩스 02-6499-3031
이메일 publication@sangsangsquare.com
홈페이지 www.sangsangsquare.com

ISBN 979-11-92389-44-8 03510